北京第二外国语学院精品教材
北京旅游发展研究基地标志性成果

健康服务业发展概论

INTRODUCTIONS UPON DEVELOPMENT OF HEALTH SERVICE INDUSTRY

朱志胜◎主编

旅游教育出版社
·北京·

责任编辑：刘彦会

图书在版编目（CIP）数据

健康服务业发展概论 / 朱志胜主编. -- 北京 ： 旅
游教育出版社，2021.5
　　ISBN 978-7-5637-4245-5

Ⅰ．①健… Ⅱ．①朱… Ⅲ．①医疗卫生服务－服务业
－概论 Ⅳ．①R199.2

中国版本图书馆CIP数据核字(2021)第084680号

健康服务业发展概论

朱志胜　主编

出版单位	旅游教育出版社
地　　址	北京市朝阳区定福庄南里 1 号
邮　　编	100024
发行电话	（010）65778403　65728372　65767462（传真）
本社网址	www.tepcb.com
E - mail	tepfx@163.com
排版单位	北京旅教文化传播有限公司
印刷单位	三河市灵山芝兰印刷有限公司
经销单位	新华书店
开　　本	787毫米×1092毫米　1/16
印　　张	15.75
字　　数	252 千字
版　　次	2021 年 5 月第 1 版
印　　次	2021 年 5 月第 1 次印刷
定　　价	49.00 元

（图书如有装订差错请与发行部联系）

前　言

健康产业被誉为"第五波财富浪潮"和"永不落幕的朝阳产业"，健康服务业以维护和促进人民群众身心健康为目标，是健康产业最为核心的环节。随着健康中国行动的持续推进，全民健康理念愈加深入，健康需求不断提高，健康服务业迎来重大发展契机，相关业态及产业实践逐渐丰富。加快发展健康服务业，是深化医疗体制改革、改善民生、提升全民健康素质的必然要求，同时也是进一步扩大内需、促进就业、转变经济发展方式的重要举措，对于稳增长、调结构、促改革、惠民生，全面建成小康社会具有重要意义。本教材的编写顺应这一形势，试图从基础理论、产业发展和案例分析三个层面展开系统介绍，希冀从宏观上理清健康服务业的发展特征和演变趋势。

目前国内专门面向文科类院校学生的健康产业管理类教材相对较少，与其他国内现有教材相比，本教材力求体现以下特点：

第一，本教材旨在编写一本专门适用于文科类院校健康产业管理相关专业的基础性通识教材。现有教材如《健康管理》等更多被应用于医学或理科背景的专业教学，不完全符合文科类院校健康相关专业的教学诉求。目前流行的聚焦产业实践的健康蓝皮书或行业报告，在知识体系、内容设计等方面与教材的体例范式相差甚远。本教材广泛吸收国内外优秀教材的成果，并结合文科类院校健康产业管理相关专业建设要求，对现有的教材体系形成补充。

第二，本教材在内容安排上充分考虑新时代文科类院校健康产业管理相关专业建设要求，按照先总后分、先理论后实践的章节结构展开。其中，教材前三章为理论篇，旨在对健康服务业发展的概念范畴、学理基础和政策背景等进行宏观阐释。教材后五章为行业篇，考虑目前健康服务业中各具体产业形态的发展成熟程度，选取了 5 个具体业态

1

进行了系统介绍。

　　本教材的撰写得到了北京第二外国语学院教务处、旅游科学学院、北京旅游发展研究基地等部门的大力支持和指导，借此表示衷心感谢！感谢参与教材编写的宋潇潇、姜珊珊等同学！当然，随着国家健康服务业政策的不断深化，以及行业实践的快速迭代，同时也受限于个人能力和经历的限制，书中部分内容难免会有疏漏、偏颇、滞后甚至错误，望请读者见谅并告知我们。最后，衷心希望本教材能够对健康服务业的高质量发展和人才培养有所帮助！

编者

2021 年 3 月

目 录

第一章

健康服务业的概念范畴

【本章概要】

　　健康产业被誉为"第五波财富浪潮"和"永不落幕的朝阳产业"。健康产业链涵盖医药卫生、保健用品、医疗机构、健康服务等诸多庞大的内容体系。健康服务业以维护和促进人民群众身心健康为目标，是健康产业最为核心的环节，主要包括医疗服务、健康管理与促进、健康保险及相关服务，涉及药品、医疗器械、保健用品、保健食品、健身产品等支撑产业。加快发展健康服务业，是深化医改、改善民生、提升全民健康素质的必然要求，同时也是进一步扩大内需、促进就业、转变经济发展方式的重要举措，对稳增长、调结构、促改革、惠民生，以及全面建成小康社会具有重要意义。通过本章的学习，应了解健康理念的演进历程及健康管理的概念内涵，掌握健康产业与健康服务业的框架体系和基本特征，了解新型健康服务产业链与产业集群的典型模式。

第一节　健康理念与健康管理

一、健康理念的演进

　　人类对健康理念的认识，随着经济社会的发展及人类对自身认识的深化而不断丰富。早期的传统健康理念通常将"健康"简单定义为"机体处于正常运作状态，没有疾病"。《辞海》中关于健康的概念如下："人体各器官系统发育良好、功能正常、体质健壮、精力充沛并具有良好劳动效能的状态。通常用人体测量、体格检查和各种生理指标来衡量。"这种概念较之于早期的"无病即健康"有了一定的进步，但仍旧是从生物医学角度来认识健康，依然把人作为生物有机体来对待，仅关注到了人的生物属性，而没有考虑思想、精神乃至社会等层面的健康状态。

1987年，《简明不列颠百科全书》（中文版）关于健康和疾病的概念界定中指出："健康，即使个体能长时期地适应环境的身体、情绪、精神及社交方面的能力"，而"疾病，是指产生症状或体征的异常生理或心理状态，是人体在致病因素的影响下，器官组织的形态、功能偏离正常标准的状态"。"健康可以利用可测量的数值（如身高、体重、体温、脉搏、血压、视力等）来衡量，但其标准很难掌握"。这一概念是从生物医学模式向生物、心理、社会医学模式过渡过程中的产物，虽然在定义中提到了心理因素，但在测量和疾病分类方面没有具体内容。

目前最具权威的"健康"定义来源于联合国世界卫生组织（WHO）的界定。1948年，WHO成立时就在宪章中开宗明义地提出了"健康"的概念："健康乃是一种在身体上、心理上和社会适应上的完满状态，而不仅仅是没有疾病和虚弱的状态。"

1989年，WHO进一步将道德健康加入到健康的内涵中，指出"健康不仅是没有疾病，而且包括躯体健康、心理健康、社会适应良好和道德健康"。根据WHO的最新定义，健康不仅仅是指躯体健康，还包括心理、社会适应、道德品质等的有机结合。世界卫生组织关于健康的这一定义，把人的健康从生物学的意义，扩展至精神和社会关系（社会成员相互影响的质量）两个方面的健康状态，把人的身心、家庭和社会生活的健康状态均包括在内。1990年，WHO明确提出了健康的十条标准，其中的前四条属于心理健康的内容，后六条属于生物学方面的内容。

WHO 提出的健康十条标准

1. 有足够充沛的精力，能从容不迫地应付日常生活和工作的压力而不感到过分紧张。

2. 处事乐观，态度积极，乐于承担责任，事无巨细不挑剔。

3. 善于休息，睡眠良好。

4. 应变能力强，能适应外界环境的各种变化。

5. 能够抵抗一般性感冒和传染病。

6. 体重得当，身材均匀，站立时，头肩、臂位置协调。

7. 眼睛明亮，反应敏锐，眼睑不易发炎。

8. 牙齿清洁，无空洞，无痛感，齿龈颜色正常，无出血现象。

9. 头发有光泽、无头屑。

10. 肌肉、皮肤有弹性。

进入 21 世纪，WHO 在总结了健康影响因素的基础上提出了如下健康公式：

100% 健康 = 60% 生活方式 +15% 遗传因素 +10% 社会因素 +8% 医疗因素
　　　　+7% 气候因素

根据 WHO 健康公式可知，生活方式对于人类健康起着关键性的作用。WHO 向全世界发布了一份全球公认的最健康的作息时间表。

世界卫生组织：一份全球公认最健康的作息时间表

◇　07：00，起床的最佳时刻，醒来后一杯温开水，帮助每一个缺水的细胞都重新活力四射。

◇　07：20~08：00，吃早饭。一顿营养全面而丰富的早餐，让你一整天活力十足。

◇　08：30~09：00，避免剧烈运动。早上人体免疫系统最弱，不要做剧烈运动。

◇　09：00~10：00，做艰巨工作。这个时间段，大脑最清晰，应该用来做最有难度的事。

◇　10：30，让眼睛休息一下。十点半的时候，起来走动走动，眺望一下远方，让眼睛休息，让精神得以放松。

◇　11：00，吃点水果。上午是一天吃水果的最佳时机，水果的营养可以充分被身体吸收。

◇　12：00~12：30，午餐。丰富的午餐为你的身体增添能量，保证你身体的能量所需。

◇　13：00~14：00，午休。午休会让你精力充沛，更重要的是会使你更健康。逛淘宝、聊天并不能帮你缓解困意，反而会令你之后更加困倦，最好的休息方式当然还是小睡一会儿。

◇　14：00~16：00，做创意性工作。午后是人类思维最活跃的时间，非常适合做一些创意性的工作。想想工作中的改善措施，并付诸实践。

◇　16：00，喝一杯酸奶。补充一下身体流失的能量。

◇　16：00~18：00，做细致性工作。这个阶段，身体和大脑都处于一天的巅峰状态，这时我们应该做细致而密集的工作。

◇　18：00~19：00，吃晚饭。晚餐要多吃一些比较清淡易消化的膳食，尽量不要吃一些刺激性或油腻的食物，否则久而久之对肠胃是不太好的。

◇　19：30，运动。晚餐后稍做休息，可以开始健身了。你可以选择相对温和的快步走，也可以慢跑或游泳，根据个人需求进行体育锻炼。

◇　20：30，看书或者看电视。放松身心，抑或学习充电。

◇　22：00，洗澡。放下一切，洗个热水澡，让身体彻底舒缓下来，精神会随之放松。

◇　22：30，上床睡觉。肌体的各项器官都开始处于休息期了，不要违背身体的自然规律，放松睡一个好觉，明天又是美好的一天！

二、健康管理的内涵

（一）健康管理的定义

健康管理是"健康"和"管理"的结合，是指针对健康需求，对健康资源进行计划、组织、指挥、协调和控制，达到最大的健康效果的过程。我国《健康管理师国家职业标准》中将健康管理定义为："利用现代生物医学和信息化管理技术，从社会、心理、生物学的角度，对个人或群体的健康状况、生活方式、社会环境等进行全面监测、分析、评估，提供健康咨询、指导，并对健康危险因素进行干预管理的全过程。"简而言之，健康管理主要是针对健康需求对健康资源进行计划、组织、指挥、协调和控制的过程，即对个体和群体健康进行全面监测、分析、评估，提供健康咨询和指导及对健康危险因素进行干预的过程。

（二）健康管理的目标与特点

健康管理的宗旨是调动个体和群体及整个社会的积极性，有效地利用有限的资源来达到最大的健康效果。健康管理的具体做法就是为个体和群体（包括政府）提供有针对性的健康科学信息并创造条件，采取行动来改善健康。

健康管理的目标包括：①完善健康和福利；②减少健康危险因素；③预防疾病相关高危人群患病；④易患疾病早期诊断；⑤增加临床诊治效用效率；⑥避免和预防疾病的相关并发症发病；⑦消除或减少无效或不必要的医疗服务；⑧对疾病疗效做出评价并提供持续的评估和改进。

健康管理服务的特点主要表现为标准化、量化、个体化和系统化。健康管理的具体服务内容和工作流程必须依据循证医学和循证公共卫生的标准，以及学术界公认的预防和控制指南与规范等来确定和实施。健康评估和干预的结果既要针对个体和群体的特征及健康需求，又要注重服务的可重复性和有效性，强调多平台合作提供服务。

（三）健康管理的主要策略

健康管理的基本策略是通过健康信息收集、健康风险评估和健康干预，控制健康风险，达到维护健康的目的。健康管理的表现形式在发达国家主要有生活方式管理、需求管理、疾病管理、灾难性病伤管理、残疾管理和综合的群体健康管理等。

1. 生活方式管理

生活方式管理主要关注健康个体的生活方式与行为带来的潜在健康风险，这些行为和风险将影响个体对于医疗保健的需求。生活方式管理运用有益于健康或预防的行为塑造方法，促进个体建立健康的生活方式和习惯，以减少健康风险因素。通过生活方式管理，帮助个体做出最佳的健康行为选择，调动个体对自身健康的责任心，有意识地采取行动，降低健康风险和采取健康促进行为，以预防疾病和伤害。因此，生活方式管理的实际效果取决于如何通过行为干预技术来激励个体和群体的健康行为。当然，生活方式管理的策略也可以作为其他健康管理策略的基本组成部分。

2. 需求管理

需求管理以人群为基础，通过帮助健康消费者维护健康及寻求适当的医疗保健，控制健康消费的支出和改善对医疗保健服务的利用。需求管理试图减少人们对于非必需的、昂贵的及临床上非必要的医疗保健服务的使用。需求管理通常借助电话、互联网等远程病人管理方式，指导个体正确地利用各种医疗保健服务，来满足自身的健康需求。

3. 疾病管理

疾病管理着眼于一种特定疾病（如糖尿病、心脑血管疾病等），为患者提供相关的医疗保健服务。疾病管理的目标是建立一个实施医疗保健干预和人群间沟通、与强调病人自我保健重要性相协调的系统。该系统可以支持良好的医患关系和保健计划。疾病管理强调利用循证医学指导和增强个人能力，预防疾病恶化。疾病管理以改善病人健康为基本标准，以评价管理行为的临床效果、社会效果和经济效果。

4. 灾难性病伤管理

灾难性病伤管理是疾病管理的一个特殊类型，着重关注严重危害个体健康或医疗卫生花费巨大的"灾难性"疾病或伤害。例如，为患癌症、肾衰竭等病伤的病人及其家庭提供各种医疗服务。通过帮助协调医疗活动和管理的多维化治疗方案，灾难性病伤管理可以减少花费和改善效果。综合利用病人和家属的健康教育、病人自我保健的选择和多学科小组的管理，使医疗需求复杂的病人在临床、财政和心理上都能获得最优化结果。

5. 残疾管理

残疾管理试图减少工作地点发生残疾事故的频率和费用代价，并从雇主的角度出发，根据伤残程度分别处理，以尽量减少因残疾造成的劳动和生活能力下降。残疾管理的具体目标如下：①防止残疾恶化；②注重残疾人的功能性能力恢复，而不仅是病人疼痛的缓解；③设定残疾人实际康复和返工的期望值；④详细说明残疾人今后行动的限制事项和可行事项；⑤评估医学和社会心理学因素对残疾人的影响；⑥帮助残疾人和雇主进行有效的沟通；⑦有需要时考虑残疾人的复职情况。

6. 综合的群体健康管理

综合的群体健康管理是通过协调以上五种健康管理策略，对人群中的个体提供更为全面的健康和福利管理。当然，不论哪种策略都是以人的健康需要为中心而发展起来的。健康管理在中国还处于起步阶段，多数健康管理公司主要开展了生活方式管理、需求管理和疾病管理等。随着健康管理在中国的发展，灾难性病伤管理、残疾管理和综合的群体健康管理将会逐步发展并趋向成熟。

第二节　健康产业与健康服务业

一、健康产业

（一）健康产业的定义

美国经济学家保罗·皮尔泽最早从产业化的角度审视健康问题，其在 2002 年出版的《财富第五波》一书中首次提出，健康产业将成为继 IT 产业之后的全球"财富第五波"，如表 1-1 所示。该书被学界和业界誉为"健康产业发展宣言"。根据国际产业的划分惯例，凡是服务于人类社会身心健康的产业均可归属为大健康产业的范畴，从这个角度讲，健康产业作为一种复合型的新兴现代服务业，指的是为人类维护、修复和促进健康提供的各种相关产品和服务的行业总称，在行业范围上涵盖了医药产品、医疗器械、健康体检、健康咨询、健康用品、保健食品等诸多细分行业。

表 1-1　世界经济的五波财富浪潮

阶段	时间	标志性产业	驱动因素	财富能级
财富第一波	1949 年以前	采矿 / 纺织等制造业	蒸汽机的发明与应用	一
财富第二波	20 世纪 50—70 年代	汽车	汽车 / 冶金 / 金属科学的突破	千亿美元
财富第三波	20 世纪 70—80 年代	商业零售业	"二战"后经济复苏与人口迅速发展	兆亿美元
财富第四波	20 世纪 70—90 年代	网络 / 计算机	物理学 / 二进制数的发明	兆亿美元
财富第五波	20 世纪 80 年代至今	健康服务业	生物 / 细胞生化科技的发展	兆亿美元

资料来源：保罗·皮尔泽，《财富第五波》，2002。

（二）健康产业的属性

从产业组织的角度来讲，产业是为满足类似或替代需求而提供产品和服务的企业集合。健康产业正是在人们的健康需求不断增长的背景下产生的新兴产业。发展新兴健康产业，创新健康服务的模式，拓展健康产业的范围，其根本目的在于满足人民群众的新需求。健康产业的经济活动涉及国民经济的各个部门，形成了包含三次产业活动的全产业链条。目前许多发达国家的健康产业已成长为国民经济的支柱产业，对经济增长发挥了较强的拉动作用。因此，健康产业本质上是一种产业活动，市场属性是健康产业的第一属性，通过市场运作追求价值增值和盈利能力是健康产业的基础。推动大健康产业发展需要以市场为主体，通过资源的优化配置，不断为人民群众提供高质量的健康产品和服务。

除了市场属性外，公益属性是健康产业区别于一般产业的第二个根本属性。健康产业天然具有公益属性，健康产业虽然本质上是一种产业活动，但这一产业活动所提供的很多产品和服务都属于公共产品范畴，具有较强的正外部性。健康产业的公益属性决定了该产业无法完全依靠市场实现资源的最优配置，需要政府发挥积极作用。

公益性和产业性的结合构成了健康产业的外延。健康产业既包括以市场需求为导向、市场机制发挥主导作用的健康产业、养老产业等产业，也包括以公共服务为导向、政府发挥主导作用的公共健康与医疗卫生事业和福利事业，同时也离不开优美的生态环境。因此，从产业属性的角度，健康产业也可理解为以优美生态环境为基础，以健康产品制造业为支撑，以健康服务业为核心，通过产业融合发展满足社会健康需求的全产业链活动。

（三）健康产业的分类

健康产业是为人类维护、修复和促进健康提供的各种相关产品和服务的行业总称。目前对于健康产业的类型划分，大致形成了以下三种主要视角：

1. 依据产业门类划分

从产业门类的角度讲，健康产业是围绕满足身心和环境健康需求的所有经济活动的总称，是囊括第一产业、第二产业、第三产业的复合型产业，所有与人类健康有关的生产、制造和服务环节均应被纳入健康产业的范畴。健康产业依据产业门类划分可具体细分为如下三大类：

（1）健康农业：休闲农业、生态农业、药草农业等。

（2）健康工业：保健食品、医药用品、医疗器械、健康用品等。

（3）健康服务业：医疗服务、养老服务、健康保险、健康体检、健康咨询、健康教育、健康旅游、健康第三方服务、健康信息技术等。

2. 依据服务类型划分

基于服务类型的划分方式，综合考虑健康消费需求和服务提供模式，将健康产业分为医疗性和非医疗性服务两个大类，包含四个基本的产业组织形式。

（1）医疗产业：以医疗服务机构为主体的医疗产业。

（2）医药产业：以药品、医疗器械及其他医疗耗材产销为主体的医药产业。

（3）保健品产业：以保健食品、健康产品产销为主体的传统保健品产业。

（4）健康管理服务产业：以个性化健康检测评估、咨询服务、调理康复和保障促进等为主体的健康管理服务产业。

3. 依据产业链视角的划分

基于产业上下游关系，并按照不同部门在健康保健过程中的不同作用，健康产业可分为医疗前端、医疗中端和医疗后端产业，三者分别达到维持健康、修复健康和促进健康的目的。在这种划分方式下，健康产业被描述为前后衔接但各有侧重的健康产业链。具体包括：

（1）维持健康方面，包括保健品、健康体检、健康管理、健康教育等行业。

（2）修复健康方面，包括医疗服务、医疗设备、制药、康复疗养等行业。

（3）促进健康方面，包括体育健身、美容、养生等行业。

（4）外围健康方面，包括健康食品、健康信息、健康文化、健康理财、健康保险等服务行业。

二、健康服务业

（一）健康服务业的定义

1. 国际通行的几个概念

健康服务业发轫于健康服务理念的提出，1861 年英国著名医学专家 Dr. Horace Dobell 首次提出"定期检查可以预防罹患疾病及死亡的风险"的观点，开启了健康服务理念的源头。早期相对狭义的健康服务理念将"健康服务"直接等同于"卫生服务"，把健康服务业定义为医疗卫生系统借助一定的卫生资源，向居民提供公共卫生、医疗、保健、康复等各种活动的总称。

世界卫生组织（WHO）于 1948 年界定了健康服务的准确定义：健康服务涉及疾病诊断、治疗和预防、健康促进、健康维护与康复的所有服务，包括针对个体和非个体的健康服务。相比于早期的健康服务理念，WHO 给出了相对广义的健康服务概念，泛指与人类健康相关的所有服务的总称，其内涵包含 4 个基本要素：①健康服务的对象是"人"；②健康服务以"满足健康需要"为目的；③服务效果体现在维持、修复和增进健康的效果；④健康服务的本质属性是一种"服务活动"，具有"服务活动"的一般特性，即无形性、不可分离性、易逝性、时间性。

哈佛大学健康中心对于健康服务业的定义认为，健康服务业服务于维持生命个体和集合的健康质量的综合解决方案的实施，涵盖治疗、疗养、卫生、保健、养生、养老、休闲、健康教育和咨询等综合服务，使受众身体、心理和社会情感都具良好的适应状态。凡是服务于人类社会身心健康的服务产业均应归属为健康服务业的范畴，健康服务业是以预防疾病、促进健康为核心的综合服务产业，是健康产业中多种细分行业的交叉性产业。这一概念非常接近于1948年世界卫生组织（WHO）在其颁布的宪章《组织法》中对于健康和健康服务业的界定。

2. 我国的官方定义

健康服务业在中国起步虽然相对较晚，但发展十分迅速。2013年9月，国务院出台《国务院关于促进健康服务业发展的若干意见》（以下简称《意见》），明确规定了健康服务业的具体内容，为促进我国健康服务业良性、有序发展，更好地满足广大人民群众对健康及健康服务的需求提供了指导，2013年也被誉为"中国健康产业元年"。

《意见》明确指出："健康服务业以维护和促进人民群众身心健康为目标，主要包括医疗服务、健康管理与促进、健康保险及相关服务，涉及药品、医疗器械、保健用品、保健食品、健身产品等支撑产业，覆盖面广，产业链长。"由此可见，我国的健康服务业主要由医疗服务、健康管理、健康保险三大部分作为支柱行业，其余为延伸性行业，支柱行业与延伸性行业共同构成了中国的健康产业体系。

3. 相关概念辨析

准确把握健康服务业的内涵，需要明确健康服务与健康产品、医疗服务等相关概念之间的联系和区别：①健康服务与健康产品生产之间有着密切联系，两者相互支撑，但在产业归属上两者存在明显的区别，健康产品生产在产业结构上属于第一产业或第二产业，健康服务业则隶属于第三产业，两者在产业属性上是并列而非包含关系；②从产业范围来看，健康服务包含医疗服务，但不仅限于医疗服务。医疗服务的重点在于"治病"，即以修复健康为目标，主要服务对象为病人。而健康服务不仅包括"治病"，还包括"治未病"，其目标不仅包括修复健康，还包括维护健康和促进健康等，在服务对象上不仅包括病人，更覆盖了拥有更大基数的亚健康人群和健康人群。

（二）健康服务业的分类

1. 按服务内容划分

根据服务内容的不同，健康服务业可大致分为如下5个小类：①健康检查；②美容护理（含口腔护理）；③健康咨询（运动、营养、心理咨询及寻医问药指导等）；④保健服务（针对个人的目标性诊断、定制服务、专家会诊、贵宾服务等）；⑤陪诊护理（针对病患客户的非医疗服务）。

2. 按服务对象划分

依据健康服务业的服务对象，可细分为如下 8 类：①儿童健康服务；②中老年健康服务；③女性健康服务；④生殖健康服务；⑤亚健康服务；⑥高收入人群（金领）健康服务；⑦职业白领（外企）健康服务；⑧社区健康服务。

3. 按产业关联度划分

根据产业关联程度，健康服务业不仅覆盖产业链上的相关产业，也囊括了其他类似或替代性的产业，大体上包括以下 9 类具体产业：①医疗；②保险；③健身运动（健身馆、体育馆、高尔夫球、保龄球、桑拿、体操、武术等）；④保健器材（体检仪器、运动计量仪器、健身器等）；⑤健康饮食服务；⑥医药用品；⑦健康体检专用设备；⑧健康服务系统（软、硬件）；⑨健康信息提供（媒体、网络咨询等）。

（三）健康服务业的框架体系

根据《国务院关于促进健康服务业发展的若干意见》（国发〔2013〕40 号）的战略部署，到 2020 年，基本建立覆盖全生命周期、内涵丰富、结构合理的健康服务业体系。结合当前世界主要国家及我国健康服务业的发展情况，总体来看，健康服务业体系主要涵盖医疗服务、健康管理与促进、健康保险、健康服务相关支撑产业四个方面。

1. 医疗服务

医疗服务及提供医疗服务的医疗机构是健康服务业的核心，没有优质的医疗服务作为支撑，其他衍生和外延服务都将难以持续发展。《国务院关于促进健康服务业发展的若干意见》明确指出："到 2020 年，我国的医疗服务体系将形成以非营利性医疗机构为主体、营利性医疗机构为补充，公立医疗机构为主导、非公立医疗机构共同发展的多元办医格局。康复、护理等服务业快速增长。各类医疗卫生机构服务质量进一步提升。"

2. 健康管理与促进

区别于医疗服务，健康管理与促进主要面向健康和亚健康人群，涵盖中医医疗保健、健康养老，以及健康体检、咨询管理、体质测定、体育健身、医疗保健旅游等多样化健康服务。随着人民生活条件的不断改善及健康意识的逐渐增强，对于健康服务的需求逐步转变，从传统的注重疾病治疗转向更加重视预防和保健及对健康生活方式的追求，人民对于健康体检、健康咨询、健康养老、体育健身、养生美容及健康旅游等新兴健康服务的需求快速增长。发展健康服务业，需要在不断加强基本医疗卫生保障的基础上，创新服务模式，发展新型业态，不断满足多层次、多样化的健康服务需求。

3. 健康保险

保险机制是健康服务业发展的重要保障机制，健康需求能否转化为消费，很大程度上取决于购买力。国内外的经验表明，健康服务业的长足发展需要成熟的健康保险体系来保障。近年来，随着医疗改革的深入推进，我国基本形成了覆盖城乡居民的全民医保体系，但商业健康保险发展仍然相对滞后，健康保险保费占卫生总费用的比重仅约2.8%。发展健康服务业，需要在完善全民基本医保的基础上，加快发展商业健康保险，建立多层次的健康保障体系。

4. 健康服务相关支撑产业

健康服务相关支撑产业涵盖对医疗服务、健康管理与促进、健康保险服务形成基础性支撑及所衍生出来的各类产业，主要包括药品、医疗器械、保健用品、健康食品等研发制造和流通等相关产业，以及信息化、第三方服务等衍生服务。

（四）健康服务业的基本特征

1. 健康服务业是特殊的现代服务业

健康服务业的特殊性主要体现在如下两方面：一方面，健康服务业与人的生命安全息息相关，公众对其产品或服务的质量或效果尤为敏感，不同于其他的现代服务业，健康服务业所提供的产品及服务离不开健全的监管机制和严格的准入制度；另一方面，健康服务业既有被动消费又有主动消费。一般情况下，医药卫生消费往往是被动的，绝大多数健康服务需求者是因为身患疾病而被迫前往医疗卫生机构接受服务。而诸如心理咨询、美体美容、养生养老等健康服务内容，则往往是消费者为获得更高的生活质量而主动消费。

2. 健康服务业兼具公共物品与私人物品双重属性

健康服务作为一种特殊产品，具有公共物品与私人物品的双重属性。一方面，公民享有基本医疗服务的权利，为保障公民生命安全和危重病患者得到及时救治，政府和医院有提供医疗服务的责任与义务，体现出公共产品的属性；另一方面，公共产品的供给不足、缺乏竞争、效率较低等特点不符合现代社会对于健康服务的多样化需求，这就决定了健康服务的私人物品属性。

3. 健康服务业具有显著的社会效益和可持续性

健康服务业为消费者提供的是与预防、医疗、保健、康复、健康管理等相关的产品、技术及服务，这些技术手段是提高劳动力人口素质、提升全民健康水平的基本保障。因此，健康产品和服务的提供不仅关系到人群的健康状况，更与社会稳定和经济可持续发展息息相关。健康服务业的发展不但具有显著的社会效益，更有极强的可持续性。

4. 健康服务业产业链条长，投资大且风险高

健康服务业涵盖内容广泛，横跨第一、第二与第三产业，与多个相关产业具有较强的关联性。健康服务业的高技术含量决定了其技术研发与产品开发所需软硬件设备费用高、周期长、失败风险很高，相关人力资源的成本也相对较高。

5. 健康服务业相关产品科技含量高

健康服务业作为服务性产业，提供的产品多为多学科交叉、融合、渗透的产物，与相关学科高新技术的发展紧密相连。如保健食品、诊疗技术、危险因素监测、评估手段等，与信息技术、生命科学、生物工程等高新技术的发展紧密相连，其手段和方法是多学科交叉、融合的范例。因此，健康服务业中的产品及服务具有很高的科技附加值。

第三节　健康服务产业链与产业集群

一、健康服务产业链

（一）产业链与健康服务产业链

基于服务产品的产业链，是指具有中间产品投入关系（纵向产业关联关系）且产出独立的不同生产过程之间非完全市场交易型的各种生产组织的总称。对于产业链定义有以下三点内容需要加以说明：

（1）中间产品既包括实物型中间产品（如原材料），也包括中间服务。

（2）产出独立是指生产过程的产出可作为最终产品在市场上出售，这意味着生产过程的产出对其他生产过程没有完全的专用性，即产业链上的每个环节都是一个独立的产业。这是产业链与供应链、价值链等相关概念的重要区别。

（3）产业链描述了上下游行业或企业之间的产业关联关系，但并不是所有上下游产业关联关系都可称为产业链。如果两家上下游企业之间的中间产品的交易完全是通过基于古典合约的市场交易完成的，那么它们就没有构成产业链，只有当两家上下游企业之间的中间产品交易通过纵向控制、纵向长期合约、战略联盟、纵向一体化等非完全市场化的纵向交易关系来完成，才形成了某种形式的产业链。

由于健康服务业主要包括医疗服务、健康管理与促进、健康保险三大组成部分，因此，健康服务产业链可被界定如下：医疗服务、健康管理和健康保险三大健康服务部门

基于某种产业关联关系所形成的非市场化的各种产业组织模式。

（二）健康服务产业链的环型产业关联结构

　　健康服务产业链是一种基于服务产品的产业链，具有与旅游产业链相类似的产业关联结构，即医疗机构、健康管理机构和健康保险机构三个健康服务部门之间并没有明显的基于中间产品投入的上下游产业关联关系，而是都直接向最终消费者提供相关服务——健康保险机构向消费者提供保险服务，医疗机构向消费者提供诊疗服务，健康管理机构向消费者提供健康体检、健康评估、健康促进等健康管理服务。值得注意的是，各类健康服务机构除了向消费者提供直接的最终服务外，相互之间还通过一定的合作向消费者提供若干间接的"中间服务"。例如，健康保险机构除了为消费者支付医疗费用外，还可以作为消费者代理对医疗服务机构进行医疗监督；健康管理机构除了提供健康体检、健康咨询外，还可以为消费者提供转诊、就医通道或向健康保险机构提供健康档案；医疗机构除了提供诊疗服务外，还可以为出院患者提供再转诊服务。这些中间服务与各种直接服务联系在一起，在不同的健康服务部门之间构建了一种特殊的"环型产业关联结构"。对于这种环型产业关联结构的非完全市场化治理，就构成了健康服务产业链的基本内容，如图1-1所示。

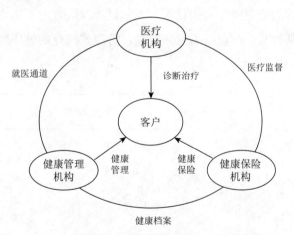

图1-1 健康服务产业链的环型产业关联结构

（三）健康服务产业链的纵向整合模式

　　产业链纵向整合是指对产业链各环节企业之间纵向交易关系治理机制的重新调整。健康服务产业链一般包括三类节点企业：医疗机构、健康保险机构和健康管理机构。它们都有可能基于某种经济动机实施产业链纵向整合战略，即都可成为健康服务产业链整合的主导者。依此就形成了健康保险主导型、健康管理主导型和医疗服务主导型三种健康服务产业链纵向整合模式。

1. 健康保险主导型整合模式

健康保险主导型整合模式是以健康保险公司为整合主导者，对健康服务产业链其他两个环节——医疗机构和健康管理机构的纵向整合，这种整合模式通常被称为管理式医疗（Managed Care），是目前最为成熟的健康服务产业链纵向整合模式。管理式医疗组织既包括纵向一体化的产业组织模式，也包括纵向约束（如排他性协议、长期合约）的产业组织模式。以美国最主要的管理式医疗组织——健康维护组织（Health Maintenance Organizations，HMO）为例，HMO 有 5 种组织模式：团体模式（私人公司与某个大型多科室医疗集团机构签约）、职员模式（医疗机构为 HMO 所拥有，医生是 HMO 的雇员）、网络模式（HMO 与不同医疗服务机构签约）、独立开业协会模式（HMO 与加入独立诊所协会的个体医生或诊所签约）和直接签约模式（HMO 与个体医生签约）。其中，职员模式体现了健康保险与医疗服务的纵向一体化，即医疗机构为 HMO 所拥有，医生是 HMO 的雇员，其收入包括 HMO 提供的固定工资及绩效工资；而其他 4 种模式则体现为健康保险对医疗服务的纵向约束。无论哪一种管理式医疗组织，都采取了排他性服务协议，即一般情况下，病人不能自由选择医疗机构，必须到健康保险公司下属或与健康保险公司签约的指定医疗机构就医，否则健康保险公司不负责报销医疗费用，这实际上相当于构建某种基于产业链的纵向壁垒。管理式医疗的健康服务产业链整合模式如图 1-2 所示。

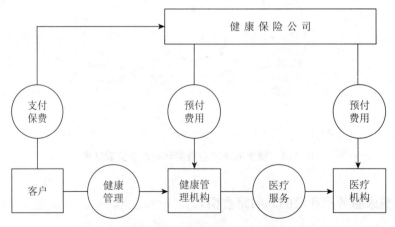

图 1-2　管理式医疗的健康服务产业链整合模式

以管理式医疗为代表的健康保险主导整合模式主要是为了激励健康管理机构和医疗机构控制服务成本，避免因"过度医疗"的道德风险造成医疗费用和保险赔付率激增。

在这一整合模式中存在如下几个关键的激励和治理机制：

（1）预付制。预付制（Perspective Payment System，PPS）是相对于传统的按项目付费（Fee For Services，FFS）的后付制而言的，指健康保险公司不按照医疗服务实际发生的费用对医疗机构进行事后赔付，而是依照事先确定的标准预先把一笔费用支付给医疗机构，主要包括针对门诊服务的"按人头付费"和针对住院服务的按病种付费。从委托代理理论角度看，预付制将医疗费用风险由保险公司转移给医疗机构，从而激励医疗机构主动控制医疗费用，大大降低了过度医疗的道德风险。

（2）初级医师首诊制。初级医师相当于健康服务产业链中的"健康管理机构"。初级医师职位的设立体现了HMO对健康管理的整合。HMO为每一位会员配备一名初级医师，初级医师提供初级医疗服务及日常健康维护与预防等健康管理服务。初级医师提供的健康管理服务可降低注册会员的患病率，控制医疗费用。初级医师具有首诊权，会员必须经初级医师同意才能接受专科治疗，进而有助于控制会员过度医疗的道德风险。

（3）医疗监督制。医疗监督制是指健康保险公司借助一系列管理工具对医疗决策进行监督和干预，是对预付费制度的有益补充，主要包括临床路径管理和质量报告卡两类。前者指保险公司根据权威机构发布的循证医学标准，对不同病种的诊疗内容限定一个范围，超出范围部分不予报销。质量报告卡是指保险公司或第三方机构依照一定指标体系对医疗机构的诊疗费用和质量进行绩效考核，必要时将考核结果公布于众，这是通过基于"声誉"的竞争机制激励医疗机构控制成本，提高质量。

以HMO为代表的管理式医疗模式在减少过度医疗的道德风险、控制医疗费用上涨趋势方面成效明显。国际健康研究学会的研究发现，HMO以低于传统赔付型保险14.7%的成本，提供了相同保险范围和医疗服务的赔付。同时，在不降低医疗服务质量的同时，HMO比传统的赔偿支付保险效率提高了18%。

2. 医疗服务主导型整合模式

理论上，医疗服务主导型整合模式既包括医疗机构对健康保险的整合，又包括医疗机构对健康管理的整合。但在现实中，很难发现医疗机构对健康保险的整合，主要为医疗机构对健康管理的整合。在我国新型两级医疗卫生服务体系中，大型医院主要提供专科诊疗服务，而社区卫生服务机构主要提供社区居民的日常全科医疗服务和健康管理服务。因此，医疗机构对健康管理机构的纵向整合主要体现为大型医院与社区卫生服务机构的整合，这是一种"医疗服务＋健康管理"的健康服务产业链纵向整合模式，如图1-3所示。

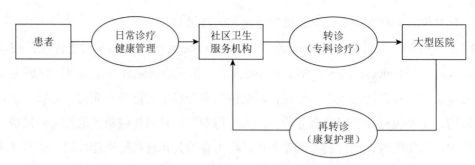

图 1-3　"医疗服务 + 健康管理"型健康服务产业链纵向整合模式

"双向转诊制"是大型医院对社区卫生服务机构纵向整合模式中的关键机制，这一机制在两个方面对提高医疗服务质量和效率产生积极作用。

（1）有助于解决"医疗碎片化"问题，实现连续性医疗服务。所谓"医疗碎片化"，是指在医疗服务提供过程中由于缺失系统性激励或协调机制，导致医疗服务连续性差，如患者重复就诊、缺乏连续的后续医疗等，增加了患者的医疗成本。从新古典经济学角度看，这是医疗服务范围不经济的结果。所谓范围经济，是指由一家厂商经营两种产品比由两家独立厂商分别经营这两种产品的成本低，反之就是范围不经济。例如，如果医院和社区卫生服务机构缺乏必要的整合，双方没有形成稳定的分工协作机制，那么某些患者术后出院后就不能在社区卫生服务机构得到及时、连续的康复护理和其他健康管理服务，从而使医疗效果得不到良好维护，既损害了医疗服务质量，又增加了患者的医疗负担，这就是医疗服务的范围不经济。如果医院和社区卫生服务机构实现了有效的纵向整合，如具备长期纵向战略合作关系，那么医院就可及时将需要后续医疗的患者转诊至与其有长期合作关系的社区卫生服务机构进行康复护理，从而实现了医疗服务的连续性，也减少了患者大量额外购买康复护理服务的成本，这就是医疗服务的范围经济性。

（2）有助于实现分级医疗，提高医疗资源配置效率。简单来说，分级医疗就是"小病在社区，大病去医院"，从而使不同层次的医疗资源得到高效率配置。从信息经济学的角度来看，这相当于实现了一种分离均衡（Separating Equilibrium）。社区全科医生首诊制是实现分级医疗的一个重要机制。在首诊制下，社区全科医生一方面能够为小病患者提供有效且低成本的日常医疗服务；另一方面可将大病患者转诊至高级医院，使其获得与其病情相匹配的高层次医疗服务，从而避免了目前常见的由于高级医院的医疗资源大量用于诊治日常小病而导致医疗资源低效配置的混同均衡（Pooling Equilibrium）状况。

目前，"双向转诊制"在我国推广比较困难，最主要的障碍可能是目前社区全科医生数量少、水平低，社区卫生服务机构功能不健全，没有达到"双向转诊制"所要求的技术和规模条件。

3. 健康管理主导型整合模式

与前述两种健康服务产业链纵向整合模式相比，健康管理主导型整合模式出现得更晚。在国内，这一模式主要表现为一些商业健康管理公司对医疗服务的纵向整合。近年来我国商业健康管理业有了显著发展，出现了若干具有一定规模和品牌的商业健康管理公司，如慈铭健康、爱康国宾、国康网、美年健康、东软熙康等。

"互联网＋医疗服务"就是一种比较典型的商业健康管理经营模式：商业健康管理公司首先建立一家健康管理网站，在医疗机构与客户之间搭建起一个中介平台，利用这一平台向客户提供健康档案管理、体检、健康评估、专家咨询、就医绿色通道、专家约诊等健康管理服务并赚取增值费用。这一模式模仿了携程网"互联网＋旅游服务"的在线旅游服务模式，在向消费者提供各种线上健康管理服务的同时也节约了消费者大量的寻医成本，具有明显的网络经济和规模经济效应，因此，该模式一度发展迅猛。以爱康网为例，2004 年成立当年，营业额略微超过 100 万元，但 2006 年就突破 1 亿元，两年收入增长 100 倍。但随着规模的扩张，这种"互联网＋医疗服务"的线上健康管理经营模式的缺陷也开始显露。一个主要缺陷是，随着注册会员的增加，健康管理网站的资产价值对医疗机构的专用性程度越来越高，即离开了与医疗机构的合作，健康管理网站所提供的各种健康管理服务的价值将大为降低，但处于卖方市场的医疗机构对健康管理网站提供的客户资源却并没有多大依赖性，或者说医疗机构资产的通用性程度较高。按照交易成本经济学，对于资产专用性较高的交易如果仍然采取市场治理的方式，则会导致交易与治理结构的不匹配，引发一方掠夺另一方可占用性准租的"敲竹杠"行为。例如，医疗机构可能降低事先承诺的为健康管理网站会员提供的医疗服务的质量，或者事后向健康管理网站索取更多的服务收费。长此以往，会使健康管理网站信誉贬值及会员流失，逐渐失去竞争优势。爱康网总裁张黎刚曾表示："在中国，一家健康管理机构假如没有任何自己的医院，单靠整合外部医疗资源是没有核心竞争力的。"

正是基于以上原因，一些原本专营健康管理网站的商业健康管理公司开始纷纷收购医疗机构，从而形成"线上健康管理服务与线下医疗服务纵向一体化"的健康管理主导型健康服务产业链整合模式，如图 1-4 所示。例如，2007 年爱康网就与国宾健检通过换股合并方式联合组建了爱康国宾健康管理公司。整合之后的爱康国宾拥有了自己的体检机构，可以通过一体化的权威机制协调"咨询导医"的线上业务与体检和医疗服务等线下业务的合作，大大降低了医疗机构的投机行为，降低了交易成本。同时，这种互联网健康管理服务与实体型医疗服务纵向一体化的"鼠标＋水泥"经营模式也有利于进一步锁定和开发会员资源，从而形成一定的基于产业链的纵向进入壁垒，更有利于增强企业的市场实力和产业链核心竞争力。

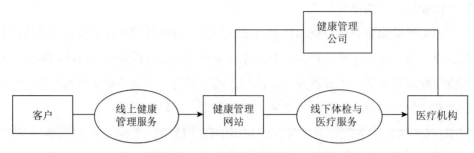

图1-4 健康管理主导型健康服务产业链纵向整合模式

二、健康服务产业集群

（一）产业集群与健康服务产业集群

产业集群（Industrial Cluster）的概念于1990年由著名战略管理学家迈克·波特教授在《国家竞争优势》一书中首次提出。通俗地讲，产业集群是指在特定区域中，具有竞争与合作关系，且在地理上集中、有交互关联性的企业、专业化供应商、服务供应商、金融机构、相关产业的厂商及其他相关机构等组成的群体。不同产业集群的纵深程度和复杂性相异，代表着介于市场和等级制之间的一种新的空间经济组织形式。

可以基于系统科学理论对产业集群做出如下概念界定：以纵向角度来说，产业集群呈现出产业链条与价值链条特点的链式结构。而从横向角度而言，其呈现为不同行动者间具有的合作与竞争关系，并且以时间视角来看，产业集群体现在基于劳动分工实现专业化，以空间视角来说，其又体现在产业组织处于特定区域当中，具有高度集中性。从这个角度讲，可以将产业集群看作是一个多维网络，其形成、发展、成熟和消亡在时间与空间上均会有所体现，产业集群是一个动态的、周期性并且非常复杂的巨型系统。

按照系统科学理论的观点，健康服务产业集群可简单界定为与人类健康具有内在联系的产业集合，这种产业集合是由围绕服务于健康需求进行健康产品生产（及提供服务）所涉及的一系列互为基础、相互依存的产业所构成。根据健康产业的分类，医药、医疗仪器设备及器械、制药专用设备、体育用品、营养保健品等制造业由于前向关联关系，将会带动工业原材料、药材及其他农产品种植等有关产业的发展，同时自身存在大量研发活动；而在产品流通环节，随着现代物流的发展，仓储、加工、包装、配送、信息处理等活动频繁，是整个产业链有序运转的重要支撑，同时也带动了本地就业的发展；在最终的健康消费环节，医疗卫生、休闲健身等相关服务业行业分别满足人们的不同健康消费需求，如医院、疗养院、休闲健身娱乐中心等，将在有形产品形态的基础上附加其他服务内容提供给人们，而营养保健品直接以产品形态供人们健康消费。

（二）健康服务产业集群的典型案例

1. 美国纳什维尔模式

20世纪60年代之前，美国医疗系统落后，效率非常低下，大部分医疗机构都是非营利的小规模机构，整个国家的医疗供给数量缺乏且质量参差不齐。为了满足正常的医疗健康需求，一些敢于进行市场创新的开拓者开始尝试进入该领域。托马斯博士等人于1968年在纳什维尔联合创办了美国医院有限公司（Hospital Cooperation of America，HCA），并于1969年在纽交所上市。这一公司通过兼并重组医院来扩展其商业利益，利用规模经济和产业化的思路对医院进行管理，致力于在全美范围内提高社区的医疗卫生质量。20世纪80年代后，美国医院有限公司获得了巨大的成功，成为美国最大的医疗服务提供机构之一。

美国医院有限公司在纳什维尔地区的成立带领着整个地区进入了健康经济时代，其最大的贡献就在于其对整个地区健康产业初始人力资源的培育：美国医疗有限公司的很多高管在离职后凭借工作期间所积累的工作能力及关系网络，继续留在纳什维尔都市区创业，这些高管创办了更多的医疗服务机构。不断涌现的创业活动使纳什维尔地区健康产业逐渐形成巨大的网络效应，集聚带来的规模经济和知识溢出成为纳什维尔健康产业的重要吸引力。大量健康产业企业在纳什维尔创立，原本位于其他地区的医疗企业在规模经济带来的极大外部溢出效应吸引之下，不断迁移至纳什维尔，在这些基础之上纳什维尔都市区健康产业集群逐渐发展成熟。

目前，纳什维尔健康产业集群已经发展成国际知名的医疗保健产业中心，也成为带动美国纳什维尔都市区区域经济发展的重要引擎。根据相关统计数据，2008年纳什维尔健康产业集群就业总人数共计11.3万人，占都市区非农业总就业人口的15%；2004年到2008年，健康产业就业人口增长了20.3%；健康产业从业人口的平均工资水平为52 773美元，远远高于整个纳什维尔都市区39 280美元的平均水平；健康产业的就业人员在2008年一共创造了234亿美元的个人收入，相当于整个田纳西州的6%及整个纳什维尔都市区的22%。目前纳什维尔产业集群内部各个环节及其主要的经营内容如图1-5所示。

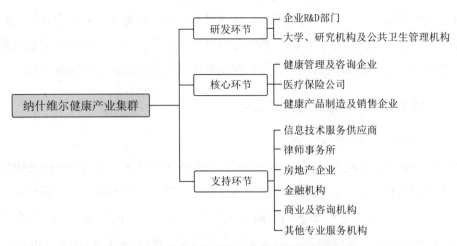

图 1-5　纳什维尔健康产业集群各环节发展情况

通过图 1-5 的分析可以看出，纳什维尔健康产业核心环节主要是进行健康服务的提供。目前该地区分布着近 2900 家医疗服务机构，主要有健康管理及咨询企业和医疗保险公司两类。除此之外，还有部分健康产品制造、销售企业及一些进行零售的药房。纳什维尔健康产业集群的研发环节中最重要的机构是企业内部的 R&D 部门，它们是最为重要的科研力量来源，而分布在该地区的高等教育机构及相关科研机构也成为企业研发力量的有力补充。

纳什维尔健康产业集群最大的特点就在于其所吸引到的数量庞大的国际性领先医疗保健企业总部。目前该地区拥有 300 多家重要健康企业的企业总部，这些企业覆盖了临床研究、健康信息技术和生物工艺学等多个方面，主要承担的职能是制定企业发展战略。这些企业总部及其对应的职能创造了纳什维尔地区庞大的 IT、法律、房地产、金融、咨询等专业服务市场。围绕这些企业总部，纳什维尔地区分布着 250 多个提供专业技术的服务机构。这些机构所提供的专业化的服务主要由企业总部进行购买，用于保证企业的日常运行并促进企业进一步的发展。随着这些专业化服务机构集群的逐步成熟和发展，其所提供的专业化服务本身也成为纳什维尔集群发展健康产业的独特优势之一。

2. 迪拜模式

与美国纳什维尔模式主要通过市场主体之间相互竞争，形成上下游垂直联系从而促进产业集群发展的途径不同，迪拜模式更多体现了政府及公共管理部门在产业集群发展中的重要作用。2002 年阿联酋王子宣布投资 18 亿美元建设迪拜健康城（Dubai Healthcare City，DHCC），并设置迪拜健康城管理委员会（Dubai Healthcare Regulator，DHCR）负责健康城的运营和管理。迪拜健康城位于迪拜河左岸的市中心区域，距离迪拜机场 4 千米，距离繁华的商业中心仅 5 分钟的步行距离。目前健康城的占地面积为 0.38 平方千米，已经有两家医院、120 多家门诊医疗和诊断实验室进驻，吸引了超过 4000 位有医护资格的专业人才在此就业。2014 年健康城新增了 748 名有资格证的医疗工作者，符合资格的医疗工作者总数达到 4534 名；成立了一所新的医药和健康研究大学及一家新的医院；为超过 30 个国家的医生引进了在线检查系统。2014 年年底一共有 120 万病人到健康城就医，相比 2013 年的 100 万人次上升了 20%。其中，15% 的病人的主要目的为医疗旅游；另外，在这些医疗旅游游客中，有 48% 是来自海湾阿拉伯国家合作委员会；由 AC Nelson 为健康城所开展的市场调查显示，顾客满意度达到了 89%。随着迪拜健康城的发展，健康产业成为阿联酋摆脱石油出口这一单一资源依赖型经济发展方式、追求可持续发展的主要转型方向。

按照迪拜健康城管理委员会的长期规划，健康城要建设成为依赖医学研究中心、常规性医疗服务、替代性医疗服务、相关支持系统服务、自由贸易区及疗养度假社区 6 个功能业态的健康产业综合发展区域，在满足高端旅游消费者的同时吸引高端医疗服务机构的进驻，其内部产业环节及其发展情况如图 1-6 所示。

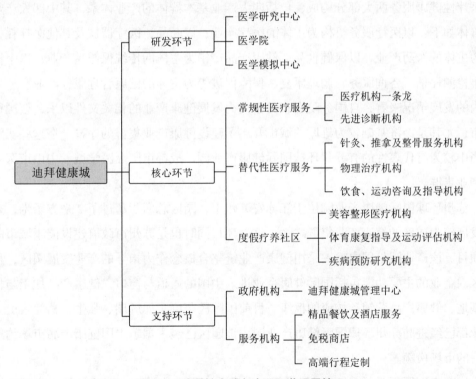

图 1-6 迪拜健康城各产业环节设置情况

在产业环节的设置方面，迪拜健康城最大的特点在于对研发环节的重视，这种思路贯穿了健康城从开始筹备到后续发展的整个过程。健康城最先引进的项目就是与哈佛医学国际部的合作项目，以研发为旗帜开启了全面发展的序幕。目前健康城在医学研究上的合作伙伴包括哈佛医学国际部、波士顿大学牙科医学研究实验室等全球领先的医疗研发和教育机构。此外，健康城利用宽松自由研究环境的打造及世界领先的医学仪器的引进，不断吸引有名望的科学家到此开展研究。健康城核心环节的产业活动提供常规性医疗服务、替代性医疗服务及度假疗养社区三类主要的医疗服务，各个类型内部又包含多种选择，这种"广泛选择"的发展思路充分满足了消费者多样化的消费偏好，保证健康城能够吸引不同类型的大量消费者，保证发展初期阶段门槛规模的实现。而健康城高端定制性的服务机构也成为吸引高端医疗旅游人群的重要亮点。除此之外，健康城还为重点客户提供一站式全包服务，签证及政府相关文件都可以委托给专职人员进行办理。针对高端人士的紧急医疗需求，健康城增设了直升机等定制型服务。与研发环节和核心环节配套，健康城的支持环节主要包括相关服务机构和管理中心政策支持两种类型。

3. 国内现有的主要健康产业集群

2000年国内第一批健康管理企业开始成立，目前已经形成了由医疗性健康服务和非医疗性健康服务两大部分构成，包括四大产业基本群体的产业体系，其中四大产业基本群体如下：以医疗服务机构为主体的医疗产业；以药品、医疗器械及其他医疗耗材产销为主体的医药产业；以保健食品、健康产品产销为主体的传统保健品产业；以个性化健康检测评估、咨询服务、调理康复、保障促进等为主体的健康管理服务产业。从目前国内的发展情况来看，自国务院发布关于大力发展健康产业的相关文件以来，全国很多城市，尤其是经济基础较为雄厚的城市开启了建设健康产业集群的序幕。在这些实践案例当中较为有代表性的有苏州环球国际健康产业园、成都市国际医学城、中山市医药健康产业集群。

苏州环球国际健康产业园位于江苏省苏州市，园区总面积超过了2平方千米，是国内发展较为成熟的健康产业集群之一，这一项目同时也是苏州市政府建设健康城市的龙头项目。该产业园是国内唯一采用健康产业链整合概念作为指导的产业发展园区，目前园区内企业的主要功能包括国际健康企业进入中国的通道与窗口、健康产品加工与科研的基地、健康产品营销和物流的枢纽。目前国际医药巨头如辉瑞、强生、葛兰素史克等企业都已经进驻苏州环球国际健康产业园，该园区已经占据了中国健康产品市场约三分之一的市场份额。

成都市国际医学城是2008年成都市人民政府批准建设的，该项目位于成都市温宁区，规划建成医疗服务区、康复养生区和商务配套园区三个区域共同支撑整个医学城健康产业集群的发展。尽管该项目由政府规划和牵头，但在项目机构引进和建设环节采用了市场化运作的方法，引导社会资本进入，鼓励多元化办医。该园区主要的发展定位是提供满意和放心的高端医疗和健康服务。

生物医药产业一直都是中山市重点打造的新型支柱产业，1994 年中山市就开始建设国家健康基地，2014 年中山市的健康医药产业总产值规模达到了 600 亿元。该产业集群以国家健康基地、华南现代中医药城、翠亨医疗器械产业园三大产业园区为中心，已经形成了涵盖研发、中试、检验检测、成果转化、资本金融、孵化加速全过程的产业体系。

 【复习思考题】

1. 健康的概念内涵是什么？

2. 健康管理的主要策略有哪些？

3. 如何理解健康产业是公益性和产业性的结合？

4. 健康服务业的框架体系是什么？

5. 如何理解健康服务业的基本特征？

6. 试阐释和比较健康服务产业链三种纵向整合模式的异同。

7. 试分析健康产业集群发展模式的优点。

 【拓展阅读】

1. 张车伟、赵文、程杰，《中国大健康产业：属性、范围与规模测算》，中国人口科学，2018（5）：17-29。

2. 李玲，《全民健康保障研究》，社会保障评论，2017，1（1）：53-62。

3. 姜若愚、刘奕文、杨子江，《健康服务业理论、市场与案例》，云南大学出版社，2014。

第二章

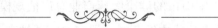

健康服务业的学理基础

【本章概要】

　　健康是人类的最高追求。人类在同疾病斗争、维护健康的过程中，通过对疾病发生、发展过程的了解，对人生、长、壮、老、死的认识，以及社会经济的发展规律的探求，发展了疾病危险因素积累理论、需求理论、系统管理理论、健康投资理论等。这些理论的建立为健康管理的发展奠定了基础。通过本章的学习，读者能够熟悉健康服务业相关理论的基本内涵，了解不同理论之间的联系与区别，明晰各个理论对于健康服务业发展的指导价值。

第一节　疾病危险因素积累理论

　　从健康到疾病，需要经过发生、发展的过程。对于急性传染性疾病，从健康到发病，甚至死亡可能是一个相对较短的过程，但是对于慢性非传染性疾病而言，这个过程大多会很长。一个健康的人从低危状态发展到高危状态；再到疾病早期，发生早期病变，出现临床症状；再到疾病诊断，产生并发症，这需要一个长期的过程，特别是在疾病被确诊之前，这个过程大多会是几年、十几年，甚至更长。而这期间诸多的健康变化是不容易被察觉的，并且各个阶段没有明确的划分指标，极易被人们忽视，结果导致疾病的产生。在这个漫长的过程中，疾病危险因素逐渐积累，如图2-1所示为疾病危险因素随年龄变化的演变趋势。

　　理论上，在疾病确诊之前，可以通过多种手段对导致疾病产生的主要危险因素进行积极干预、阻断或是减少危险因素，从而推迟疾病的发生，甚至逆转疾病的产生及发展进程，从而起到健康维护的目标，如图2-2所示。这是健康管理最基本的理论根据。

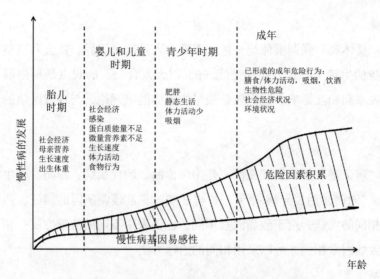

图2-1 疾病危险因素随年龄变化的演变趋势

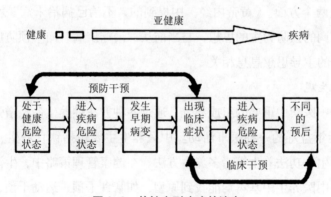

图2-2 从健康到疾病的演变

第二节 传统医学理论

中医即中国传统医学。中医是以《周易》"中道"的原理治病，使之恢复阴阳平衡，达到祛病疗疾目的的医术。中医学是以中医药理论与实践经验为主体，研究人类生命活动中健康与疾病转化规律及其预防、诊断、治疗、康复和保健的综合性科学。中医学至今已有数千年的历史，拥有独立的理论和实践经验，在数千年的发展中为人类的健康繁衍做出了巨大贡献，其提出的多种理论与健康管理的思想有异曲同工之妙，最为常见的包括"整体观""辨证观""治未病"，以及中医的养生观。

1. 整体观

中医的"整体观"强调整体统一性，表现为人是与自然界、社会乃至整个宇宙相统一的；人自身的生理、心理、病理是统一的。"天人合一"的观点最早强调了"环境与人"的相互关系和相互影响。这应该是最早的整体健康理论，与现代医学的大健康理论相一致。

2. 辨证观

中医的"辨证观"强调辨证施治，是中医诊断、治疗疾病、预防、养生实践的思维方法和过程。"同病异治，异病同治"。"辨证观"非常强调病因的辨证，强调个性化原则。即使是相同的疾病，由于致病因素不同，也要采用不同的治疗方法；相反，不同的疾病，由于致病因素相同，可以采用相同的治疗方法。

3. 治未病

中医的"治未病"是指采取一定的措施防止疾病产生和发展的治疗原则，包括未病先防和既病防变两个方面。《黄帝内经》中提到的"不治已病治未病"就是早期的防病养生谋略，其强调的预防为主的思想，与当前从"治疗疾病"向"预防疾病"重点转变的"前移战略"的主导思想息息相关。

4. 中医的养生观

中医养生是中医学中重要的组成部分，通过各种方法颐养生命、增强体质、预防疾病，从而达到延年益寿的一种医事活动。中医养生主要包括饮食养生、四季养生、房室养生、浴疗养生、功法养生等诸多养生方法。在健康管理策略中，生活方式管理使用的干预手段，在中医养生中基本均能找到原型，如膳食干预、运动干预、心理干预、康复干预、药物干预。中医特别重视生活方式与健康的关系。《黄帝内经·素问·生气通天论》的"膏粱之变，足生大疔"，《黄帝内经·素问·宣明五气论》中的"五劳所伤，久视伤血，久卧伤气，久坐伤肉，久立伤骨，久行伤筋"，讲的都是不良生活方式对人体造成的损害。

第三节 需求层次理论

人类价值体系存在两类不同的需要，一类是沿生物谱系上升方向逐渐变弱的本能或冲动，称为低层次需要和生理需要；另一类是随生物进化而逐渐显现的潜能或需要，称为高层次需要。马斯洛理论把需要分成生理需要、安全需要、社交需要、尊重需要和自我实现需要五类，依次由较低层次到较高层次，如图 2-3 所示。上述五种层次的需要，在不同的时期表现出来的各种需要的迫切程度是不同的。最迫切的需要才是激励人行动的主要原因和动力。人的需要是从外部得来的满足逐渐向内在得到的满足转化。低层次的需要基本得到满足以后，它的激励作用就会降低，高层次的需要会取代它成为推动行为的主要原因。高层次的需要比低层次的需要具有更大的价值。热情是由高层次的需要激发的，人的最高需要即自我实现就是以最有效和最完整的方式表现他自己的潜力，唯此才能使人得到高峰体验。需要是健康管理产生的动力。

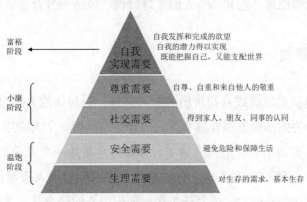

图 2-3 马斯洛需求层次理论

一、生理上的需要

生理上的需要是人类维持自身生存的最基本要求，包括饥、渴、衣、住、性的方面的要求。对食物、水、空气和住房等需求都是生理需求，这类需求的级别最低，如果这些需要得不到满足，人类的生存就成了问题。在这个意义上说，生理需要是推动人们行动的最强大的动力。马斯洛认为，只有这些最基本的需要满足到维持生存所必需的程度后，其他的需要才能成为新的激励因素。一个人在饥饿时不会对其他任何事物感兴趣，他的主要动力是寻到食物。

二、安全上的需要

安全需求包括对人身安全、生活稳定，以及免遭痛苦、威胁或疾病等的需求。安全需求表现为安全而稳定及有医疗保险、失业保险和退休福利等。马斯洛认为，整个有机体是一个追求安全的机制，人的感受器官、效应器官、智能和其他能量主要是寻求安全的工具，甚至可以把科学和人生观都看成是满足安全需要的一部分。

三、社交的需要

感情上的需要包括对友谊、爱情及隶属关系的需求。一是友爱的需要，即人人都希望得到爱情，希望爱别人，也渴望接受别人的爱；需要有伙伴、同事，并保持相互间关系融洽、友谊和忠诚。二是归属的需要，即希望成为群体中的一员，并相互关心和照顾。在马斯洛需求层次中，这一层次是与前两层次截然不同的另一层次。感情上的需要比生理上的需要来得细致，它和一个人的生理特性、经历、教育、宗教信仰都有关系。

四、尊重的需要

尊重需求既包括对成就或自我价值的个人感觉，也包括他人对自己的认可与尊重。尊重的需要又可分为内部尊重和外部尊重。内部尊重是指一个人希望在各种不同情境中有实力、能胜任、充满信心、能独立自主。外部尊重是指一个人希望有地位、有威信，受到别人的尊重、信赖和高度评价。有尊重需求的人希望别人按照他们的实际形象来接受他们。并认为他们有能力，能胜任工作。他们关心的是成就、名声、地位和晋升机会。马斯洛认为，尊重需要得到满足，能使人对自己充满信心，对社会满腔热情，体验到自己活着的用处和价值。

五、自我实现的需要

自我实现需求的目标是自我实现或是发挥潜能。这是最高层次的需要，它是指实现个人理想、抱负，发挥个人的能力到最大程度，完成与自己的能力相称的一切事情的需要。也就是说，人必须干称职的工作，这样才会使他们感到最大的快乐。达到自我实现境界的人，接受自己也接受他人，解决问题的能力增强，自觉性提高，善于独立处事，要求不受打扰地独处。马斯洛提出，为满足自我实现需要所采取的途径是因人而异的。自我实现的需要是在努力实现自己的潜力，使自己越来越成为自己所期望的人物。

按马斯洛需求层次理论假定，人们被激励起来去满足一项或多项在他们一生中很重要的需求。更进一步说，任何一种特定需求的强烈程度取决于它在需求层次中的地位，以及它和所有其他更低层次需求的满足程度。马斯洛的理论认为，激励的过程是动态的、逐步的、有因果关系的。人们总是优先满足生理需求，而自我实现的需求则是最难以满足的。

第四节 系统管理理论

系统论是研究系统的一般模式、结构和规律的学问，它研究各种系统的共同特征，用数学方法定量地描述其功能，寻求并确立适用于一切系统的原理、原则和数学模型，是具有逻辑和数学性质的科学。在健康管理中，对疾病的预测、风险因素的评估就是应用了系统论的指导思想，在复杂的各种危险因素中寻找主要危险因素，通过主要危险因素的整合，确立适用于具有相同健康信息的人群的患病风险预测，并表达为数学模型。如国家"十五"攻关课题项目"冠心病、脑卒中综合危险度评估及干预方案的研究"，能够准确地从人群中筛查出潜在发病的高危人群，从而积极有效地加以干预。

系统论的基本思想方法，是把所研究和处理的对象当作一个系统，分析系统的结构和功能，研究系统、要素、环境三者的相互关系和变动的规律性，并优化系统观点看问题。世界上任何事物都可以看成一个系统，系统是普遍存在的。系统论的基本特征是整体性、关联性，等级结构性、动态平衡性、时序性。其核心思想是整体观念。在健康管理中服务管理的整体性、整体健康观念、健康危险因素之间的相关性、疾病与健康的动态平衡发展、不同阶段实施不同的健康管理服务等，都体现了健康管理的基本特征。

按照系统控制理论，系统运行质量取决于可控性和可观测性。为了强化对顾客健康风险的全过程的监管控制，需要在第一时间、第一现场、获取第一手资料和信息，同时也需要对获取的大量健康信息和服务管理信息进行数据加工，这就需要建立一个健康管理的信息化监管平台。一般而言，群体健康管理的基础或载体是建立在健康管理服务网络平台和信息化服务管理平台之上的，前者是无微不至的健康管理服务的提供者，后者是无所不晓的信息服务工具和监管手段，二者缺一不可。

系统论与控制论、信息论，运筹学、系统工程、电子计算机和现代通信技术等新兴学科相互渗透、紧密结合。电子信息技术、系统工程、信息论、控制论使得健康管理服务更加系统化、标准化、量化、个性化。例如，目前使用的各种慢性病防治系统，充分利用了物联网技术，将慢性病患者的体检指标信息、运动信息、膳食信息、心理评估信息、医疗服务信息收集、评估，最后对慢性病患者依据评估进行健康干预，管理慢性病病人。

第五节　健康投资理论

经济学领域的人力资本理论认为，个体的人力资本存量主要由健康、知识、技能和工作经验等要素构成。虽然这些要素的增进都会提高个人的生产率，即改善个人获得货币收入和生产非货币产品的能力，但唯有其中的健康存量，决定着个人能够花费在所有市场活动和非市场活动上的全部时间。每个人通过遗传都获得一笔初始健康存量，这种与生俱来的存量随着年龄渐长而折旧，但也能由于健康投资而增加。世界卫生组织（WHO）把健康定义为"完好的生理心理并具有社会幸福感的状态，而并不仅仅指不虚弱和无病"，经济学家出于计算方便的缘故往往用无病天数来表示健康，或者用有病时间内发生的直接和间接费用来估算疾病损失。在大多数情况下，健康投资的回报主要借助于疾病损失的减少来间接计算。

健康投入指的是人们为了获得良好的健康而消费的食品、衣物、健身时间和医疗服务等资源。在此过程中，人们既是消费者，同时又是投资者，投资的结果便是健康，从经济学的角度讲，健康是人力资本的最基础、最核心的组成部分。健康资本可简单理解为存在于人身上的，可以对现实及未来收入给予保障，而获得持久和更大收益的资本。相比其他物质资本，健康资本同样起到生产性作用，能够促进国民收入增加和经济增长。两者的不同之处在于，物质资本可买卖、转让或被继承，而健康资本不能。

健康资本化具有积极的经济社会影响。从经济角度来看，健康资本投资可以大幅节省社会资源。加强对健康资本的投资，不仅能达到保障健康的目的，更好地促进事业的发展，从长远看，也能改变生活方式，最终最大限度地节省医疗保险费用的支出，极大地减轻社会经济发展的负担，促使经济迅速自主向前发展，增进国家的竞争力。从社会角度来看，健康资本投资显著改变人们的生活，促进社会、家庭和个人的健康和谐。一是健康资本化将极大地促进对健康的规划和投资，促使社会发展的重点和格局形成新的平衡；二是对健康的全新认识带来新的健康生活内容与方式，极大地减轻健康问题对家庭和社会的压力；三是健康资本投资大大提高了人均寿命。新中国成立初期，我国人口平均寿命仅为35岁，随着医疗条件的改善、医疗保健投入的加大，人口平均寿命一直呈上升趋势。当前，上海、广州等大城市的人均寿命已接近甚至超越世界主要发达城市。

健康资本保值和增值的途径，一是突出预防，降低健康消耗和健康保障成本，实现资本增值；二是加大投入，科学规划和发展健康产业，循环发展健康资本。①预防是健康资本保值与增值的核心。加强预防往往可以收到事半功倍的效果，公共责任部门必须不断强化健康保障工作"预防—保健医疗—康复"的观念，培育健康资本的自我保值与增值能力，增强人们的健康意识，加强健康教育和指导，提高全民自我保健能力。如采取开办保健知识讲座、编印健康保健手册、进行运动和膳食指导等多种形式，普及保健知识，培养良好的生活习惯，真正使人们能够自觉做到合理饮食、适量运动、心理健康，始终保持充沛的精力和健康的心态，最终提高公民的自我防范意识和保健能力，实现健康资本的保值和增值。②大力发展健康产业，循环发展健康资本。健康资本增值对社会影响巨大，投资健康产业利润丰厚。健康产业是生命产业，是希望产业，前景广阔。应从政策上积极规划和扶持，追加投资，积极发展健康产业链，从战略高度加以扶持，以获得长期利益和战略利益。

加强对人的健康投资，有利于延长人的寿命，降低婴幼儿死亡率等。这些都是提高人口素质，强化人力资本的基本措施。寿命的延长不但有助于人们对自己进行更多的教育，促进未来收入的增长，而且有助于促进他们对孩子进行更多的投资，促进社会未来的发展；而健康资本和其他形式人力资本的增加往往会提高劳动者的劳动生产率。

【复习思考题】

1. 如何理解疾病危险因素积累理论是健康管理最基本的理论根据？
2. 传统医学理念如何指导健康服务？
3. 请阐述马斯洛需求层次理论的内涵。
4. 如何理解健康是最基础的人力资本？

【拓展阅读】

1. Xavier Martinez-Giralt、Pedro Barros，《Health Economics: An Industrial Organization Perspective》，Routledge，2011。

2. Mark V. Pauly、Thomas G. McGuire、Pedro Pita Barros，《Handbook of Health Economics》，North-Holland，2011。

3. 郭清，《健康管理学》，人民卫生出版社，2015 年。

第三章

健康服务业的政策管理

【本章概要】

将健康提升到战略层面的理念最早可追溯至 1978 年召开的国际初级卫生保健会议,会议发布的《阿拉木图宣言》指出"健康是人类的基本权利,政府有责任提供适宜的技术与方法促进居民的健康,获得最高质量的健康状况是全世界共同追求的目标"。1986年,世界卫生组织在《渥太华宣言》中完整阐述了"健康促进"的定义、行动原则,以及未来的发展方向,指出"健康促进"不仅是居民健康素养的提高,更应该是"国家层面"系统化的健康促进公共政策。进入 21 世纪后,"全方位的健康"成为国际社会的主流价值观,2013 年第八届国际健康促进大会颁布的《赫尔辛基宣言》正式定义了健康融入所有政策(HiAP),并建议各国在起草发展计划时应该重点考虑 HiAP。通过本章的学习,读者可以了解国际典型国家推行的健康战略,熟悉"健康中国"战略的发展脉络和核心内容。

第一节 典型国家的健康战略

一、美国健康战略

(一)总体概况

作为市场经济高度发达的国家,美国的健康服务业已经形成了结构完整、运行有序、监管机制健全且独具特色的完整产业体系。机构设置方面,美国健康保健事业管理主要由健康与公共卫生部(DHHS)负责,其职责是保障全美人民的健康,并提供基本的健康服务。健康与公共卫生部（DHHS）下设的各部门负责健康保健相关的不同方面，包括疾病预防、食品药品检验、医疗研究等，特别设置了医疗保险与医疗救助服务中心（CMMS）、卫生资源与服务管理局（HRSA）、印第安人卫生保健局（IHS）等专门负责法律法案规定的政府资助项目。市场规模方面，根据美国国家统计局提供的数据，在 2019 年，美国在医疗保健上的开支接近 3.6 万亿美元，占国民生产总值的 17%。根据 2019 年美国联邦的预算数据，这个比例达到了美国军费开支的 5 倍。另据医疗保险和医疗补助服务中心精算师办公室（CMS）在健康杂志上发表的一份新报告，从 2018 年到 2027 年，美国的医疗支出预计将以每年 5.5% 的速度增长，预计到 2027 年美国将在医疗保健方面花费 5.96 万亿美元，占国内生产总值的 19.4%。

（二）发展战略

美国的健康服务业发展战略不断吸纳新的健康理念，在分阶段与时俱进地发布"健康人民"推进国家健康战略的同时，充分利用市场机制，为健康服务业的发展奠定基础。当前的美国医疗费用支出中，商业保险公司占比接近 50%，政府支出占比 40% 以上，且都采用管理式的医疗保险模式。

1. "健康人民"十年规划

"健康人民"（Healthy People）是指导全民健康促进和疾病预防实践，以改善美国全体国民健康的 10 年目标规划。美国健康与人类服务部（HHS）先后于 1980 年、1991 年、2000 年和 2010 年颁布了《健康人民 1990》《健康人民 2000》《健康人民 2010》和《健康人民 2020》四个阶段的国家健康战略。

2010 年最新颁布的《健康人民 2020》战略具有与以往战略不同的新特点，如强调社会因素的健康公平思想，促进人生各阶段的健康，建立互动网站替代传统的印刷出版物作为主要的传播载体；网站建设允许用户根据自身需要定制健康信息，并开发有循证依据的资源用于健康实践。《健康人民 2020》提供了一套全面综合的美国国民健康促进的 10 年目标和指标，分为 42 个优先领域近 600 项具体指标，并在《健康人民 2010》的基础上增加了 13 个优先领域：青少年健康（10~24 岁）；血液病与血制品安全；痴呆症，包括老年痴呆症。早期（0~8 岁）和中期（6~12 岁）儿童健康；基因组学；全球卫生。健康相关生命质量和幸福感；医源性感染。同性恋、两性恋及变性人的健康；老年人健康；公共卫生事件应急机制；睡眠健康；健康的社会决定因素。此外，《健康人民 2020》提供了公共卫生干预措施实施框架，即动员、评估、计划、实施、追踪，该框架可用于指导社区或个人计划和评估公共卫生干预措施以实现各项具体指标。

2. 管理式医疗保险模式

美国的"管理式医疗"（Managed Care）机制在全球医疗保障领域可谓独树一帜。与传统的医疗保险公司不同，管理式医疗的特点是保险公司在收取雇主为其雇员购买的医疗保险费用以后，会与医生进行讨价还价以获得较低的合约医疗服务价格，并在合同的执行过程中监督医疗服务过程的各个方面，拥有参与医疗服务提供过程并进行决策和管理的权力，以压缩和控制医疗费用，使医保机构从游离于医患关系之外的被动赔付者转变为介入医患关系的"第三方"。

管理式医疗具体内容可归纳为一体化医疗服务网络（IDs）、预付费制度、医疗服务管理及健康管理。一体化医疗服务网络指医保机构与一定数量的医疗机构结成形式各异的纵向一体化联盟。从全科医生、社区医院到专科医院、综合医院，各级医疗机构之间信息互通、资源共享，病患实现"分级诊疗、双向转诊"。根据契约安排不同，一体化医疗服务网络主要包含健康维护组织（HMO）、优选医疗服务组织（PPO）、点服务计划（POS）、独立医师联盟（IPA）等多种形式。在健康维护组织（HMO）中，定点医院或医生受雇于医保机构或者与医保机构签订排他性定点服务协议。在优选医疗服务组织（PPO）中，定点医院或医生保持独立，仅与医保机构签订非排他性的定点服务协议，患者赴任何医疗机构就医均不需全科医生转诊，但是在网络外的医疗机构就医需要承担较高比例的自付费用。

二、日本健康战略

（一）总体概况

作为世界上最长寿的国家，日本在公共卫生保健、预防医学领域采取了大量卓有成效的举措，早在 1961 年，日本就已基本建立了覆盖全民的国民健康保险制度，在发达国家中，日本的医保制度较为成功，日本以经济合作组织（OECD）国家排名第 16 位的医疗总费用占比和排名第 19 位的人均医疗费用，支撑着老龄化率排名第一的人口结构。日本国民享有世界上最好的医疗待遇，日本曾被美国《新闻周刊》评为最佳医疗国家。

医疗机构设置方面，目前日本全国的医疗机构（医院和诊所）大体分为四类：第一类是国立和公立医疗机构，分别由国家和地方政府投资建成；第二类是社会保险关系团体举办的医疗机构；第三类是公益法人、学校法人和社会福祉法人等设立的医院；第四类是民间医疗机构，包括医疗法人和个体经营。由于前三类是由国家、地方政府、保险关系和社会公益团体设立的，容易确保其非营利性和公益性。但第四类是民间投资的医疗机构，为了确保其公益性，日本设立了医疗法人制度对其进行了非营利规制。日本非营利医疗法人制度及医疗制度的改革有效地推动了民间非营利医疗机构的发展，使之成为日本医疗服务体系的主力军。

市场规模方面，据 MarketLine 公司最新的《医疗保健产业报告》，2019 年日本医疗保健产业产值超过 5000 亿美元。日本的医疗保健产业产值在亚太地区的占比接近30%。住院护理是日本医疗保健产业最大的门类，其次为门诊护理、医疗产品、长期服务和群体服务。据预测，2021 年日本医疗保健产业产值将达到 5061 亿美元，较 2016年增长 7%，年复合增长率为 1.4%。

（二）发展战略

日本长期高度重视国民身体素质和健康管理，从国家战略层次提出相应的发展战略，并积极构建有效的国民健康保险制度。进入 21 世纪以来，健康服务产业所涉的内涵日渐丰富，近年来，医疗旅游等已成为日本健康服务业的新兴增长点。

1."健康日本 21"计划

日本从 20 世纪 70 年代末即开始着手国民健康管理计划，通过 1978 年、1989 年相继发起的"第一次国民健康营造对策"和"第二次国民健康营造对策"活动，以及"健康管理法规"对该计划付诸实施，使日本的健康管理服务经常化、制度化和法律化，推动了医学模式从治疗向预防的转变。

2000 年日本从国家层面提出了"第三次国民健康嘴造对策"，即"健康日本 21"计划。"健康日本 21"把减少壮年期的死亡、延长健康寿命、提高生活质量、实现所有居民的身心健康、建立有活力的社会作为计划目标，包括"营养与饮食、身体活动与运动、休息与精神健康、控制烟酒、牙齿保健和预防糖尿病、循环系统疾病及癌症"等方面的内容，每项内容都有详尽的健康检查、指导指南，以及目标和评价指标。"健康日本 21 行动计划"的特色在于目标明晰。既有特定生理参数评价指标的目标值，且不局限于医疗保健活动，更重视整体化生活习惯、行为改变的目标值，引入了居民参与的概念。国家层面的预防保健由厚生劳动省（婴幼儿保健、母子保健、成人保健、产业保健、老年保健）和文部省（学校保健）负责；市町村设有健康推进课、保健中心，负责检查咨询等相关事宜的安排，具体保健工作则由保健中心承担；国立性学术机构在其中承担信息、技术、培训等技术支持性服务；一些有实力的非政府机构积极参与各类保健项目。

2. 国民健康保险制度

日本的国民健康保险制度规定全民必须参加。日本政府一方面通过财政补贴的方式吸引和鼓励所有国民参加医疗保险；另一方面资助弱势群体参加医疗保险。在制度建立和发展普及阶段，政府的负担比例逐渐提高，对不同人群补助的标准也各不相同，对低收入人群的补助力度最大，这也使制度很快就能普及，实现国民皆保险。

国民健康保险制度主要包括四类：第一类针对企业或团体的职工，包括政府管理的生命保险、互助组织成立的健康组合保险、船员保险和公务员共济保险等；第二类针对个体经营者、农民和退职人员，参加这类保险的都是低收入阶层和中老年人，还包括在日居住的外国人；第三类是老龄保险，针对70岁及以上老人或超过65岁卧病在床的老人；第四类是退休者医疗制度，针对年龄尚未达到保险制度要求但退休的参保者及其家属。缴费主要以个人缴费为主，国家负担一半的医疗费用。国民健康保险费可以按照市町村法律规定的纳税或付费的方式征收。90%以上的市町村采取纳税方式。其中，个人缴纳的保险费中，50%根据被保险者的收入和资产多少征收，另外50%根据被保险者人均数及家庭平均数征收。

近30多年来，日本人口结构的快速老龄化及其带来的社保支出刚性增长，加重了财政负担。从2011年开始，为健全社保制度，缓解财政危局，防止爆发债务危机，日本政府加紧推行"社会保障与税制一体化改革"，这是全球首个针对人口老龄化和社保支出压力的国家改革方案。关于社会保障制度改革，日本政府率先创立新型的养老保险制度，推行全国统一的最低养老保障。为了惠及底层人民，日本缩短缴纳养老保险的规定年限，由25年缩短为10年，并建立养老金弹性调整机制。日本还要求企业多缴纳年金，扩大缴纳保险的覆盖面，将适用范围扩大到每周工作时间20小时（原制度为30小时）以上的非正式员工。为了应对"少子化"，日本采取一系列措施，减轻父母养儿育女的负担，政府把减轻养儿育女负担上升到对国家未来投资的高度。2014年和2015年日本两次提高消费税，税率从5%上升至10%，政府将消费税作为社保的固定资金来源，专款专用，补贴医保。

三、新加坡健康战略

（一）总体概况

近年来，新加坡着力建构并强化其亚洲医疗枢纽地位，旨在成为全球性高端医疗服务中心，其国际医疗计划与其高速增长的生物医药基础科研、临床研究及产业化呈现同步协调发展的态势。2012 年，美国彭博社根据联合国、世界银行和世界卫生组织的数据和资料进行分析并评分，发布"世界上最健康国家"排行榜，新加坡名列榜首。这不仅归功于新加坡国民健康的生活习惯，更要归功于其稳健的医疗服务体系。新加坡有 13 家医院和医疗机构获得国际联合委员会品质认证（JCI），占获得认证亚洲医疗机构的 1/3。

新加坡的健康服务业主要包括医院、私人诊所和牙医服务、实验室和其他居家健康护理活动。新加坡的医疗花费仅占国民生产总值的 4%，在全球所有发达国家中比例最低，甚至低于不少发展中国家，但无论是控制成本还是医疗质量，都成绩斐然。在国家政府的大力推动下，2012 年新加坡的健康服务业，无论从从业机构总数、运营收入，还是从运营利润、附加值增长衡量，同比均有小幅提升。

（二）发展战略

除了不断完善全方位、多层次的国民健康医疗服务体系之外，新加坡还拥有更大的雄心，旨在将自身打造为全球性高端医疗服务中心。

1. 3M 医疗保险计划

新加坡医疗保障除了政府的医疗津贴外，还创立了个人保健储蓄、社会医疗保险的途径，建立了以保健储蓄计划（Medisave）为基础，健保双全计划（Medishield）、保健基金计划（Medisfiind）为补充的 3M 计划，由个人、社会和政府共同分担医疗保障费用。

保健储蓄计划是新加坡中央公积金制度中主要的医疗保障计划，旨在协助个人把收入的一部分存入保健储蓄户头，以便在需要时用以支付本人或者至亲的住院费用。在保健储蓄计划下，公积金会员每月必须把部分公积金存进保健储蓄账户。为确保公积金会员在将来，尤其是在退休后或年老时，有足够的保健储蓄来应付所需的住院费用，政府设定了保健储蓄的可动用上限；实施于 1990 年的健保双全计划，也被称为大病保险计划，具有社会统筹的性质，采用的是"社会共济、风险分担"的社会保险机制，其目的是帮助保健储蓄账户持有者及他们的家属支付因重病或顽疾所导致的庞大住院费用，弥补保健储蓄不足，以应付重病患者医疗费用的缺口，确保投保人在患上重病或长期疾病时能够应付庞大的医药开销，是保健储蓄计划的补充，是一项可以自愿参保的计划，采取的是"选择退出"的方式，对于那些从保健储蓄和健保双全中仍无法得到保障的患者，1993 年建立的保健基金计划，是他们的最后一道安全网，也是保健储蓄计划的补充。

2. 构建国际医疗体系

新加坡的医疗服务体系凭借其高质量和高效率在国际上享有广泛声誉，除了提供医疗服务以外，新加坡还是理想的医疗会议和培训地点、医疗咨询和业务管理服务基地，以及临床试验中心。新加坡公立医院虽然以满足国内居民医疗保健需求为主，也接受旅游病人。更有众多私人医疗机构，如莱佛士医疗集团、百汇集团、康生医院、安徽尼亚山医院、太平洋医疗控股等。此外，还有多个领先的医疗中心，包括约翰·霍普金斯新加坡国际医疗中心、博燕美国康纳癌症诊疗中心等。

新加坡于 2003 年创立了由卫生局领导的国际医疗计划，并得到经济发展局、国际企业发展局和旅游局的大力支持，致力于打造并强化新加坡的亚洲医疗枢纽地位，最终推动新加坡成为全球性高端医疗服务中心。新加坡的医疗保健机构大多设有齐全完善的国际病人联系服务部，从最初的询问、机场接机、为病人和随行者提供翻译服务和各种协助，甚至在病人完成治疗回国之后，安排他们接受复诊。其中大部分医疗机构为国际病人提供额外服务，如签证申报、住宿、交通、购物指导、退税等。

四、英国健康战略

（一）总体概况

2019 年英国医疗保健业产值接近 3000 亿美元，排名欧洲第三，占比 12% 左右。据经济学人智库（EIU）预计，随着英国脱离欧盟，到 2020 年英国的国民医疗服务体系（NHS）分配给每人的预算将降低 135 英镑，同时医疗费用上涨，这将导致医疗护理的质量下滑。在后脱欧环境下，英国将间接失去部分改善医疗质量和创新的能力。

（二）发展战略

英国的国民医疗服务体系（NHS）是英国社会福利制度中最重要的部分之一。英国所有的纳税人和在英国有居住权的人都享有免费使用该体系服务的权利。该体系的服务原则是不论个人收入多少，该体系只根据个人的不同需要，为其提供全面的、免费的医疗服务。20 世纪 60 年代和 70 年代是 NHS 发展的黄金时期：一方面医学科学有了很大的发展；另一方面科学的医疗服务框架逐步形成。现在英国的 NHS 实行分级保健制：一级保健称为基础保健，是 NHS 的主体，由家庭诊所和社区诊所等构成，NHS 资金的75% 用于这一部分；二级保健是指医院负责重病和手术治疗，以及统筹调配医疗资源等。看病就医的程序如下：如果是急诊，病人可以不预约直接到医院的急诊部就诊；如果只是头痛发热、感冒发烧之类不太急的病症，一般向自己社区内的家庭诊所预约看病，医生给病人诊断之后开药，病人回家吃药、休息；若是其他疾病但又不属于急诊，家庭医生会代替病人与医院里有关的专科医生联系安排，做进一步诊断治疗。

英国主要健康服务机构包括 BUPA 健检中心和 Nuffield 医疗集团。英国 BUPA 健检中心是由教会主持的国际性机构，服务范围广，包括个人健康、公司健康医疗、长期照顾、护理之家、电话医疗咨询、体能俱乐部等；分支机构遍布 100 多个国家；在英国拥有健检中心 32 家，最大的中心年服务量为 3 万人。英国 Nuffield 医疗集团成立于 1975 年，1991 年开始全国性健康检查服务，属于慈善性的医疗集团。全英国有 40 个中心，受检者可以就近选择。

英国健康服务业的最大特点是信息化的全面深入。1999 年 12 月全国卫生服务指南网站正式启动，到目前已覆盖英国所有地区。经过网站的指点，人们充满自信地进行自我医疗。目前英国正持续增加公共健康照护基金（Public Health-care Funding）的规模，已经达到欧盟平均水平。

然而，近年来，由于人员短缺、设施缺口、资金紧张等问题，国民医疗服务体系（NHS）已经无法满足英国人看病的需要而备受诟病。英国每年的卫生预算中，78% 用于二级护理，只有约 22% 用于基础护理和长期护理。现在，英国正在从以医院为基础的短期护理模式向以基础护理和长期护理为基础的护理模式转变。为此，国民医疗服务体系（NHS）招募了 10 万社会工作者，在医院之外的机构管理慢性病和老年患者，这些社会工作者大都来自欧盟，而英国脱欧会让这些人流失，民众开始担心该体系是否能挺得过脱欧带来的一系列负面影响。

尽管行业环境不容乐观，但英国的医疗健康研究仍在全球处于领先地位。英国国家健康研究所（NIHR），是根据 2005 年英国政府提出的"最佳研究，最佳健康"医疗卫生研究战略，于 2006 年成立的。英国国家健康研究所（NIHR）资助和支持医疗卫生与社会保健临床试验与应用研究，每年提供 10 亿英镑支持英国国民医疗服务体系（NHS）的研究和研究基础设施。研究所从建立至今，一直是一个"虚拟"的组织，虽然它实施的功能和资助进行的研究都是真实的，但它不是一个传统意义上的公司、企业或法律实体。目前，英国国家健康研究所（NIHR）主要在四个领域内组织各类活动，包括基础设施——为研究单位提供设施和人员；研究队伍——支持和培养能领导、支持和开展研究的人员；研究项目——为研究项目提供资助；研究体系——创建研究体系来管理和支持研究，以及研究成果的开发应用。譬如，INVOLVE 是英国国家健康研究所（NIHR）资助的一个国家级公众参与中心和咨询小组，在研究的各个阶段帮助确保病人与公众的有效参与，在提高公众参与意识，认识公众参与的重要性和提高公众参与质量方面，

INVOLVE 一直处于世界领先地位，是世界上同类计划中为数不多的几个之一，也是其中持续时间最长的。

五、德国健康战略

（一）总体概况

2019 年德国在医疗保健业产值超过 4000 亿美元，排名欧洲第一，占比接近 22%。德国是世界上最早建立社会医疗保险制度的国家，经过 100 多年的不断发展，德国已经率先在世界上建立了以法定医疗保险为主、私人医疗保险为辅的相对比较完善的社会医疗保险体系，为普通公民提供相对较高质量的医疗卫生服务。在德国，居民可选择向不同的疾病基金缴纳医疗保险费，医疗保险费用的筹集者与管理者为 100 多家独立运行的疾病基金，疾病基金通过集体协商谈判与医师协会达成协议作为第三方购买服务。政府是监督管理者，疾病基金是直接经办者，政府并不直接插手干预疾病基金的具体运作。

（二）发展战略

近年，德国在医疗卫生改革中采取了一系列新措施，主要包括：①设立了医疗服务质量与效率所，负责收集与分析相关医疗数据，并发布相关建议。另外，为了方便就诊预约，并减少预约等待时间，地区医师协会设立了预约服务中心；②强化患者权利，2013 年颁布了《病人权利法》；③调整药品折扣率；④允许疾病基金自由设置附加保险费率。2014 年 7 月 24 日通过了《进一步发展法定医疗保险资金结构与质量法》，改变了医疗保险费率。从 2015 年 1 月起保险费率调整为 14.3%，取消了对雇员多收取的统一为 0.9% 的保险费率，疾病基金可以自己决定附加费率；⑤ 2015 年 5 月 27 日，德国公布了具有里程碑意义的《卫生电子通信和应用法》（草案），即《电子医疗法》（草案）。

私有化是德国医疗体系改革的一个重要特征。事实上，德国医疗体系的一些部门完全依赖于私人提供者，如医生、牙医、药房提供的门诊服务。在另外一些部门，私人营利和非营利提供者和公共提供者共同合作，如社会护理部门或一般医院部门，私有化的趋势日益明显。可以看出，这一轮德国医疗改革趋势主要表现为促进跨部门形式的一体化护理、提高医疗服务质量、增加医疗服务的平等性、加强法定医疗保险与私人医疗保险之间的竞争等方面。

第二节　健康中国 2030 战略

一、"健康中国"战略的发展脉络

健康是促进人的全面发展的必然要求，是经济社会发展的基础条件。实现国民健康长寿，是国家富强、民族振兴的重要标志，也是全国各族人民的共同愿望。党和国家历来高度重视人民健康。"健康中国"战略的提出经历了如下几个重要的时间点：

2007 年 9 月 8 日中国科协年会上，时任卫生部部长陈竺公布"健康护小康，小康看健康"的三步走战略。

2008 年，为积极应对我国主要健康问题和挑战，推动卫生事业全面协调可持续发展，在科学总结新中国建立 60 年来我国卫生改革发展历史经验的基础上，卫生部启动了"健康中国 2020"战略研究。

2013 年 8 月，习近平总书记提出，"人民身体健康是全面建成小康社会的重要内涵"。

2014 年 12 月，在江苏镇江考察时，习近平总书记再次强调"没有全民健康，就没有全面小康"。

2015 年 3 月，国务院总理李克强在十二届全国人大三次会议上所做的政府工作报告首次提出"健康中国"概念，指出："健康是群众的基本需求，我们要不断提高医疗卫生水平，打造健康中国"。

2015 年 10 月，党的十八届五中全会明确提出了"推进健康中国建设"的任务要求。随后，《中共中央关于制定国民经济和社会发展第十三个五年规划的建议》中明确提出建设"健康中国"，由此正式列入国家战略。

2016 年 8 月，习近平总书记在全国卫生与健康大会上发表重要讲话："要把人民健康放在优先发展的战略地位；树立大卫生、大健康的观念，把以治病为中心转变为以人民健康为中心；以基层为重点，以改革创新为动力，预防为主，中西医并重，把健康融入所有政策，人民共建共享。"

2016 年 10 月，由中共中央政治局审议通过的《"健康中国 2030"规划纲要》发布，勾画出打造健康中国的美好蓝图，是新中国成立以来首次在国家层面提出的健康领域中长期战略规划。这一部署，标志着健康中国建设的顶层设计基本形成。许多城市先后出台健康规划，如中共北京市委、北京市人民政府印发《"健康北京2030"规划纲要》等。

2017年10月18日，中国共产党第十九次全国代表大会在北京人民大会堂隆重开幕。习近平总书记在党的十九大报告中指出实施"健康中国"战略。

2019年7月，《国务院关于实施健康中国行动的意见》印发，为进一步推进健康中国建设规划新的"施工图"。

二、"健康中国"战略的核心内容

"健康中国2030"战略明确了健康中国建设的总体战略，要坚持以人民为中心的发展思想，牢固树立和贯彻落实创新、协调、绿色、开放、共享的发展理念，坚持以基层为重点，以改革创新为动力，预防为主，中西医并重，将健康融入所有政策，人民共建共享的卫生与健康工作方针，以提高人民健康水平为核心，突出强调了三项重点内容：一是预防为主、关口前移，推行健康生活方式，减少疾病发生，促进资源下沉，实现可负担、可持续的发展；二是调整优化健康服务体系，强化早诊断、早治疗、早康复，在强基层基础上，促进健康产业发展，更好地满足群众的健康需求；三是将"共建共享全民健康"作为战略主题，坚持政府主导，动员全社会参与，推动社会共建共享，人人自主自律，实现全民健康。

"健康中国2030"战略明确将"共建共享"作为"建设健康中国的基本路径"，是贯彻落实"共享是中国特色社会主义的本质要求"和"发展为了人民、发展依靠人民、发展成果由人民共享"的要求。要从供给侧和需求侧两端发力，统筹社会、行业和个人三个层面，实现政府牵头负责、社会积极参与、个人体现健康责任，不断完善制度安排，形成维护和促进健康的强大合力，推动人人参与、人人尽力、人人享有，在"共建共享"中实现"全民健康"，提升人民获得感。

"健康中国2030"战略坚持以人民健康为中心，站在大健康、大卫生的高度，紧紧围绕健康影响因素确定《"健康中国2030"规范纲要》的主要任务，包括健康生活与行为、健康服务与保障、健康生产与生活环境等方面。"健康中国2030"战略以人的健康为中心，按照从内部到外部、从主体到环境的顺序，依次针对个人生活与行为方式、医疗卫生服务与保障、生产与生活环境等健康影响因素，提出普及健康生活、优化健康服务、完善健康保障、建设健康环境、发展健康产业五个方面的战略任务。

一是普及健康生活。从健康促进的源头入手，强调个人健康责任，通过加强健康教育，提高全民健康素养，广泛开展全民健身运动，塑造自主自律的健康行为，引导群众形成合理膳食、适量运动、戒烟限酒、心理平衡的健康生活方式。

二是优化健康服务。以妇女儿童、老年人、贫困人口、残疾人等人群为重点，从疾病的预防和治疗两个层面采取措施，强化覆盖全民的公共卫生服务，加大慢性病和重大传染病防控力度，实施健康扶贫工程，创新医疗卫生服务供给模式，发挥中医治未病的独特优势，为群众提供更优质的健康服务。

三是完善健康保障。通过健全全民医疗保障体系，深化公立医院、药品、医疗器械流通体制改革，降低虚高价格，切实减轻群众的看病负担，改善就医感受。加强各类医保制度整合衔接，改进医保管理服务体系，实现保障能力长期可持续。

四是建设健康环境。针对影响健康的环境问题，开展大气、水、土壤等污染防治，加强食品药品安全监管，强化安全生产和职业病防治，促进道路交通安全，深入开展爱国卫生运动，建设健康城市和健康村镇，提高突发事件应急能力，最大程度减少外界因素对健康的影响。

五是发展健康产业。区分基本和非基本，优化多元办医格局，推动非公立医疗机构向高水平、规模化方向发展。加强供给侧结构性改革，支持发展健康医疗旅游等健康服务新业态，积极发展健身休闲运动产业，提升医药产业发展水平，不断满足群众日益增长的多层次多样化健康需求。

"健康中国2030"战略坚持目标导向和问题导向，突出了战略性、系统性、指导性、操作性，具有以下鲜明特点：一是突出大健康的发展理念。确立了"以促进健康为中心"的"大健康观""大卫生观"，提出将这一理念融入公共政策制定实施的全过程，统筹应对广泛的健康影响因素，全方位、全生命周期维护人民群众健康。二是着眼长远与立足当前相结合。围绕全面建成小康社会、实现"两个一百年"奋斗目标的国家战略，充分考虑与经济社会发展各阶段目标相衔接，与联合国"2030可持续发展议程"要求相衔接，同时针对当前突出问题，创新体制机制，从全局高度统筹卫生计生、体育健身、环境保护、食品药品、公共安全、健康教育等领域政策措施，形成促进健康的合力，走具有中国特色的健康发展道路。三是目标明确可操作。围绕总体健康水平、健康影响因素、健康服务与健康保障、健康产业、促进健康的制度体系等方面设置了若干主要量化指标，使目标任务具体化，工作过程可操作、可衡量、可考核，提出健康中国"三步走"的目标，即"2020年，主要健康指标居于中高收入国家前列"和"2030年，主要健康指标进入高收入国家行列"的战略目标，并展望2050年，提出"建成与社会主义现代化国家相适应的健康国家"的长远目标。

健康中国建设主要指标

◇ 领域：健康水平　指标：人均预期寿命（岁）2015 年：76.34　2020 年：77.3　2030 年：79.0

◇ 领域：健康水平　指标：婴儿死亡率（‰）2015 年：8.1　2020 年：7.5　2030 年：5.0

◇ 领域：健康水平　指标：5 岁以下儿童死亡率（‰）2015 年：10.7　2020 年：9.5　2030 年：6.0

◇ 领域：健康水平　指标：孕产妇死亡率（1/10 万）2015 年：20.1　2020 年：18.0　2030 年：12.0

◇ 领域：健康水平　指标：城乡居民达到《国民体质测定标准》合格以上的人数比例（%）2015 年：89.6（2014 年）2020 年：90.6　2030 年：92.2

◇ 领域：健康生活　指标：居民健康素养水平（%）2015 年：10　2020 年：20　2030 年：30

◇ 领域：健康生活　指标：经常参加体育锻炼人数（亿人）2015 年：3.6（2014 年）2020 年：4.35　2030 年：5.3

◇ 领域：健康服务与保障　指标：重大慢性病过早死亡率（%）2015 年：19.1（2013 年）2020 年：比 2015 年降低 10%　2030 年：比 2015 年降低 30%

◇ 领域：健康服务与保障　指标：每千常住人口执业（助理）医师数（人）2015 年：2.2　2020 年：2.5　2030 年：3.0

◇ 领域：健康服务与保障　指标：个人卫生支出占卫生总费用的比重（%）2015 年：29.3　2020 年：28 左右　2030 年：25 左右

◇ 领域：健康环境　指标：地级及以上城市空气质量优良天数比率（%）2015 年：76.7　2020 年：＞80　2030 年：持续改善

◇ 领域：健康环境　指标：地表水质量达到或好于Ⅲ类水体比例（%）2015 年：66　2020 年：＞70　2030 年：持续改善

◇ 领域：健康产业　指标：健康服务业总规模（万亿元）2015 年：—　2020 年：＞8　2030 年：16

为保障规划目标的实现，"健康中国 2030"战略从体制机制改革、人力资源建设、医学科技创新、信息化服务、法治建设和国际交流六个方面提出保障战略任务实施的政策措施。一是深化体制机制改革。把健康融入所有政策，全面深化医药卫生体制改革，完善健康筹资机制，加快转变政府职能。二是加强健康人力资源建设。加强健康人才培养培训，创新人才使用评价激励机制。三是推动健康科技创新。构建国家医学科技创新体系，推进医学科技进步。四是建设健康信息化服务体系。完善人口健康信息服务体系建设，推进健康医疗大数据应用。五是加强健康法治建设。推动颁布并实施基本医疗卫生法、中医药法，修订实施药品管理法，加强重点领域法律法规的立法和修订工作，完善部门规章和地方政府规章，健全健康领域标准规范和指南体系。强化政府在医疗卫生、食品、药品、环境、体育等健康领域的监管职责，建立政府监管、行业自律和社会监督相结合的监督管理体制。加强健康领域监督执法体系和能力建设。六是加强国际交流合作。实施中国全球卫生战略，全方位积极推进人口健康领域的国际合作。以双边合作机制为基础，创新合作模式，加强人文交流，促进我国和"一带一路"沿线国家的卫生合作。

【复习思考题】

1. 请阐释"健康中国"战略的基本内容。
2. 如何理解"共建共享 全民健康"战略主题？

【拓展阅读】

1. 国务院《"健康中国 2030"规划纲要》。
2. 国务院《关于促进健康服务业发展的若干意见》。
3. 国家卫生健康委《健康中国行动（2019—2030 年）》。

第四章

医疗服务业

【**本章概要**】

党的十九大与"健康中国 2030"规划纲要将医疗服务行业推入了一个新时代。新医改重启以来，在医疗服务领域，一直在医疗服务的可及性和费用合理化上发力。当下，医疗资源的合理化利用刚刚起步，医患矛盾仍然突出，医疗开支快速增长，未来中长期的可持续发展面临压力。新的力量正在改变着中国医疗服务行业，如政策、资本、支付、人才及技术等，无疑对公立医院、基层医疗机构、社会办医这三大医疗服务提供者带来持续深远的影响。十九大报告中，医疗卫生服务体系被概括为"优质高效"，预示新医改的下一阶段将侧重于提升医疗质量和效率。合纵连横将是未来医疗卫生服务业打造的方向。通过本章的学习，读者可以了解并掌握医疗服务业的内涵层次、主要特征、产业框架和市场格局。

第一节　医疗服务的概念体系

一、医疗服务的定义

关于医疗服务的定义存在不同的解释，不同部门根据其自身的出发点和利益对医疗服务进行了定义，如财政部、税务局《关于医疗卫生机构有关税收政策的通知》（财税〔2000〕42 号）中指出："医疗服务是指医疗服务机构对患者进行检查、诊断、治疗、康复和提供预防保健、接生、计划生育等方面的服务，以及与这些服务有关的提供药品、医用材料器具、救护车、病房住宿和伙食的业务。"人民卫生出版社《医院管理词典》中关于医疗的定义如下："医疗是一项社会实践活动，有狭义和广义之分。狭义的医疗是指医疗技术人员运用医学科学技术与人类疾病做斗争的过程，这个定义只局限于诊疗的范围。广义的医疗是指卫生技术人员运用医学科学技术及社会科学知识为防病治病增进人类健康而斗争的过程，包括预防、康复、保健、健康医疗咨询和狭义的医疗。现代的医疗服务，已从医院内扩大到医院外，形成了综合医疗的概念，医疗内容也日益广泛，包括增进健康、预防疾病和灾害、健康咨询、健康检查、急救处理、消灭和控制疾病、临床诊疗、康复医疗等。医疗服务是指医院或医疗技术人员向人群提供的一种健康服务。"从营销角度看，医疗服务是指医疗机构或医疗技术人员以实物和非实物形式满足民众健康需要的一系列行为。它是医疗和服务的有机融合，是医疗活动的重要载体和外在形式，即向民众提供的一种健康服务。

综上所述，医疗服务的基本含义如下：医疗属于服务行业，医疗服务就是医疗机构以病人和特定社会人群为主要服务对象，以医学技术为基本服务手段，向社会提供能满足人们医疗保健需要，为人们带来实际利益的医疗产出和非物质形态的服务。医疗产出主要包括医疗及其质量，它们能满足人们对医疗服务使用价值的需要；非物质形态的服务主要包括服务态度、承诺、医疗机构形象、公共声誉等，可以给病人带来附加利益和心理上的满足及信任感，具有象征价值，能满足人们精神上的需要。

医疗服务行业与医疗保障事业、医药行业和医疗器械行业共同构成完整的医疗健康产业，其中，医疗服务在"四医"中居于主导地位，其他"三医"都是为其提供配套与保障。在我国，医疗机构主要包括医院、乡镇卫生院、社区卫生服务中心（站）、诊所（卫生所、医务室）、村卫生室、疾病预防控制中心和卫生监督所（中心）等。2019年年末全国共有医疗卫生机构101.4万个，其中医院3.4万个，在医院中有公立医院1.2万个，民营医院2.2万个；基层医疗卫生机构96.0万个，其中乡镇卫生院3.6万个，社区卫生服务中心（站）3.5万个，门诊部（所）26.7万个，村卫生室62.1万个；专业公共卫生机构1.7万个，其中疾病预防控制中心3456个，卫生监督所（中心）3106个。年末卫生技术人员1010万人，其中执业医师和执业助理医师382万人，注册护士443万人。医疗卫生机构床位892万张，其中医院697万张，乡镇卫生院138万张。全年总诊疗人次85.2亿人次，出院人数2.7亿人。

二、医疗服务的层次

医疗服务实质上是一个整体系统的概念，完整的医疗服务不仅要为医疗消费者提供有效的医疗功能，还要为其提供满意的服务功能。

第一层次：核心医疗服务。核心医疗服务是医疗服务的最基本层次，消费者到医疗服务机构就医是为尽快解除病痛，获得康复，是医疗消费者购买医疗服务的核心。

第二层次：形式医疗服务。形式医疗服务是指医疗服务的形式体现，是医疗消费者购买的医疗服务的实体或外在质量，如医疗服务的项目、技术水平、设备新旧、治疗效果。

第三层次：附加医疗服务。附加医疗服务是医疗服务各种附加利益的总和，也是医疗消费者购买的医疗服务延伸部分与更广泛、宽延的医疗服务，如在得到第一、二层医疗服务的同时，得到医学知识的介绍、病情咨询、服务承诺、特色坏境、个性化生活及保障服务等。它能给医疗消费者带来更多的利益和更高层次的满足。

三、医疗服务的特征

医疗服务既具有所有服务的共性，同时也拥有自身独有的特征。理解医疗服务的特殊性，有助于医疗服务行业实践的开展。归结起来，医疗服务主要具有无形性、不可分离性、异质性、易逝性、伦理性、公益性、高风险性、时间性、非对称性9个主要特征。

（一）无形性

无形性是医疗服务最显著的特征，这种无形性主要体现在医疗服务消费者很难在购买前完全看到服务的产出与结果，缺乏具体的评估准则，故很难判断服务表现的优劣，常常借助于其他表征预期服务质量。一方面，医疗服务的很多元素都是无形无质的，消费者在购买服务之前，往往不能肯定他能得到什么样的服务；另一方面，顾客在接受医疗服务之后，一般很难感知和判断其质量与效果，难以对服务质量做出即时的客观评价。

（二）不可分离性

不可分离性是指生产与消费是同步发生的。通常而言，一般有形产品大都经过生产、运输和销售之后才由消费者购买使用，但作为无形产品的医疗服务，其生产与消费是同时进行、同时存在的，医疗服务的提供者向顾客提供服务时，也是顾客消费医疗服务的时刻，两者在时间上不可分离，而且提供者与顾客在医疗服务产生时是相互作用的，两者共同对服务结果产生影响。因此，在医疗服务中医患互动具有重要地位，它对总体感知服务质量具有较大影响。医疗服务的不可分离性决定了其营销管理的重点应转向服务的生产和消费过程中，医疗质量的好坏很大程度上受到医患双方合作意识、指导、接受能力与配合程度的影响。

（三）异质性

异质性是指服务的构成成分及其质量水平经常变化，具有高度的可变性，它依赖于谁提供服务，以及何时、何地提供服务。服务无法像有形产品那样实现标准化，每次提供的服务带给顾客的效用、顾客感知的服务质量都可能存在差异。医疗服务的这种异质性特征决定了在诊疗的过程中，不仅需要医生依照患者的个别体质与病情做出不同的判断，而且医生与患者之间的互动还会受到医生的精神、体力状态、情绪及患者的个性、行为等种种因素的影响。

（四）易逝性

易逝性是指医疗服务的不可储存性。由于医疗服务是无形的、不可分离的，决定了医疗服的不可储存性特征。这种特征致使医疗服务的产能是缺乏弹性的，因而加强对医疗服务的需求和供给进行平衡管理是必要的。

（五）伦理性

医疗服务具有伦理性的特点，这种特征决定了医疗机构要坚持经济效益与社会效益并重的原则。这是医疗服务不同于其他服务的一个重要特点。医疗服务提供者要发扬救死扶伤、人道主义精神，以及对医疗事业无私奉献的价值观念、高尚的医德情操。医疗服务强调社会效益，医疗机构要服务于全社会。医疗机构提高经济效益的根本途径在于提高医疗服务的水平与质量，注意投入与产出的合理比例。

（六）公益性

公益性是医疗服务的本质属性，医疗服务的"公益性"决定了医疗服务是为社会全体成员提供的，为大多数成员共享。同时，医疗服务不应当像其他产业那样，以追求利润的最大化为目标，某种程度上应作为纯公共物品和准公共物品向全体国民提供。由于医疗机构的公益性，对于单个医疗机构服务的测评是相当复杂的，不能使用单一指标（如利润最大化）来评估医疗机构的业绩。理想的医疗机构产出指标是用较少的投入而使人们的健康水平有较大的提高。

（七）高风险性

医疗服务业是具有高风险的特殊服务行业。由于疾病种类繁多，病情千变万化，同时任何医疗行为都与人的生命安全、身体健康息息相关，所以，医疗活动务必严格规范，严肃认真执行技术操作规程与要求，将随机性与规范性有机统一。

（八）时间性

时间性是指医疗服务的提供在时间分布上具有随机性和连续性。"随机性"主要表现在医院等医疗机构往往是 24 小时服务，而以连锁诊所为代表的其他医疗机构则要以顾客方便就医来安排工作时间，并且在诊疗与救治病人过程中必须分秒必争。"连续性"则表现在接受病人就诊、病情观察与治疗要求不间断，各种工作安排都适应医疗连续性的要求，如建立首诊负责制、建立病史档案、定期召开病友会、与病人保持长期联系的制度等。

（九）非对称性

非对称性主要指医疗服务供需双方之间的地位关系，通常而言，一般服务行业中往往以顾客为中心，服务提供者在生产和消费过程中往往处于被动地位，而医疗服务提供的是技术专家式服务，医疗服务提供者与顾客在对疾病的认识程度上是极其不对称的，医患关系中医疗服务提供者一般占有绝对优势，其服务内容的提供往往是由医务人员主导的。

四、医疗服务产业链

医疗服务产业链涵盖医疗服务"预防—诊断—治疗—康复"的全过程产业体系，其发展主要受支付方、技术、业态和应用场景四方面变化的影响。其中，由个人自付、基本医疗保险和商业医疗保险构成的支付方，是驱动医疗服务产业发展的关键因素，医疗保险对医疗机构支付的方式逐渐从后付制过渡到预付制，极大地推动着医院的财务管理变革，进而成为医药、医保和医疗三医联动改革的内在驱动力；同时，在提质和控费的双重目标下，全生命周期的健康管理得到更大的关注。现代科技不断推动医学研究的突破，POCT、医疗 3D 打印、医疗机器人等技术推动医疗工具的升级，精准医学、再生医学、转化医学等创新性技术不断颠覆过去的医疗服务方式。在新医改、分级诊疗制度的推动下，医疗服务产业链正加速分解、重组和创新，民营医院、民营诊所、第三方医疗服务、全科医院、互联网医院等新业态不断涌现，并将突破传统的以公立医疗服务机构为主体的医疗服务空间场景，催生出医联体、零售化医疗及互联网医院等更加丰富的医疗服务应用场景，如图 4-1 所示。

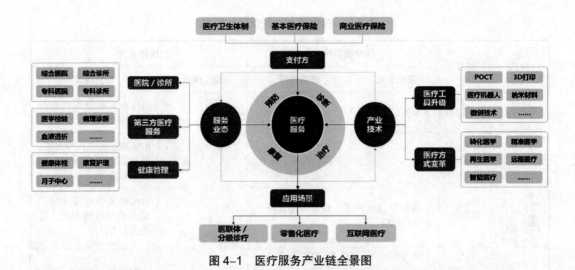

图 4-1　医疗服务产业链全景图

资料来源：东滩顾问，《医疗服务产业，伴随城市群发展的变革》，新经济产业领域系列《产业内参》。

第二节　医疗服务业的市场格局

一、基本格局

（一）医疗服务模式

根据卫生筹资方式分类，世界上典型的医疗体系如下：以英国、加拿大为代表的国家卫生服务体系（NHS）；以德国、法国、日本为代表的社会医疗保险模式；以美国为代表的商业医疗保险模式；以新加坡为代表的储蓄医疗保险模式，如表 4-1 所示。无论哪种模式，这些国家都注重充分发挥私立部门在医疗体系中的作用，以提高医疗系统的效率。具体表现在以下三个方面：在基础医疗服务方面，竞争性的私立部门（包括私立非营利机构）承担着绝大部分的医疗负担，例如，新加坡的私立医疗机构提供绝大部分的基础医疗服务。在住院医疗服务方面，大部分国家仍然主要由公立医疗机构提供，但私立机构也有相当部分的贡献，例如，德国的私立部门承担了大约 50% 的住院服务。此外，美国和日本的私立部门同样也承担着住院服务的绝大部分任务。而在我国，公立性质的医疗机构依然是医疗服务的主要提供者，占据着 80% 的市场份额。

表 4-1 世界典型的医疗服务模式

模式	国家	医疗服务提供		医疗支付	
		基础医疗	住院医疗	公立保险	私立保险
国家医疗服务模式	英国	主要为私立	公立占绝大部分	全民医疗免费	11% 购买私立保险获得更好的就医途径
	加拿大	私立	非营利性私立为主		67% 购买私立医疗保险，补充国家医疗保险不能覆盖的部分
	俄罗斯	免费医疗获取困难，42% 国民选择私立医疗机构			11% 购买私立保险用于私立医疗机构看病，主要由个人自付
	古巴	免费为全体国民提供均等的医疗服务			/
	巴西	免费提供低水平的公共医疗，但公立医疗机构集中在城市，农村地区获取困难			25% 购买私立医疗保险，用于私立医疗机构就诊
	印度	主要为公立	63% 私立		免费医疗服务途径困难，私立医疗保险覆盖少，私立机构的费用主要由个人自付
社会医疗保险模式	法国	私立	67% 公立，25% 营利性私立，8% 非营利性私立	社会医疗保险全覆盖	90% 购买私立保险补充
	德国	私立	48% 公立，35% 非营利性私立，17% 营利性私立	社会医疗保险覆盖 89% 国民	11% 退出社会医疗保险选择私立保险，23% 购买私立保险作为社会保险的补充
	日本	绝大部分是私立	80% 非营利性私立，20% 公立	社会医疗保险全覆盖	70% 购买私立保险覆盖自付部分，但私立保险的补充作用很有限
	中国	公立为主（超过80%）	公立为主（超过80%）	社会医疗保险覆盖 97.5% 国民	私立保险覆盖率 9%（2018 年中国保险行业协会）
储蓄保险模式	新加坡	几乎全是私立，但有一些大型公立诊所专门为低收入人群提供医疗服务	公立 70%~80%；私立 20%~30%	储蓄保险	允许将保险储蓄里一部分钱购买私立大病保险，另有其他各种类型的私立保险
商业保险模式	美国	私立	70% 非营利性私立，15% 公立，15% 营利性私立	覆盖 34% 国民：16% 高龄保险，17% 穷人医疗补助，15% 军队	私立保险为主，覆盖 64% 人群

（二）医疗服务规模

1. 医疗资源概况

根据国家卫健委的官方数据显示，截至 2019 年末，全国医疗卫生机构总数达 1 007 545 个，比上年增加 10 112 个。如图 4-2 所示，其中：医院 34 354 个，基层医疗卫生机构 954 390 个，专业公共卫生机构 15 924 个。与上年相比，医院增加 1345 个，基层医疗卫生机构增加 10 751 个。医院中，公立医院 11 930 个，民营医院 22 424 个。医院按等级分：三级医院 2749 个（其中：三级甲等医院 1516 个），二级医院 9687 个，一级医院 11 264 个，未定级医院 10 654 个。医院按床位数分：100 张以下床位医院 20 733 个，100~199 张床位医院 5099 个，200~499 张床位医院 4578 个，500~799 张床位医院 1937 个，800 张及以上床位医院 2007 个。基层医疗卫生机构中，社区卫生服务中心（站）35 013 个，乡镇卫生院 36 112 个，诊所和医务室 240 993 个，村卫生室 616 094 个。专业公共卫生机构中，疾病预防控制中心 3403 个，其中：省级 32 个、市（地）级 410 个、县（区、县级市）级 2755 个。卫生监督机构 2835 个，其中：省级 27 个、市（地）级 367 个、县（区、县级市）级 2440 个。妇幼保健机构 3071 个，其中：省级 26 个、市（地）级 386 个、县（区、县级市）级 2559 个。

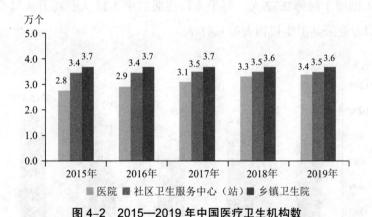

图 4-2 2015—2019 年中国医疗卫生机构数

如图 4-3 所示，床位数方面，截至 2019 年末，全国医疗卫生机构床位 880.7 万张，其中：医院 686.7 万张（占 78.0%），基层医疗卫生机构 163.1 万张（占 18.5%），专业公共卫生机构 28.5 万张（占 3.2%）。医院中，公立医院床位占 72.5%，民营医院床位占 27.5%。与上年比较，床位增加 40.3 万张，其中：医院床位增加 34.7 万张（公立医院增加 17.4 万张，民营医院增加 17.3 万张），基层医疗卫生机构床位增加 4.8 万张，专业公共卫生机构床位增加 1.1 万张。每千人口医疗卫生机构床位数由 2018 年的 6.03 张增加到 2019 年的 6.30 张。

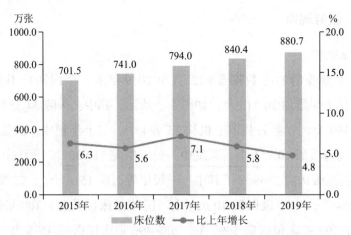

图 4-3　2015—2019 年中国医疗卫生机构床位数及增长速度

　　如图 4-4 所示，卫生人员方面，截至 2019 年末，全国卫生人员总数达 1292.8 万人，比上年增加 62.8 万人（增长 5.1%）。2019 年末卫生人员总数中，卫生技术人员 1015.4 万人，乡村医生和卫生员 84.2 万人，其他技术人员 50.4 万人，管理人员 54.4 万人，工勤技能人员 88.4 万人。卫生技术人员中，执业（助理）医师 386.7 万人，注册护士 444.5 万人。与上年比较，卫生技术人员增加 62.5 万人（增长 6.6%）。2019 年，每千人口执业（助理）医师 2.77 人，每千人口注册护士 3.18 人；每万人口全科医生 2.61 人，每万人口专业公共卫生机构人员 6.41 人。

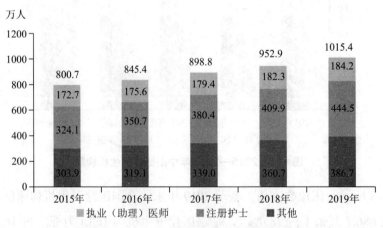

图 4-4　2015-2019 年中国卫生技术人员数

　　卫生总费用方面，自 2003 年开始我国的医疗服务需求呈现出加速度增长态势，2019 年全国卫生总费用达 65 195.9 亿元，相比 2018 年的 57 998.3 亿元，增长了 7197.6 亿元，增幅达到 12.41%，占当年 GDP 的比重从 2018 年的 6.39% 升至 2019 年的 6.6%。这一水平与世界大多数高收入国家相比依然偏低，如表 4-2 所示，美国是全球卫生费用占 GDP 比重最高的国家，2015 年比例达到 16.8%；法国和德国的比重达到 11.1% 和 11.2%；亚洲的日本和韩国为 10.9% 和 7.4%。但是，若同金砖国家或者发展水平相当的中等收入国家相比，中国卫生费用占 GDP 的比重已经高于土耳其（4.1%）、马来西亚（4.0%）、墨西哥（5.9%）等这些人均 GDP 在 1 万美元左右的中等收入国家，甚至高于新加坡（4.3%）这个高收入国家。总体而言，中国的医疗卫生投入虽然与发达国家还有一定的差距，但总体上与我国当前的经济发展水平是相适应的。未来在人口老龄化、医疗健康消费升级两大因素的作用下，国内医疗服务需求将在未来很长一段时间里呈现总量高速增长，结构迅速分化的格局。

表 4-2　全球主要国家卫生总费用占 GDP 比重

类型	国家	人均 GDP（现价美元）	卫生总费用占 GDP 的比重	类型	国家	人均 GDP（现价美元）	卫生总费用占 GDP 的比重
高收入国家	韩国	27 105	7.4%	同等发展水平国家	阿塞拜疆	5500	6.7%
	日本	34 568	10.9%		泰国	5846	3.8%
	法国	36 613	11.1%		秘鲁	6053	5.3%
	德国	41 324	11.2%		哥伦比亚	6085	6.2%
	英国	44 306	9.9%		保加利亚	6994	8.2%
	新加坡	54 941	4.3%		古巴	7602	10.9%
	美国	56 444	16.8%		中国	8069	5.3%
中等收入国家	墨西哥	9298	5.9%	金砖国家	印度	1606	3.9%
	马来西亚	9655	4.0%		南非	5743	8.2%
	土耳其	10 985	4.1%		巴西	8750	8.9%
	阿根廷	13 698	6.8%		俄罗斯	9347	5.6%

资料来源：中国数据来源于《2018 年中国卫生统计年鉴》，其他国家数据为 2015 年数据。

2. 医疗服务规模

如图 4-5 所示，2019 年，全国医疗卫生机构总诊疗人次达 87.2 亿人次，比上年增加 4.1 亿人次（增长 4.9%）。2019 年居民到医疗卫生机构平均就诊 6.2 次。2019 年总诊疗人次中，医院 38.4 亿人次（占 44.0%），基层医疗卫生机构 45.3 亿人次（占 52.0%），其他医疗卫生机构 3.5 亿人次（占 4.0%）。与上年比较，医院诊疗人次增加 2.6 亿人次，基层医疗卫生机构诊疗人次增加 1.2 亿人次。2019 年公立医院诊疗人次 32.7 亿人次（占医院总数的 85.2%），民营医院 5.7 亿人次（占医院总数的 14.8%）。

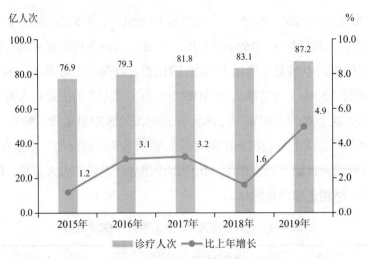

图4-5 2015—2019年中国医疗卫生机构门诊量及增长速度

如图4-6所示，2019年，全国医疗卫生机构入院人数26 596万人，比上年增加1143万人（增长4.5%），年住院率为19.0%。2019年入院人数中，医院21 183万人（占79.6%），基层医疗卫生机构4295万人（占16.1%），其他医疗机构1118万人（占4.2%）。与上年比较，医院入院增加1166万人，基层医疗卫生机构入院减少81万人，其他医疗机构入院增加57万人。2019年，公立医院入院人数17 487万人（占医院总数的82.6%），民营医院3696万人（占医院总数的17.4%）。

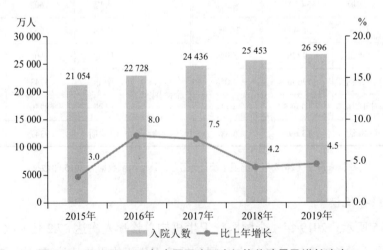

图4-6 2015—2019年中国医疗卫生机构住院量及增长速度

二、细分市场

（一）民营医院

1. 产业现状

民营医院是与公立医院相对应的概念，是指非政府公办的，具有私人性质的各级各类综合和专科医院，包括联营、股份合作、私营、台港澳投资和外商投资等性质的医院。民营医院大部分是由社会资本成立的以营利机构为主导的医疗卫生机构，另有少数享受政府补助的非营利机构。根据国家卫健委的统计数据显示，截至 2019 年底，全国共有各类医院 34 354 个，相比 2018 年增加了 1345 个。其中：公立医院 11 930 个，民营医院 22 424 个。自 2015 年民营医院数量超过公立医院，二者之间的数量差距拉大，2019 年民营医院比公立医院多了 10 494 个。而从床位数量、卫生技术人员、诊疗人次数及入院人数来看，民营医院均处于相对劣势。床位数方面，2019 年全国医院床位数 686.65 万张，比上年增加 34.68 万张。其中：公立医院床位 497.56 万张，比上年增加 17.35 万张，民营医院床位 189.09 万张，比上年增加 17.33 万张。民营医院数量多，但是床位数明显不敌公立医院；卫生技术人数方面，2019 年全国卫生技术人员 648.7 万人，比上年增加 35.80 万人。其中：公立医院卫生技术人员 509.8 万人，比上年增加 23.00 万人。民营医院卫生技术人员 138.90 万人，比上年增加 12.80 万人；诊疗人次数及入院人数方面，2019 年全国医院诊疗人次数达 38.4 亿人次，公立医院诊疗人次 32.7 亿人次（占医院总数的 85.2%），民营医院 5.7 亿人次（占医院总数的 14.8%）。入院人数 21 183 万人，公立医院诊疗人次 17 487 万人（占医院总数的 82.6%），民营医院入院 3696 万人（占医院总数的 17.4%），如表 4-3 所示。

表 4-3　2019 年中国民营医院和公立医院的基本情况比较

类别	民营医院	公立医院	合计
医院数量（个）	22 424	11 930	34 354
床位数（万张）	189.09	497.56	686.65
卫生技术人员数量（万人）	138.9	509.8	648.7
诊疗人次数（亿人次）	5.7	32.7	38.4
入院人数（万人）	3696	17 487	21 183

目前，中国仍以公立医院为主，民营医院相较于公立医院整体上处于弱势地位，发展受到医生资源、医保支付、品牌和口碑建设等因素限制。其中，口碑和支付问题是民

营医院诊疗人次较低的两个核心原因，一方面，目前患者整体上对于民营医院缺乏足够的信任，特别是复杂病种的医学专家，也主要集中在公立的三甲医院，大型公立医院依然是医疗服务需求者的首要选择；另一方面，目前大多数的民营医院依然没有进入医保定点，而现阶段国内商业健康保险发展依然不够健全，导致患者支付医疗费用的压力较大。当然，随着医疗体制的改革，医院市场化是医疗发展的必经之路，因此从长期趋势来看，民营医院将会有先入优势。

表4-4　民营医院与公立医院的主要区别

类别	民营医院	公立医院
性质	大多数为营利性	非营利性，公益性
支付方	患者自行支付为主，医保覆盖较少	医保支付
医疗服务水平	可提供额外的医疗服务	提供基本医疗服务
国家政策态度	出台政策支持发展	控规模，调结构
医生资源	自由职业，学术资源缺乏，职称评聘困难	有事业编制，学术资源丰富，拥有职称评聘通道的自主权
税收	营利性医院3年免税，所得税征收25%	免税
类别特征	大专科，小综合	以规模较大的全科或专科医院为主

2. 经营模式

经过近十年的摸索和发展，民营医院形成了独特的发展模式，由于现阶段综合类民营医院尚无法有效避开对标公立医院，这类医院的生存和发展仍较为困难；相比而言，专科类民营医院更具发展潜力，通过与公立医院开展差异化发展，瞄准不同的医疗服务人群，打造自身独有的市场优势。从目前的产业经营模式来看，专科类民营医院主要包括技术型专科医院和消费型专科医院两种基本类型。其中，技术型专科医院往往以某一病种的诊疗技术和专家为优势，打造大专科、小综合，获得良好的业内声誉和患者口碑。但这种模式的发展依赖于专家型的医生资源，可复制性较低，以治疗复杂病种为优势是目前专科民营医院较好的发展方向之一。三博脑科、亚心医疗等是这一类型民营医院的典型代表。消费型专科医院以消费性医疗为核心，提供标准化的医疗服务，注重服务质量和患者良好的就医体验，以眼科、齿科、妇产、医美医院居多，爱尔眼科、和睦家、美中宜和等是这一类型民营医院的典型代表。这种模式以品牌连锁发展并进行精细化管理，对专家资源要求不高的消费性病种同样是现阶段专科民营医院较好的选择，这类民营医院目前最多。

盈利水平方面，现阶段民营医院的总体盈利水平并不高，根据国家卫健委的官方数据，目前我国民营医院的投资效益欠佳，综合医院、中医院及绝大部分的专科医院的总体盈利水平明显偏低，政府补贴成为现阶段民营医院的重要收入来源。如果剔除政府贴税，目前民营医院中妇产科、护理院、儿童医院、中医院等领域整体依然处于亏损阶段。与此同时，随着民营医院的发展逐步深入，其中也不乏投资价值突显的专科领域，从上市民营医院的发展情况来看，以爱尔眼科、通策医疗、和美医疗等上市公司为代表的民营医院平均毛利率都在 40% 左右，平均净利率也在 15% 左右。表 4-5 所示为 2016 年民营医院平均投资效益分析表。

表 4-5　2016 年民营医院平均投资效益分析表

医院类型	利润率（%）	利润率（不含贴税，%）	ROE（不含贴税，%）
美容医院	23	23	43
耳鼻喉科医院	20	15	11
民族医院	14	-46	-21
眼科医院	13	11	7
整形医院	11	6	5
口腔医院	11	2	1
妇产科医院	8	-1	0
护理院	7	-12	-9
肿瘤医院	7	2	2
儿童医院	6	-3	-3
骨科医院	6	1	1
中西医结合医院	5	-5	-5
中医院	4	-7	-5
综合医院	4	-4	-4

资料来源：依据公开资料整理。

　　从发展趋势来看，未来更多的科室会走出公立系统，形成有品牌、有规模的民营医院，优秀的医生和医疗资源也会逐步进入民营医院，将会形成公立医院负责基础治疗，民营医院提供复杂病种、标准化服务、高端医疗需求、高效率、精细化服务的格局，两者相互补充，相辅相成，共同构成未来我国医疗服务的主要供给者。

（二）民营诊所

1. 产业现状

民营诊所是非公医疗中市场化最高的医疗机构之一，定位于包括民营性质的诊所、门诊部两类机构在内的基层医疗服务机构，涵盖基层全科诊所和专科诊所（如口腔诊所、儿科诊所等）两种主要类型，只为患者提供门诊诊断、治疗等基础医疗服务，是我国基层医疗的重要补充。在分级诊疗、社会办医等政策推动下，民营诊所作为三级诊疗的重要组成部分，进入新一轮快速发展阶段，成为中国社会办医的两大阵地之一。

从市场规模来看，2009 年新医改启动以来，民营诊所在市场和政策的双重红利驱动下迅速发展，基本以每年 6000~10 000 家的速度快速增长。官方数据显示，2016 年中国民营诊所已经达到了 170 850 家，占全部诊所总量的 95.6% 左右，公立诊所的数量则呈现逐年减少的趋势。诊疗人数方面同样也呈现逐年升温态势，2016 年中国诊所诊疗人次为 7.04 亿人次，同比增加 3.7%。虽然诊所诊疗人次在基层医疗中占比还不足 15%，民营诊所的就诊量约占 9%，与发达国家诊所约 80% 的就医比重相比尚处于较低水平，但随着分级诊疗的推进，未来我国民营诊所将会有高速增长势头，预计到 2020 年将占据 20% 左右的基层医疗服务市场。

2. 发展模式

目前我国的民营诊所以专科诊所为主导，全科诊所尚处于起步发展阶段。这两种类型的诊所基本都采取的是品牌连锁化发展模式。

全科诊所是基层首诊的核心入库，以全科医生为核心，主要提供常见病、多发病的诊疗及慢性病管理等基础医疗服务，以解决社区常见健康问题为主，一般无须配备住院病床。目前国内的全科诊所大多采取差异化发展路径，呈现"百花齐放"的发展格局，所服务的对象可以分成社区、家庭、个人、企业团体。专科诊所作为二级诊疗的重要组成部分，主要提供口腔、儿科、妇科等特定专科的医疗服务。以口腔诊所为例，从产业实践来看，口腔诊所是非公医疗机构中市场化程度最高的医疗机构之一，发展成熟度高、数量多、分布广，也诞生了诸多大型连锁机构。口腔连锁市场中，各家跑马圈地后已有品牌从市场中脱颖而出，拜博、瑞尔、美维、欢乐、佳美等头部地位已定。在连锁化过程中有两种模式，一种是以拜博为代表的单品牌模式，另一种是以美维为代表的多品牌模式。

表 4-6 所示为国内部分具有代表性的全科诊所。

表 4-7 所示为国内部分连锁口腔机构。

表 4–6 国内部分具有代表性的全科诊所

诊所品牌	成立年份	总部	特点
新康医疗	2012	昆明	提供基层医疗社区服务
蓝卡健康	2012	沈阳	互联网＋医疗健康＋养老服务
强森医疗	2014	西安	以社区为目标，以家庭为核心
协卓医疗	2015	成都	连锁标准化
云杉医疗	2015	深圳	名医诊疗中心，高端医疗服务
企鹅医生	2016	北京	打通线上各平台健康数据
杏仁门诊	2016	上海	共享式诊所
邻家好医	2016	上海	社区创新连锁
华润凤凰 UCC	2016	北京	改造社区卫生室
优仕美地	2016	上海	日间手术室
微医全科	2017	杭州	线上医院和医生平台

资料来源：依据公开资料整理。

表 4–7 国内部分连锁口腔机构

口腔机构	门店数量	全国连锁	区域连锁
拜博口腔	212 家，53 家医院 +159 家诊所	是	—
美维口腔	130 家医院和诊所	是	—
佳美口腔	近 100 家医院和诊所	是	—
欢乐口腔	78 家，8 家医院 +70 家诊所	是	—
瑞尔齿科	40 余家诊所	是	—
摩尔齿科	30 余家医院和诊所	—	上海为主
永康口腔	36 家诊所	是	—
大众口腔	27 家，1 家医院 +26 家诊所	—	武汉为主
同步口腔	26 家医院和诊所	—	深圳为主
华美牙科	25 家医院和诊所	—	成都为主
马泷齿科	20 家诊所	是	—
美奥口腔	20 家医院和诊所	是	—
正夫口腔	20 家诊所	—	深圳为主

资料来源：依据公开资料整理。

盈利水平方面，总体而言，民营诊所的投资回报率较高，总体盈利能力较好，专科诊所及品牌连锁诊所的盈利水平更高。一般运营情况良好的诊所投资回报率能够达到10%~30%。同时，与动辄投资数亿元的民营医院相比，民营诊所的前期投入成本较低、周转更快，能够较快实现盈亏平衡。从目前的市面上的诊所来看，一线城市盈亏时间基本为18个月左右，二线城市基本上6~12个月就可以达到盈亏平衡点。

从发展趋势来看，随着诊所审批制度及执业医师多点执业的放开，更多的社会资本和人才要素将进入诊所行业，民营诊所将迎来最好的发展阶段。对于全科诊所而言，引入更多的人才将有助于诊疗更多类型的病种，探索诊所新模式，日间手术室是发展方向。而对于专科诊所而言，儿童保健将成为儿科诊所重点发展方向，面向6周岁前的儿童群体，开展生产监测、体格检查、发育监测、育儿指导、儿保门诊等新业务，全面、全程、连续地提供监测保护；口腔诊所方面，目前成人口腔市场格局基本形成，儿童口腔同样是未来有待开辟的市场蓝海，以儿童口腔健康管理为理念，把儿童口腔保健和预防作为核心，维护儿童每个年龄阶段的牙齿发育及口腔健康。

（三）第三方医疗服务机构

1. 产业现状

第三方医疗服务机构又称"独立医疗服务机构"，是指在传统的医院体系外设立、专注于提供某项诊断、检验或专科医疗服务的机构。2017年被业界认为是中国的第三方医疗服务发展元年，政府不断出台相关政策鼓励社会资本办医，推动第三方医疗服务发展，以此作为公立医疗体系的补充，以解决看病难、看病贵的问题。目前，官方明确鼓励进行连锁化和集团化经营的第三方医疗服务机构包括以下10种主要类型：医学影像诊断中心、病理诊断中心、血液透析中心、医学检验实验室、安宁疗护中心、康复医疗中心、护理中心、消毒供应中心、健康体检中心和中小型眼科医院。根据在医疗流程中渗透的环节不同，我们将第三方医疗服务机构分成三类：第一类是医技类第三方医疗服务机构，它们主要是通过专业的设备提供诊断和检验等辅助性医疗服务，包括医学影像诊断中心、医学检验实验室、病理诊断实验室和消毒供应中心；第二类是临床类第三方医疗服务机构，它们处于医疗较为核心的环节，主要提供治疗和康复等直接影响患者健康的医疗服务，包括血液透析中心、安宁疗护中心、康复医疗中心、护理中心和中小型眼科医院；第三类是综合类第三方医疗服务机构，这种类型主要包括健康体检中心，如表4-8所示。

表 4-8　第三方医疗服务机构的主要类型

类型	第三方医疗服务种类	定义
医技类	医学影像诊断中心	指独立设置的应用 X 射线、CT、磁共振（MRI）、超声等现代成像技术对人体进行检查，出具影像诊断报告的医疗机构，不包括医疗机构内设的医学影像诊断部门
	医学检验实验室	指以提供人类疾病诊断、管理、预防和治疗或健康评估的相关信息为目的，对来自人体的标本进行临床检验，包括临床血液与体液检验、临床化学检验、临床免疫检验、临床微生物检验、临床细胞分子遗传学检验和临床病理检验等，并出具检验结果，具有独立法人资质的医疗机构
	病理诊断实验室	指通过显微镜进行病理形态学观察，运用免疫组化、分子生物学、特殊染色及电子显微镜等技术，结合病人的临床资料，对人体器官、组织、细胞、体液及分泌物等标本做出病理诊断报告的独立设置法人单位，能够承担相应法律责任。不包括医疗机构内设的病理科
	消毒供应中心	指独立设置的医疗机构，主要承担医疗机构可重复使用的诊疗器械、器具、洁净手术衣、手术单等物品清洗、消毒、灭菌及无菌物品供应，并开展处理过程的质量控制，出具监测检测结果，实现全程可追溯，保证质量
临床类	血液透析中心	指独立设置的对慢性肾功能衰竭患者进行血液透析治疗的医疗机构，不包括医疗机构内设的血液透析部门
	安宁疗护中心	指为疾病终末期患者在临终前通过控制痛苦和不适症状，提供身体、心理、精神等方面的照护和人文关怀等服务，以提高生命质量，帮助患者舒适、安详、有尊严离世的医疗机构
	康复医疗中心	指独立设置的为慢性病、老年病及疾病治疗后恢复期、慢性期康复患者提供医学康复服务，促进功能恢复或改善，或为身体功能（包括精神功能）障碍人员提供以功能锻炼为主，辅以基础医疗措施的基本康复诊断评定、康复医疗和残疾预防等康复服务，协助患者尽早恢复自理能力、回归家庭和社会的医疗机构
	护理中心	指独立设置的为失能、失智或长期卧床人员提供以日常护理照顾为主，辅以简单医疗措施，提高患者生存质量为基本功能的专业医疗机构
	中小型眼科医院	指独立设置的承担眼科相关疾病的诊断、治疗和康复的医疗机构
综合类	健康体检中心	指单独设置的检查人体健康状况、拥有完整的设备和人力、能检查出身体的疾病和健康评估的场所，不包括医疗机构内设的体检部门

资料来源：原国家卫生计生委员会官网。

如表 4-9 所示，市场规模方面，从机构数量来看，根据官方通告数据及工商注册数据，自 2017 年起，我国第三方医疗服务产业发展驶入快车道，目前临床类第三方医疗机构中护理中心已超过 5000 家，中小型眼科医院数量也达到 5000 家左右，而医技类第三方医疗机构中消毒供应中心数量目前不足 10 家，综合类第三方医疗机构中健康体检中心也达到了 1000~2000 家。从市场份额来看，医疗机构将其住院、门诊、手术等临床服务之外的非核心业务外包给第三方的组织形式在全球范围内已是大势所趋。以第三方医学实验室为例，在美国、欧洲、日本等成熟市场，第三方医学实验室在医学检验市场中所占份额分别达到了36%、50%和67%。但目前我国医疗服务依然主要由公立医院提供，第三方医疗服务尚处于起步阶段，市场份额尚未超过10%。

表4-9　第三方医疗服务机构数量

类型	官方公告数据（家）	工商登记数据（家）	动脉网预估数据（家）
血液透析中心	147	200左右	180
医学影像诊断中心	342	200~500	350
医学检验实验室	689	400~1000	700
病理诊断实验室	185	100~300	200
康复医疗中心	—	—	1000
健康体检中心	—	1000~2000	1500
中小型眼科医院	—	3000~5000	5000
护理中心	—	5000+	5000+
安宁疗护中心	13	10~50	20
消毒供应中心	—	10以内	10以内

资料来源：依据公开资料整理。

2. 产业结构

依据现有第三方医疗服务机构的竞争情况和市场容量两个维度划分4个象限，可粗略地将目前10类第三方医疗服务机构划分成4种基本类型：红海市场、利基市场、潜在市场和蓝海市场，如图4-7所示。

红海市场是指市场容量较低且竞争比较激烈的市场类型。从产业实践来看，护理中心、中小型眼科医院属于该种类型。一方面，虽然中国的老龄化趋势日益严重，未来对护理存在很大的需求，但是就现阶段而言，大部分老年人接受护理服务的意识不足，市场教育仍显不足；另一方面，护理对医护人员的需求相对于其他医疗机构较低，难以形成核心竞争优势，且行业内参与企业众多。

利基市场是指市场容量较低但竞争相对缓和的市场类型。从产业实践来看，病理诊断实验室、安宁疗护中心属于该种类型，目前这两类第三方医疗服务机构的关注度不及其他第三方医疗服务机构，而且市场竞争者相对偏少。

潜在市场是指市场容量大且竞争激烈的市场类型。从产业实践来看，目前我国潜在市场主要包括发展已经相对成熟的行业，如医学影像诊断中心、健康体检中心、康复医疗中心、医学检验实验室、血液透析中心。这几种类型的第三方医疗服务机构已经在国内市场耕耘多年，但即便行业内的龙头企业依然面对残酷的竞争，陷入低价竞争困境。

蓝海市场是指市场容量大且竞争不充分的市场类型。从产业实践来看，在当前的第三方医疗服务机构中，并不存在严格意义上的蓝海市场，相对而言，目前国内成熟的消毒供应中心尚不足 10 家，远不能满足市场的有效需求。

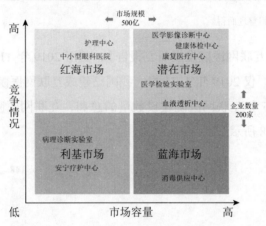

图 4-7　按市场容量和竞争情况划分的四类市场

资料来源：企查查；天眼查；蛋壳研究院。

（四）互联网医院

1. 产业现状

互联网医院是互联网医疗的承载形式之一，是互联网平台依托线下实体医院，与医生协作开展医疗服务，联通医生、医院和患者，为公众提供线上线下一体化医疗服务。在实践中，互联网医院可以提供预约挂号、在线问诊、电子处方、药品配送、远程问诊、慢病管理等互联网医疗服务。互联网医院是未来"互联网＋医疗服务"深化发展的重要方向。根据国家卫健委 2018 年 7 月印发的《互联网医院管理办法（试行）》，互联网医院必须有实体医疗机构作为线下支撑，互联网医院所能开展的科室设置和诊疗科目不得超出所依托的实体医疗机构的科目范围。互联网医院可以提供慢性病和常见病复诊，可以开具电子处方，但不能提供首诊。对于互联网医院的具体规定与要求如表4-10 所示。

表 4-10　互联网医院的内涵

维度	主要特点
主要特征	集线上分诊、问诊、处方、支付、配药、复诊于一体的互联网医疗综合服务
诊疗范围	严禁首诊，以慢病和常见病复诊为主
组织形式	必须以实体医院为主体，结合互联网形式
服务范围	在线预约、在线诊疗、检查报告查询、复诊处方开具、康复指导等

资料来源：根据公开资料整理而得。

根据《2020 中国互联网医院发展研究报告》，截至 2019 年 11 月底，已建成互联网医院数量达到 294 家。仅 2019 年 1~11 月，我国已建成互联网医院数量达到 148 家，超出 2014—2018 年这 5 年互联网医院建设数量的总和，互联网医院建设在 2019 年进入加速建设期，如图 4-8 所示。

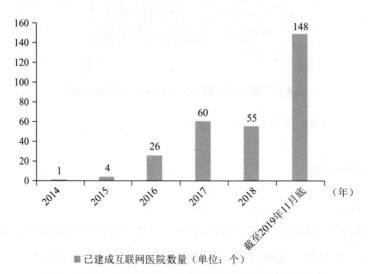

■ 已建成互联网医院数量（单位：个）

图 4-8　2014—2019 年 11 月底全国建成互联网医院数量

数据来源：2018 年之前数据来源于动脉网、2019 年数据来源健康界研究院。

从互联网医院问诊量来看，2016 年互联网医院问诊量为 0.04 亿次；到 2019 年，互联网医院目前日均问诊量为 2000~3000 次 / 天，据此推算，2019 年互联网医院问诊量为 2.1 亿~3.2 亿次，均值为 2.7 亿次。2016—2019 年，互联网医院问诊量实现倍增式增长。如图 4-9 所示。

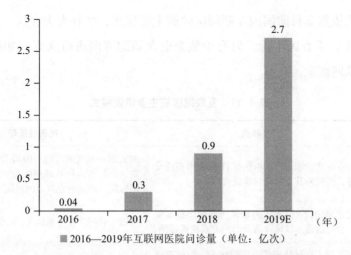

图 4-9　2016—2019 年中国互联网医院问诊量变化情况

数据来源：2016—2018 年数据来源于凯度咨询、2019 年数据由健康界研究院根据专家意见预估。

2.发展模式

由于我国政策规定互联网医院必须依托线下医院，因此，根据发起主体的不同，目前国内互联网医院主要有 3 种建设模式：自建模式、共建模式、平台模式，如表 4-11 所示。医疗 IT 厂商和互联网企业在互联网医院的建设过程中的角色通常为技术提供方和运营协助方。

自建模式一般是由单体医院主导建设和运营，由互联网技术提供商承担建设任务，医院向其支付平台建设费用，实现医院的互联网化。这种模式以医院为发起方与互联网技术提供商合作，将医院的部分服务线上化，本质上是医院信息化的深入，是医院扩大服务半径及提高获客能力的工具。相对而言，这种互联网医疗平台较为封闭，只有本院的医疗资源，很多时候并不能完全满足患者的需求。典型的案例有浙江大学第一附属医院互联网医院、武汉市中心医院网络医院等。

与第一种模式类似，共建模式同样由医院主导建设和运营，互联网企业提供技术服务，并参与医院运营，以诊疗费分润的方式获得报酬。这种类型的互联网医院主要通过远程门诊的方式向患者提供医疗服务，如广东省网络医院、微医乌镇互联网医院、京东互联网医院等都属于这一类。

平台模式即互联网医疗平台的医院化，这种模式通常以互联网医疗平台为发起方，发展线上互联网医院的同时，自建或与政府、医院共建线下实体医院，在这种模式中，患者在接受线上问诊、咨询分诊等服务后可以继续接受实体医院的检查与诊疗。但新建医院的成本过大，运作周期长，所以，大多平台还是以线上医疗服务为主。从产业实践来看，平台模式依然是目前国内互联网医院的主流模式，如好大夫在线、微医、平安好医生、春雨医生、丁香医生等。另有少数企业在新的方向进行探索，如赋能医院的医联、专科型互联网医院。

表 4-11　互联网医院主要建设模式

建设模式	主要特点	代表性医院
自建模式	医院主导建设和运营，由医疗IT厂商承担建设任务，医院向其支付平台建设费用	浙大附一互联网医院、四川大学华西互联网医院、广东省人民互联网医院、珠海市人民互联网医院、山东省立互联网医院
共建模式	医院主导建设和运营，互联网企业提供技术服务，参与运营，以诊疗费分润的方式获得报酬	乌镇互联网医院（微医）、京东互联网医院
平台模式	政府主导，医联体模式，医院接入，由政府向医疗IT厂商支付费用	平顶山市郏县区域互联网医院

资料来源：根据公开资料整理而得。

目前国内互联网医院的业务模式主要有两种：B2C、B2B2C。其中，B2C模式的互联网医院直接面向最终消费者，在提供药品的同时也可提供健康咨询和用药提醒等服务，典型代表为妙手医生。B2B2C模式的互联网医院则通过与合作医院开展远程问诊服务，如图4-10所示。

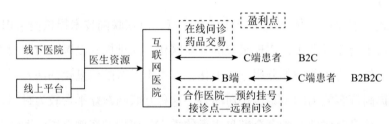

图 4-10　互联网医院业务模式

盈利模式方面，互联网医院致力于打造"医＋药＋险"闭环的生态系统，但目前多数互联网医院以医疗服务及药品服务收费，商保合作的盈利点还未走通。①医疗服务收费：一是对向患者提供的预约挂号、在线问诊等服务与合作医院和医生进行费用分成；二是对患者在接诊点进行远程诊疗服务与接诊点进行费用分成。②药品售卖分成：患者接受问诊服务后，一般会根据电子处方购买药品。通过药品的销售，与合作方进行利润分成。目前合作方主要有药企、连锁药店及医药电商。总体而言，目前我国互联网医院的盈利模式尚不成熟，绝大多数还处于亏损阶段。

第三节　医疗服务业的典型案例

一、新加坡中央医院（SGH）

（一）医院简介

1. 基本信息

新加坡中央医院（Singapore General Hospital，SGH）是新加坡第一大医院，是一家非营利性机构，隶属于 SingHealth Group（新加坡保健集团），集国立专科中心和综合性医院一体。SGH 是一所集治疗、科

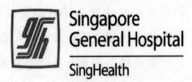

教、教学为一体的综合性医院，SGH 及其专科中心有 20 903 名医护人员，年问诊达 300 万人次。SGH 的医疗和管理水平位居世界前列，其医疗保健安全和质量标准获得了国际联合委员会的认可，也是亚洲第一个获得美国护士资格认证中心颁发的 Magnet Hospital 认可奖的医院。美国《新闻周刊》（Newsweek）发布的"2020年世界最佳医院"（The World's Best Hospitals 2020）榜单，SGH 名列其中。

2. 发展历程

SGH 始建于 1821 年，目前位于 Bukit Merah 东部地区，是新加坡规模最大的急性三级医院和国家转诊中心，也是新加坡历史最悠久的公立医院。2000 年进行公共部门医疗服务重组后，由新加坡健康服务中心（SingHealth）进行管理，与位于 SGH Campus 医疗园区的 5 个国家专业中心（新加坡国立癌症中心、新加坡国立牙科中心、新加坡国立心脏中心、国立神经科学研究所、新加坡国立眼科中心）共同提供全面的医疗专业和服务。2005 年，SGH 开放了博物馆，用来收藏医院的各种历史记录文件及人工制品，展示各类医疗器材、仪器、医学书籍、手稿等。博物馆采取主题方法介绍了医院近 190 年的历史，分设不同主题，目前已成为新加坡 61 个国家古迹之一。

（二）医院特色

1. 实现"治疗、科教、教学"一体化

SGH 为病人提供负担得起的专科护理，为医生和其他医疗专业人员提供培训，并进行相关研究。在专科护理方面，SGH 拥有 30 多个临床专科，为患者提供各种治疗选择，其中血液病理科室、肾脏医学、核医学、病理学和整形外科为优势学科，这些服务被建立为国家转诊中心；它还拥有全面的专职医疗服务，包括临床营养学、社会医疗服务、专业治疗、药房、物理治疗、足病学、语言治疗等。医院将临床科研作为医学实践不可或缺的一部分，通过建立病人的基因库和临床资料中心，提高医疗和教学质量。SGH 还设有研究部门，下设研究部、生物力学实验室、临床试验资源中心、临床转化研究部、设备开发办公室、卫生服务研究组、运动科学实验室，旨在发展成为全球临床研究中心。此外，SGH 也是一所领先的提供本科生、研究生医学培养，以及为专业医生、护士和相关卫生专业人员提供先进培训的教学医院。

2. 提供高质量和高效率的医疗服务

SGH 的质量承诺为"最好的结果，最好的经验"，包括临床质量（确保安全和综合护理）和服务质量（创造无缝服务和擅长个性化护理）。SGH 通过以病人为导向的医疗服务和医疗研究为患者提供更好的护理和治疗，每年为超过 100 万患者提供服务。SGH 实行以团队为基础的护理，由临床医生、护士及相关的卫生专业人员共同为病人提供全面的医疗服务。此外，SGH 备有先进的设备并提供多元化的医疗照顾，为病人提供高素质的治疗。最值得借鉴的是 SGH 各病房门口均设有 4 种颜色的指示灯（白色、绿色、黄色、红色）。不同的颜色代表了不同的工作。例如，当黄灯闪亮并发出"嘀嘟嘀嘟"声时，提示病人有求助（多是输液问题、病人在卫生间求助或病人跌倒等），医护人员需及时到病房解除报警原因；所有病房内医护人员需要求助或病人发生意外情况时，只需按下床头的急救灯钮，病房门口的红色报警灯就不断闪亮并发出急救声，提醒在班的所有医护人员只要是能放下手中的活，均需赶到求助病房协助抢救。这样就减少了专人通知医生的麻烦，以最快的速度赢得抢救时间。

3. 全面保护患者及其家属的利益

SGH 充分保障患者的人身安全和人身自由，尤其对残疾人、老年人和有特殊需要的人给予适当保护。例如，每层楼均设有病人专用电梯，且病人专用电梯只限到二楼，而所有的医技科室也均设在二楼以上，理由是有效地保护病人的隐私权，因为一楼是公共场所，所有病人、探视人员、医务人员等来来往往，而有些是整形、烧伤或截肢术后需要外出检查或治疗而又不愿意让人知道，以免造成不必要的心理创伤。SGH 工作人员也会谨慎地对患者进行咨询、检查、治疗和个案讨论，充分尊重患者的个人隐私。例如，所有病床每个床位均设有可滑动的围屏，医务人员的所有诊疗及操作均在围屏内进行，既保护了病人的隐私权，又有效减少了不必要的纠纷。此外，SGH 工作人员受法律和职业道德的严格约束，对患者的医疗记录，包括电子医疗记录和向患者提供的所有方面的护理严格保密。患者的信息仅披露给参与治疗和护理患者的人员、医院管理部门的其他工作人员（进行医院绩效衡量和质量审计）和政府当局。SGH 如果需要向其他人发布患者的信息，需要患者的书面授权。

4.举办丰富的志愿活动

SGH 提供各种志愿项目，为患者定期举办音乐会、多人游戏等活动，目的是帮助病人建立治疗关系，丰富日常生活，增强他们的信心和自尊，并帮助他们以后更好地融入社会，如表 4-12 所示。

表 4-12 SGH 志愿服务项目

服务项目	服务内容
导游计划服务	志愿者帮助病人和公众在医院内和周围寻找路线。他们还充当在医院需要帮助的病人的监护人，包括登记病人的详细资料、把病人送到会诊室、代表 SGH 的病人收集药物等
健康艺术	艺术音乐会：艺术音乐会是一个每月一次的活动，旨在使视觉和表演艺术更接近 SGH 的病人。志愿者会帮助陪同病人进出病房观看演出，还会为病人分发礼物和饮料。 工艺美术课程：志愿者们会参与休闲活动，如艺术治疗、游戏、卡片和对话。 假日艺术工作室：志愿者可在学校假期（主要是 6 月 /11 月 /12 月）在专科门诊部与患者和访客进行为期 2~3 周的艺术和工艺项目。本课程可由艺术教师 / 艺术家协助，最终的艺术作品 / 项目将在艺术表现墙或花园空间进行策划和展示。以前在艺术表现墙上展出的作品有瓷砖绘画项目和折纸、纸花、纸鹤、风车项目
零售车服务	志愿者经营和管理两个零售车，出售各种各样的手工艺品和礼品。筹集到的部分资金将用于 SGH 医疗社会服务部，该部门帮助贫困患者获得交通补贴、购买护理或医疗辅助设备及营养食品。募集资金还用于节日期间为患者购买礼品
筹款和项目组织	志愿者们会计划和组织筹款活动，为艺术健康计划和 / 或贫困患者基金筹集资金。这些活动是临时举办的，志愿者可以帮助筹集资金、协助处理行政事务，甚至为 SGH 的内部通讯"朋友"写作
特殊项目	SGH 也一直在寻找一群来自文化 / 艺术组织、学校和机构的志愿者，他们热衷于为患者试点特定项目，如在选定病房的病人床边用表演（乐器、魔术表演）招待病人

资料来源：根据官网资料汇编整理。

（三）经验启示

SGH 优质的医疗服务对国内医疗行业的发展有很大的借鉴意义。首先，必须完善医疗领域的顶层设计。政府应该有明确的定位，在控制与帮助之间找好平衡点，政府与市场共同努力，为患者提供公平公正合理的医疗体系。其次，加强对医疗科研的重视。中国的抗疫经验表明投资于国家卫生和研究系统以提高实验室能力和医务工作者的能力极为重要，这是一个国家能够迅速、有效对卫生突发事件和国际卫生安全事件做出反应的基础。最后，要提供有人情味的服务，并保证患者及其家属的隐私。尤其在信息技术发达的当代，患者信息更容易通过网络等途径泄露。这就需要医疗机构制定并实施严格的保密制度，加大惩处力度，确保患者隐私得到保护。

二、四川大学华西医院

（一）医院简介

1. 基本信息

四川大学华西医院（West China Hospital，Sichuan University）是中国西部疑难危急重症诊疗的国家级中心，为非营利性医疗机构，也是世界规模第一的综合性单点医院，拥有中国规模最大、最早整体通过美国病理家学会（CAP）检查认可的医学检验中心。在复旦大学医院管理研究所发布的"2018 中国医院排行榜"中，华西医院位居第二名，且已连续十年位列第二。华西医院医疗区占地约 333 333 余平方米，业务用房约 600 000 余平方米，编制床位 4300 张，在职员工 1 万余人；现设成都国学巷本部院区、温江院区，全托管成都上锦南府医院（简称上锦分院）。

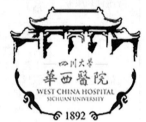

2. 发展历程

华西医院起源于美国、加拿大、英国等国的基督教会于 1892 年在成都创建的仁济、存仁医院；华西临床医学院起源于 1914 年的华西协合大学医科，是由美、加、英等国教会按西方医学教育模式建立的医学院。1937 年抗日战争全面爆发，中央大学、燕京大学、齐鲁大学、金陵大学、金陵女子文理学院内迁成都，与华西协合大学联合办学办医。1938 年，有医学院的华大、中大、齐大组建联合医院；1946 年，华西协合大学医院在现址全部建成，简称华西医院。

1951 年，新中国人民政府接管华西协合大学；1953 年，经院系调整为四川医学院，医院更名为四川医学院附属医院；1985 年，四川医学院更名为华西医科大学，医院更名为华西医科大学附属第一医院；2000 年，四川大学与华西医科大学合并；2001 年 5 月，学院 / 医院更名为四川大学华西临床医学院 / 华西医院。

回望历史，从 1892 年的西医诊所，到现在学科门类齐全、师资力量雄厚、医疗技术精湛、诊疗设备先进、科研实力强大的临床医学院及医院，历代华西人通过 120 多年的不懈努力，特别是改革开放以来的飞速发展，建成了当今中国一流、世界知名的四川大学华西临床医学院／华西医院。

（二）医院特色

1. 开创和不断创新特色医疗服务模式

华西医院近年来不断创新优化门诊预约体系、多学科联合门诊、通科门诊、日间手术流程等医疗服务模式，患者就医体验和满意度持续提升。2018 年，门、急诊量 544 万人次，出院病人 26.37 万人次，手术 17.53 万台次，平均住院日 7.80 天，日间手术占择期手术比例 25.11%。2019 年，门、急诊量 573.85 万人次，出院病人 27.90 万人次，手术 18.66 万台次，平均住院日 7.13 天，日间手术占择期手术比例 25.56%（数据来源于官网，时间截至 2020.04.30）。

表 4-13 所示为华西医院特色医疗模式。

表 4-13　华西医院特色医疗模式

医院特色医疗模式	具体内容
多学科联合门诊	多学科联合门诊是指由两名或两名以上具备门诊资质的专家现场讨论患者病情，从而明确诊断或出具最佳的治疗方案。会诊中心开设有多种形式及多种病种的多学科联合门诊模式
罕见病诊治中心	2016 年设立，由院长李为民兼任该中心主任，挂靠门诊部，通过集约患者、集约专家、集约科研平台等方式，负责协调来院罕见病患者的诊治及资料收集等工作，开展罕见病诊治
教授团队门诊	由本专业一名知名专家作为团队的领衔专家，几名中级职称及以上医师为团队成员。患者首先预约团队医师的号，团队医师根据统一的诊治标准接诊，经评估确属疑难杂症，可完善相关检查后，再通过科内转诊的方式为其预约团队专家看诊，从而缓解优质医疗资源的供需矛盾，有效引导患者按需就医
双向转诊	为基层医疗机构转诊患者开通门诊就医、检查、入院预约和经住院治疗康复后转回当地医院等绿色通道服务
伤口治疗中心	成立于 2010 年 3 月 15 日。中心拥有强大的技术力量，现有国际造口伤口治疗师 5 名、伤口专科护士 4 名，共开放伤口治疗间 7 间，年伤口治疗 5 万余例次。中心运用精湛的技术、先进的仪器开展慢性疑难伤口的诊治工作，迄今为止，已成功治疗各种慢性难愈性伤口造口逾万例。同时，中心作为国际伤口治疗师及四川省伤口专科护士培训基地，是国内最大的伤口护理技能培训基地
重大疾病绿色通道	自 2016 年 4 月 21 日起开设。目前初期开通的重大疾病绿色通道只涉及 11 类，随后根据运行情况，还将陆续开通其余种类的重大疾病绿色通道

资料来源：根据官网资料汇编整理。

2. 构建华西转化医学研究链

目前，华西医院已逐步形成了一条专业从事医药成果转化的华西转化医学研究链。2012 年在四川省科技厅、成都市科技局和高新区政府支持下共建西部医药技术转移中心，并获批成为国家科技部"国家技术转移示范机构"，整合"政—产—学—研—资—用"转化医学资源优势，搭建了面向全国、开放的技术转移服务平台，加速医药科技成果转化；2014 年底获批建设省内首家转化医学工程技术研究中心。与此同时，医院依托国家重点实验室、各开放实验室、公共技术平台、国家 GLP 中心、国家 GCP 基地、国家灵长类实验动物基地（国家级猕猴繁育基地，种群规模 3000 余头）、国家新药药效评价中心等平台，构建了从原始研发到生产流通的新药创制的创新产业服务链。

3. 开拓医疗新技术并不断创新

华西医院持续加强抗菌药物管理、单病种质量管理、医院感染管理等工作，不断开拓医疗新技术，各项终末医疗质量效率指标取得明显提升，患者医疗安全保障得到进一步加强。华西医院尤其重视医疗技术的创新，在成人活体肝脏移植、肺癌外科和微创治疗、心脏介入治疗、脑神经外科及功能神经外科、中西医结合治疗重症胰腺炎、胃肠微创手术、临床麻醉、功能磁共振、核医学等多个领域处于国内乃至世界领先水平。

4. 形成完整的医疗教育培训体系

华西临床医学院是中国著名的高等医学学府，有完整的在校教育、毕业后教育和继续医学教育体系。建筑面积 1 万余平方米的华西临床技能中心是中国规模最大的学生临床技能训练基地。自 2000 年开始，在中国率先开展面向社会的住院医师规范化培训，目前拥有 23 个国家住院医师规范化培训基地，并且已经拓展到规范化住院药师、住院技师和住院护士培训；目前全院在训规培医师 2003 名，护士 770 名，技师/药师 349 名；十余年来为全国，特别是西部地区培养输送 5000 余名三基扎实、素质过硬的高水平医学人才。积极推动医学教育国际化，每年招收本科留学生 100 余人，覆盖全球 22 个国家（数据来源于华西临床医学院官网，时间截至 2020.04.30）。

医院践行国家医改政策，推进区域分级医疗；长期承担国家优质医疗资源下沉、城乡医院对口帮扶和基层骨干医师培训等工作，通过多种形式支援了甘孜州人民医院、石渠县人民医院等十余家少数民族地区和贫困地区基层医院，对促进基层医疗机构卫生人才培养、提高其医疗服务能力和水平、提升自身造血能力起到了重要作用；每年招收来自全国的进修学员超过 3000 人次，为二级以上基层医院培训了大量技术骨干。依托华西远程医学网络平台建立的华西特色的远程继续医学教育培训体系，目前已覆盖西部为主的 25 个省、市、自治区的 674 家医疗机构，每年为基层培训医务人员 60 万人次，远程指导疑难重症病人诊治超 5500 例次。探索建立了托管型、领办型、联盟型医联体和分级医疗模式。

5. 高度重视学科和人才队伍建设

在教育部 2017 年一级学科评估中，华西医院的临床医学和护理学排名 A-，中西医结合医学均排名 B+；现有教育部国家重点学科 9 个，重点培育学科 2 个；有国家卫生计生委国家临床重点专科 32 个，数量名列全国医院第一。领军人才方面有两院院士 1 人、"973" 首席科学家 3 人、国家杰出青年科学基金获得者 13 人、高端引进人才 34 人、省级学术技术带头人 121 人；52 人担任国家级学会/协会主委、副主委，268 人担任省级学会/协会主委、副主委。

6. 具有全国领先的科学研究能力

科研方面，华西医院是中国重要的医学科学研究和技术创新的国家级基地，在中国医学科学院医学信息研究所发布的 "中国医院科技影响力排行榜" 上，华西医院连续 6 年排名全国第一；在复旦大学中国最佳医院排行榜上，科研得分连续 10 年名列全国第一；在 Nature INDEX 排行榜上，名列全球第 24 位、中国第一位；临床医学 ESI 排名进入全球前 1‰；是我国首批唯一入选 "2011 协同创新计划" 生物医药类项目的牵头单位；牵头的 "国家生物治疗转化医学重大科技基础设施" 项目正在建设中。

近五年来，华西医院获得国家自然科学基金、科技重大专项、"973" "863"、科技支撑等国家计划项目近千项，年均科研项目经费超过 2 亿元。近五年来获包括国家自然科学奖二等奖在内的各级政府科技奖 130 余项；专利申请及授权数在全国医疗机构中连续 11 年排名第一；发表科技论文在全国医疗机构中长期名列前茅，被 SCI 收录的论文数在全国医疗机构中连续 12 年排名第一，"表现不俗" 论文数连续 10 年排名第一。

（三）经验启示

华西医院带来的最大启示即 "创新"。一方面，实现医疗服务模式创新。在国家推行医改政策和分级诊疗的大背景下，医疗结构应引进优质的医疗资源、领先的医疗团队、先进的诊疗设备，并充分结合患者的需求，实现对现有医疗服务模式的完善和创新。在资金和对外渠道可实现的条件下，应主动寻求与国际知名医疗机构的合作，提高自身医疗实力。另一方面，实现人才创新。华西医院率先在国内开展医生规范化培训工作，医生进入医院培训，既是学习也是工作，弥补了中层技术骨干的基数不足。各大医疗机构应借鉴华西医院系统和成熟的培训体系，通过 "内部培训＋外部引进" 的方式，弥补了人才不足的缺陷。

三、卓正医疗

（一）企业简介

1.基本信息

2012 年 4 月 20 日，卓正医疗在深圳成立。2012 年起步时，卓正医疗只有几位医生，如今卓正医疗已经拥有了近 200 名全职医生，搭建起了行业公认最优质的私立医生团队

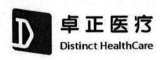

之一。从 2012 年只有儿科和内科起步，如今卓正医疗已开设十多个常见科室，提供 70 多项特色医疗服务、机构客户服务和增值业务，搭建起了较为完备的综合性高端医疗服务体系。从 2012 年每月就诊人次不到 100 起步，如今卓正医疗的月就诊人次已经超过 30 000，搭建起了广泛、坚实的客户基础。而且，卓正医疗已全面接入国内、欧美、日本主要的高端健康保险。经过 7 年多的砥砺前行，卓正医疗已经成为中国高端医疗服务领域的领先品牌。

2.发展历程

从创立的第一天，卓正医疗就立下信条：坚持"循证医学"，坚持"回归医疗本原"。从 2012 年只有一家小诊所起步，如今卓正医疗已经在全国 11 个城市拥有了 20 多家诊所，搭建起了国内最大的高端连锁诊所网络。

表 4-14 所示为卓正医疗扩张历程。

表 4-14　卓正医疗扩张历程

时间（年）	主要事件
2012	在深圳开展第一家诊所
2014	进入广州，全国诊所总数达到 3 家
2015	进入北京，全国诊所总数达到 7 家
2016	进入香港、成都，全国诊所总数达到 12 家
2017	进入长沙，全国诊所总数达到 15 家
2018	进入宁波、苏州、重庆，全国诊所总数达到 20 家
2019	进入上海、武汉、佛山，全国诊所总数达到约 25 家

资料来源：根据医学界儿科频道内容汇编整理。

表 4-15 所示为卓正医疗全国机构网络。

表 4-15　卓正医疗全国机构网络

城市	连锁机构
北京	望京医疗中心、望京齿科及儿保中心、望京睿清医美、西红门医疗及齿科中心、西红门儿保中心
上海	世纪公园医疗及齿科中心
广州	马场路医疗中心、马场路体检及日间手术中心、马场路齿科中心、马场路儿童保健及疫苗中心、天河区睿清医美、珠江新城医疗中心、珠江新城齿科中心、长隆医疗中心、长隆齿科及儿保中心、千灯湖医疗中心、千灯湖齿科中心、千灯湖儿童保健中心
深圳	会展医疗中心、会展齿科及儿保中心、福田区睿清医美、海岸城医疗中心、海岸城齿科中心、宝安壹方城齿科及儿童保健中心、蛇口医疗中心、蛇口儿童保健与疫苗接种中心、蛇口体检及日间手术中心、龙华星河 WORLD 医疗中心、龙华星河 WORLD 齿科中心、龙华星河 WORLD 儿童保健中心
成都	高新医疗中心、高新齿科及儿保中心、高新体检中心、高新区睿清医美、光华医疗中心、光华齿科及儿保中心
重庆	中渝广场医疗中心、中渝广场齿科中心、中渝广场儿童保健中心、渝北区睿清医美
武汉	武汉天地医疗中心、武汉天地齿科中心、武汉天地儿童保健中心
长沙	梅溪湖医疗中心、梅溪湖齿科及儿保中心
苏州	湖西医疗中心、湖西儿保中心、湖西齿科中心
宁波	鄞州医疗中心
香港	中环诊所、中环专科中心

资料来源：根据官网资料汇编整理。

与此同时，资本市场也伸出橄榄枝，自 2012 年成立 5 年内卓正医疗共获得三轮融资，入账金额 6000 万美元。目前，卓正医疗已经成为国内中高端私立医疗机构当中的领先品牌。

表 4-16 所示为卓正医疗主要融资过程。

表 4-16　卓正医疗主要融资过程

时间	主要融资
2012.04	天使轮 – 河山资本
2014.01	A 轮 – 经纬中国和 700bike 联合创始人张向东，350 万美元
2015.04	B 轮水木基金领投、经纬等机构跟投，1750 万美元
2017.08	C 轮 – 天图资本、中金公司、前海母基金、经纬，4000 万美元

资料来源：根据医学界儿科频道内容汇编整理。

（二）企业特色

1. 拥有高质量的医生资源

卓正医疗十分重视对医生质量的把握，形成了以中山、湘雅医生为主体的医生队伍。卓正医疗的全职医师毕业和工作于协和、北医、华西、复旦、中山和湘雅等顶级医学院和医院，并取得硕士、博士学位。医生进入卓正医疗至少要经历 4 轮面试，一方面从不同维度鉴别应聘者是否适合卓正；另一方面也让医生从不同维度来考察卓正。卓正医疗的扩大是以医生团队的成熟为前提的，不会为了扩张而扩张，更不会投入高成本的广告和市场推广。从 2016 年到 2017 年，卓正医疗医生数量增幅达到了 80%，医生主要来自协和、北医、中山、华西、湘雅等医学院。

2. 提供卓越优质的医疗服务

卓正医疗非常注重医疗品质，始终坚持为患者提供高品质的医疗服务，定位中高端，服务品质追求"高端"，但卓正的诊疗费又并非高不可及。从医疗服务质量看，卓正医疗主要以国际指南为标准。卓正医疗秉持"回归医疗本原"的理念，并坚持"以患者为中心"，医生的诊疗建议基于循证医学，绝不过度检查和用药。2018 年卓正医疗 2 亿元左右的营业收入中，来自药品的收入在 20% 以下。此外，卓正医疗拥有强大的外部转诊网络，可以提供中国内地、中国香港、美国一站式的就医服务。卓正医疗在全国主要城市拥有 20 多家网点，与国内 40 多家主流保险公司签订直付协议。

卓正医疗在改进医疗方面有几个台阶：第一步是把医疗服务规范化，符合国际指南。这一点卓正医疗已经做得比较到位。第二步是强调各个科的专科医生要强调全科思维，而不是仅仅有专科思维，这是卓正医疗正在努力的方向。第三步是进行亚专科建设，让专科做得更好，如儿童呼吸等。选择亚专科的原则是"适合私立开展、差异化竞争"。

3. 创始人团队兼具情怀与能力

卓正医疗的创始团队既具备优秀的运营管理能力，同时注重高质量的医疗服务能力。在运营管理能力方面，卓正医疗团队的搭配是各有所长，优质组合。例如，王志远擅长资本运作，卓正早期的三笔投资都可以看到其非常浓重的个人自愿色彩；施翼则出身腾讯医药、保险等产品在线电商的产品经理，熟稔运营讨论。在卓正成立后的前 3 年，朱岩身上的协和标签在运营中被最大化地释放出来。目前在卓正团队中的另一位高管是周方，毕业于北大中文系，2015 年 8 月出任卓正医疗总裁。

最为重要的是，在服务质量方面，今天的卓正医疗依旧坚持"以患者为中心，推崇循证医学，崇尚纯粹行医"。CEO 王志远曾写给员工一段话："我今天温习了一下卓正医疗的服务理念，依然感动，而且觉得很有力量。只要我们坚持理念，我们一定能得到认可，就算很慢。国内商业环境的现实不容我们单纯的理想主义，但如果我们行政团队今后在操作方面有任何违背理念的地方，请大家一定及时纠正。"

（三）经验启示

作为高端民营医疗服务机构，卓正医疗的发展已经走在国内前列。卓正医疗告诉我们，无论科技多发达，资本投入多重要，医疗服务质量始终是医疗服务的核心与根本。一方面，要以患者为中心，提供人性化和温暖的服务；另一方面，要借助资本、科技和医疗资源等力量，提供高质量和个性化的医疗服务，满足中端、高端等不同层次的客户需求。

四、和睦家

（一）公司简介

1. 基本信息

和睦家医疗于 1997 年成立，创始人为李碧菁女士（犹太人）。和睦家秉承现代医院管理理念，致力于为来自不同国家和地区的患者提供个性化的、高质量的，以病人为中心的医疗服务。经过多年的发展，和睦家在北京、上海、广州、天津、青岛、博鳌等地设有医院和诊所，为

民众提供个性化的医疗服务。目前，和睦家共有全职医生 600 余人，来自 25 个国家或地区，兼职专家团队超过 1000 人，护理团队 1000 余人。

和睦家是一家综合性医疗机构，旗下的各家医院和诊所提供全面的临床服务，从前端的家庭医疗和急诊，到住院诊疗，包括妇产科、儿科、普通外科、骨科、内科、口腔科等。和睦家还拥有检验中心、药房、影像中心等支持科室。为了提供高水准的医疗服务，和睦家加强了医疗专科网络建设。具体而言，加强了各个专科的临床管理架构和临床实践监督，每个专科都有一个总部级别工作组，由该专科医生和护士组成，负责监督管理工作。这些专科工作组被称为"网络"。根据财报显示，和睦家 2019 财年总收入 24.5 亿元，增长 19%；门诊服务人次增至 632 664 人次，增长 11.7%；住院服务人次增至 10 805 人次，增长 22.1%；病床使用率由 2018 年的 29.3% 提升至 2019 年的 38.3%。

2. 发展历程

和睦家从建院之日起，秉承以患者为中心的理念，融合东西方医疗模式落地中国。

在多年的发展历程中，和睦家一直将质量、安全、服务作为首要达成目标，如表4-17所示。

表4-17　和睦家主要发展历程

时间（年）	主要事件
1997	第一家北京和睦家医院成立
2005	北京和睦家医院首次通过国际医疗卫生机构认证联合委员会（JCI）认证
2008	上海和睦家医院首次通过JCI认证，北京和睦家医院通过再认证
2011	北京、上海和睦家医院及卫星诊所同时通过JCI认证
2014	复星和TPG一起4.6亿美元私有化和睦家，持有43.2%股权
2014	和睦家医疗旗下位于北京、上海浦西、天津的医院及诊所通过了JCI认证
2017	和睦家医疗旗下位于北京、上海浦西、天津的医院及诊所通过了JCI认证
2017	和睦家医疗荣获"2016年度民营医院品牌传播百强医院"，北京和睦家医院荣膺"2016年度中国医疗机构最佳雇主民营医院十强"称号
2018	广州和睦家医院开业
2019	7月末，复兴估值13亿美元，将和睦家卖出
2019	10月，上海和睦家浦西医院搬入平塘路699号，建筑面积1.9万平方米，容量增加了3倍
2019	天津和睦家顺利取得眼科和耳鼻喉科执照

资料来源：根据官网资料和网络资料汇编整理。

（二）发展特色

1. 提供高标准医疗服务并不断创新

和睦家建立了以全科医疗为中心的医疗服务体系，提供覆盖全生命周期的医疗服务，形成从预防保健、疾病诊断、治疗到康复的连续性医疗服务体系链。这样一个完备的系统，辅以专业的医护团队、结合严谨的循证医疗实践、先进的管理经验，以及技术和设备上的不断投入，设定了和睦家医疗服务的高标准。在和睦家，综合医院、社区诊所、癌症治疗中心、康复医院相互协同成为一个服务的闭环。当客户健康时，可以从中获得预防保健、体检和健康教育；生病时，在这里可以获得诊断、治疗或转诊服务。

图4-11所示为和睦家连续医疗服务模式。

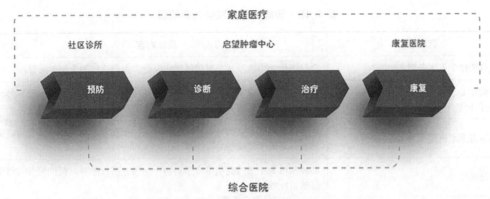

图 4-11 和睦家连续医疗服务模式

图 4-12 所示为和睦家全生命周期医疗服务。

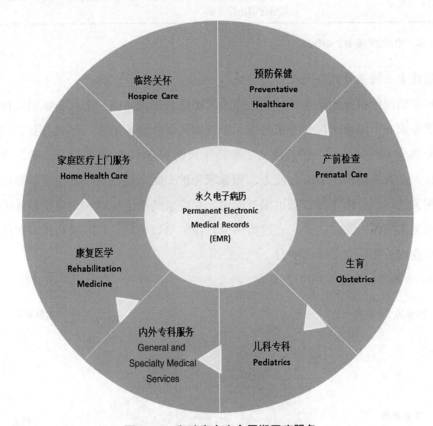

图 4-12 和睦家全生命周期医疗服务

和睦家并没有满足于现有的医疗服务,而是在此基础上不断创新拓展,如表 4-18 所示。此外,和睦家设有急诊培训项目。作为和睦家医疗体系重要的组成部分,和睦家开设了为期 3 年的培训项目,培养能力全面的急诊科主治医师。培训的目标和标准相当于美国和英国急诊住院医培训。

表 4-18　和睦家医疗服务创新项目

创新项目	具体内容
全科医疗个人服务模式	全科医生为患者及其家庭提供预防保健、疾病诊断的全面健康管理
肿瘤中心、介入中心、心血管中心、神经外科	不仅可以帮助患者保持健康状态，还能够提供肿瘤治疗、心血管、神经外科等领域的解决方案
达芬奇手术机器人	达芬奇机器人是微创外科手术系统之一，创伤小、疼痛轻、恢复快、更精准，是医学领域的时代变革
康复医疗	和睦家致力于通过高质量多学科协作的康复医疗服务，帮助患者获得更好的治疗效果
产休一体化（LDRP）生育中心模式	率先推出产休一体化（LDRP）生育中心模式：待产、分娩、恢复、产后
人工辅助生殖医学	辅助生殖中心由国际专家领衔临床经验丰富的医疗团队，为每一位患者量身定制治疗方案

资料来源：根据官网资料汇编整理。

2. 创建专业的医疗服务团队

和睦家的医疗服务团队主要包括医疗专家团队和护理团队。医疗专家团队由欧美亚外籍医学专家和中国本土医学专家组成。护理团队是和睦家的重要组成部分，以患者为中心，提供全方位高品质的护理模式。和睦家目前拥有 1000 余名护士，随着业务发展在不断壮大。为提高护士的综合能力，和睦家为护士团队提供护理知识、护理技能和医院管理相关的培训。由于拥有双语服务能力，和睦家的护士可以和来自国内外的患者进行良好的沟通交流。除此之外，通过提供全方位的培训项目，和睦家为护理团队精心设计利于专业成长和职业发展的平台。

图 4-13 所示为和睦家的护理理念。

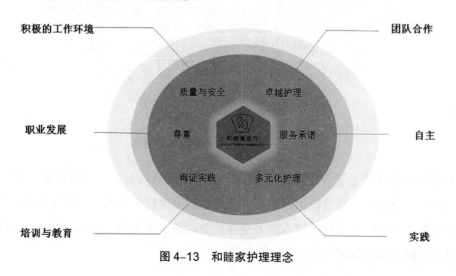

图 4-13　和睦家护理理念

3. 重视医护团队的专业培训与职业发展

和睦家十分重视医护团队的专业培训及职业发展。和睦家为医生提供个人发展项目，让医生能够通过职业发展规划来提升自己的专业水平。项目帮助医生发现推动职业发展的机会，提升他们从业的意义感和满意度，让他们不再仅仅是完成日常工作。项目从医生工作的各个方面收集信息，帮助他们完成自我评估，一是回顾过去的成就、挑战和经验教训，包括回顾过去一年的个人发展目标。二是努力追求自己的目标，满足学习需求，记录新的个人发展计划和目标。

和睦家护理团队的护理教育和培训重点包括临床工作能力（临床技能和护理知识）、沟通技巧、职业行为操守和患者服务意识、评判性思维和处理问题能力四个核心。和睦家每一家医院的护理部都有专职团队负责组织，设计所有的培训及教育活动。和睦家有多种培训形式，包括讨论讲座、案例学习、角色扮演、护理技能实验室学习、示教室仿真模拟练习和通过视频方式分享学习机会。其中，始于 2009 年的示教项目，引入多种高科技仪器，局部功能性训练模型，以及其他器械，为护理培训营造了更为逼真的临床模拟环境。

和睦家内部护士晋升方案为每一位护士提供在职业上进一步的发展空间。根据护士的临床经验和工作能力，和睦家将临床护士分为 4 个级别。不同级别的护士有着不同的工作职责和福利。护士晋升项目主要根据所具备的护理经验及晋升程序的通过。该晋升程序包括护理知识笔试、临床绩效评估及护理领导小组基于职位说明的全面评估。

4. "STEP-up 方案"和质量保障体系为质量与安全提供双重保障

和睦家最重视的就是患者安全。除了技术和临床培训方面的投入，和睦家还通过调查研究了解到保证患者安全的另一个重要因素是组织文化。因此，和睦家采取非同一般的医疗机构运营方式，直面患者安全组织文化的问题，称之为 "STEP-up 方案"。"STEP-up 方案"鼓励对患者安全最为重要的 4 种行为：报告文化（发现问题，报告问题）、开放文化（发生安全问题时要讨论它）、公正文化（检查制造问题的环境，而不去批评个人）、改进文化（改善工作做法和流程，避免问题反复发生）。和睦家会对方案进行培训与评估，例如，对管理人员进行为期半天的患者安全领导力培训，还将安全要素融入内部的情景化团队培训，所有员工都可以参加。最后，为使 "STEP-up 方案"可持续，每家和睦家医院和机构都会指定安全大使，负责维护 "STEP-up 方案"的运行。

此外，和睦家拥有较为完善的质量保障体系，临床团队与所有部门和员工密切合作，提供有效、及时和安全的循证医疗服务，重点关注患者的个性化体验。

表 4-19 所示为和睦家质量保障体系。

表 4-19 和睦家质量保障体系

质量保障体系	具体内容
临床网络	和睦家的医师和员工来自不同国家,具有丰富的临床工作经验。为了充分利用专家团队的实践经验,和睦家建立了结构化临床网络来分享最佳实践。专家库形成临床网络并引导和睦家不断进步,重点关注患者诊治护理或研究。通过该临床网络还能够建立一条流畅的转诊链,从而为患者提供全面高质量的医疗服务
安全文化	和睦家每个人都具有成长型思维,在掌握最新知识的基础上加以持续改进。和睦家每年都会进行安全文化调查来了解现在所面临的情况,并以此为基础在和睦家医疗内部努力确保患者的安全
认证与获奖	和睦家在 2005 年就获得国际医疗卫生机构认证联合委员会(JCI)的认证。JCI 认证非常严格,代表全球最高质量和安全标准。位于北京、上海、天津的和睦家医院和诊所,以及广州和睦家诊所,在成立之初就屡屡获此认证,是和睦家医疗的品质承诺
质量性能监测	和睦家实施质量监测计划以改进和提高服务水平,通过持续统计重点临床指标的数据,并积极制定改进方案

资料来源:根据官网资料汇编整理。

5.制定多样化的健康管理解决方案

和睦家医疗为患者和家庭提供个性化的、高质量的,以病人为中心的医疗服务;为企业和团体客户提供医疗专业建议,订制专属健康管理方案;与医疗同行互相学习和共同发展,如表 4-20 所示。

表 4-20 和睦家多样化健康管理解决方案

解决方案	具体内容
个人和家庭解决方案	和睦家可以为客户提供保险直付服务,包括专属的健康管理工具"和睦医疗健康管理计划",同时为了满足自付费患者的需求,设计了各个科室的服务套餐
团体和公司解决方案	和睦家可以为企业或团体制定员工的健康管理方案,包括企业机构的健康评估、企业医疗咨询服务、医护人员现场入驻、现场急救及心肺复苏术(CPR)培训、健康讲座等
医疗同行合作解决方案	和睦家不仅与同业诊所机构积极交流,还与多家大型公立医院建立了合作关系,为患者建立转诊绿色通道。 和睦家合作平台功能如下:为合作诊所提供住院及手术服务、大型检查全方位合作、套餐优化组合服务、医生集团的品牌共赢、保险公司对接平台、拓展更多专业学科

资料来源:根据官网资料汇编整理。

(三)经验启示

和睦家创始人李碧菁女士曾指出,真正的高端医疗有三大关键元素:以患者为中心的连续一体化的医疗、严谨的循证精神和创新的医疗服务。以患者为中心,即想患者之所想，急患者之所急。从预防、诊断到康复，每一个阶段都为患者提供全面细致的服务。严谨的询证精神要求医护人员有丰富的个人的临床经验，并结合过往经验和患者的需求为患者提供最严谨的服务，而不是凭借高比例的药物售卖获取利益。创新性要求医疗机构从服务意识、服务质量、医疗技术、器械设备等多方面突破，在变革中不断前进。

【复习思考题】

1. 如何理解医疗服务的基本特征？
2. 医疗服务产业链的基本构成有哪些？
3. 世界典型的医疗服务模式有哪些异同？
4. 民营医院与公立医院的主要区别是什么？
5. 试分析当前我国医疗服务市场的基本格局。

【拓展阅读】

1. 刘谦，《民营医院蓝皮书：中国民营医院发展报告（2020）》，社会科学文献出版社，2021年。

2. 庄一强，《医院蓝皮书：中国医院竞争力报告（2020—2021）No.6：中国排名·国际对标》，社会科学文献出版社，2021年。

3. 郑功成、申曙光，《医疗保障蓝皮书：中国医疗保障发展报告（2020）》，社会科学文献出版社，2020年。

4. 芮晓武，《互联网医疗蓝皮书：中国互联网健康医疗发展报告（2020）》，社会科学文献出版社，2021年。

第五章

养老服务业

【本章概要】

随着人口老龄化程度的不断加深、人们生活水平的提高及医疗技术水平的提高，我国养老服务需求不断增加，越来越多的老年人开始追求多层次、多样化的养老服务，建立和完善有中国特色的养老服务体系迫在眉睫。养老服务行业的发展能够进一步完善我国的健康服务体系。本章将在系统回顾养老服务的概念内涵及主要模式的基础上，梳理国内养老服务行业的发展环境，重点阐述当前国内养老服务行业的市场格局、发展问题，明确养老服务行业的未来发展趋势，特别阐述智慧养老的发展现状和未来发展前景。通过本章的学习，了解养老服务的概念体系，掌握养老服务的三种模式，熟悉中国养老服务业的发展历程、基本格局和市场特征。

第一节　养老服务的概念体系

一、养老服务的定义

（一）核心概念

养老服务业被认为是最典型和最大的养老产业，同时也是最具发展潜力的朝阳产业。针对养老服务的概念界定，存在"广义"和"狭义"的区分。广义的养老服务业是一个"大而全"的概念，只要是与老年人有关的产品和服务都可以涵盖，包括吃、穿、住、行、医、文化娱乐等各个方面；而狭义的养老服务业，则主要是指三种养老模式，即居家养老、社区养老、机构养老所提供的养老服务项目，内容上涵盖生活照料、家政服务、康复护理、医疗保健、紧急救助、精神慰藉等，2013 年出台的《国务院关于加快发展养老服务业的若干意见》（国发〔2013〕35 号）基本沿用狭义的养老服务界定。与广义的养老服务概念相比，狭义的养老服务在需求程度上更具有"紧迫性"，同时服务内容也更偏重于"刚性需求"，政府在服务供给方面发挥着主导性的作用，而广义上的养老服务概念，除了狭义养老服务所包含的内容之外，还囊括了康复辅具、食品药品、服装服饰、老年住宅、老年金融、老年保险等老年产品和服务。

（二）相关概念辨析

具体到我国，从概念发展来看，"养老事业"和"养老服务"属于相对传统的研究领域和概念范畴，而"养老产业""养老服务业""养老服务产业"则主要在 2013 年后伴随着国家养老服务业政策的不断出台而开始受到学界和产业界的高度关注。要想准确理解养老服务业的内涵，需对与之相关的几组关键性概念进行辨析和理解。

1. "老龄服务"与"养老服务"的关系

尽管无论是学术界还是政府职能部门，对于"老龄"和"养老"仍未进行明确区分，但较为普遍的观点认为，"老龄服务"针对的是老年人的各类服务需求，"老龄"一词强调了产业服务对象的年龄，只要是满足年龄划分上属于老年人需求的产业，均属于老龄产业。而"养老服务"则是针对老年人养老需求的各种服务，可见，"老龄服务"的范围应该比"养老服务"更加广泛。由此引申出老龄产业不等于老年产业，也不等于养老服务业。老龄产业是一种新型经济，是一个巨大的产业和市场，绝不简单是给老年人养老和为老年人建养老社区。

2. "养老产业"与"养老事业"的关系

理解"养老产业"和"养老事业"的概念边界，主要症结在于究竟养老产业发展中应以政府为主导还是以市场为主导。养老产业是指老龄人口产品与服务社会化、产业化的经济活动，属于市场行为；而养老事业通常是指由政府、社会和家庭为老年人提供的物质帮助、照料服务和精神慰藉等，具体包括老年社会保障、老年医疗卫生保健、老年社会服务、老年人文化精神生活、老年社会参与、老年人权益保障等内容，属于政府行为。更通俗地讲，养老产业针对的是有购买能力的老年人，提供的是私人产品，而养老事业则关注的是社会基本养老公共服务及购买能力不足的老年人，提供的是公共物品。厘清"养老产业"与"养老事业"的概念边界，不仅有助于明确各自领域的主导者与责任，同时也能够更好地寻求二者相辅相成、相互促进的方式。

3. "养老服务业"与"养老服务产业"的关系

从养老服务业的构成来看，既包括市场供给的养老服务，同时也包括面向社会弱势老年群体的养老服务，养老服务业是兼具事业和产业两个性质的一种混合型业态。因此，从这个角度讲，养老服务产业是隶属于养老服务业的一个组成部分。

二、养老服务业的属性

养老服务既是"事业"也是"产业"，完整的养老服务业包含养老服务事业和养老服务产业两大交织的领域，兼具社会属性和市场属性。

（一）社会属性

养老服务是现代国家公共事业和社会福利的重要组成部分，社会属性是养老服务业的本质属性。养老服务的社会属性具体表现为"福利性"和"公益性"。其中，养老服务的"福利性"的内涵包含如下几个层次的含义：一是政府对特殊老人免费提供基本生活服务，对一般老年人某些特定的服务项目实行免费提供；二是政府通过政策、资金的投入，降低养老服务业的成本和价格，由此提高老年人的承受力和购买力，使得他们能够以低于服务的市场价格购买到养老服务。需要注意的是，养老服务的"福利性"并不意味着政府免费向所有老年群体提供养老服务。养老服务的"公益性"内涵同样包括两层含义：第一，养老服务是为社会全体成员提供的，为大多数成员共享。第二，养老服务不应当像其他产业那样，以追求利润的最大化为目标，"要作为纯公共物品和准公共物品向全体国民提供"。

（二）市场属性

养老服务的市场属性实质是指将养老服务业作为一个产业来看待，按照产业的组成要素和发展规律来培育和运营，推动养老服务能够成为一个高质量、规模化的产业。随着老龄化时代的到来，"银发经济"的潜能逐渐受到更多关注，催生出诸多新兴业态和产品形式。

三、养老服务业的特点

（一）特殊性

养老服务业的特殊性主要体现在养老产业服务对象的特殊性。尽管目前养老产业的目标对象已从 60 岁及以上的老年人口逐步扩展到更年轻的老年人及中年人，养老服务业提供的产品和服务内容并不排斥非老人，但养老服务业的经济实体在市场中竞争时，必须主要考虑老年人口的需求，并根据老人的特征进行具体的运作。

（二）综合性

养老产业的综合性主要表现在两个方面：①养老产业是一个横跨三次产业的综合产业体系。养老产业所包含的经济实体有的属于第一产业，如农业部门中专门为老人提供副食的企业；有的隶属第二产业，如主要为老人生产日用品的老年服装公司、老年助听器公司等；有的归属第三产业，如老人婚姻介绍所等。②养老产业是一个综合性的大市场体系，在这个市场体系中既包含众多专门为老年人服务的子市场，也包括为潜在老年人（中年人、青年人）提供服务的养生市场。具体来说，养老产业的市场体系涵盖日用品市场、服务市场和老龄经济实体等众多领域。

（三）微利性

养老产业的微利性体现在从事养老产业的企业在市场的单项产品或单项服务中获得的平均利润率与从事其他产业相比相对较低。需要指出的是，一方面，养老产业的微利性是就单项产品或服务的平均利润率而言的，但这与从事养老产业的企业的较高总利润并不矛盾，原因在于老龄市场容量巨大；另一方面，微利性并不排斥养老产业的市场性，也并不等于主张养老产业的福利性，恰恰表明了养老产业在市场中不同于其他产业的特殊性。

四、养老服务的主要模式

（一）养老服务的三种模式

根据养老场所和服务形式的不同，目前世界上主要的养老模式有 3 种：居家养老、社区养老和机构养老。

1. 居家养老

居家养老是指以家庭为核心，老人与成年子女等家庭成员共同生活，或独自居住在家养老。该模式因成本更低、老人对环境更熟悉、家人可陪伴时间较长，是大多数老年人养老的主要选择，也符合中国以孝为先的传统家庭文化。

2. 社区养老

社区养老是指依托社区公共资源和服务设施，或引入专业养老机构服务，如社区老年食堂、日间照料中心、社区卫生服务中心等，让老年人在所生活的社区范围内即可快速、便捷地获得相应生活服务。对生活自理能力相对较弱或子女不在身边的老人来说，社区养老是居家养老的有力补充。

3. 机构养老

机构养老主要指以养老院、康养中心、托老所、老年公寓等专业化养老机构为主体的养老模式。该模式可将老年人集中起来，提供居住、就餐、医疗、娱乐等全方位服务，但需要的建设成本和资源投入较高，适用失能或失智程度较高，而家人无力照顾的老人群体。

表 5-1 所示为三种养老模式的基本特征及对比。

表 5-1 三种养老模式的基本特征及对比

养老模式	发生场所	使用群体	主要特点
居家养老	老人或子女家中	具有基本生活自理能力的老人	成本较低，老人无须更换住所，家人可陪伴时间较长
社区养老	家庭附近社区	基本生活自理能力相对较弱，或子女不在身边的老人	依托社区公共资源和服务设施，老人对所处环境更熟悉，更具亲切感
机构养老	专业养老机构	失能、半失能或失智程度较高的老人，80岁以上的高龄老人	成本较高，老人须更换住所，服务内容较为全面和丰富

（二）三种养老模式的关系

随着养老服务行业逐步放开，我国已基本确立了居家养老为基础，社区养老为依托，机构养老为支撑的养老服务体系基本框架。部分省市如上海、北京等，陆续提出"9073"或"9064"模式，即 90% 的老年人居家养老，7% 或 6% 的老人依托社区养老，其余 3% 或 4% 的老人在机构养老。由于居家养老和社区养老均依托老人熟悉的生活环境，且社区养老服务机构也多开展面向居家老人的上门服务，两种养老模式逐渐呈现融合之势。2017 年，国务院发布《"十三五"国家老龄事业发展和养老体系建设规划》，"居家社区养老服务"作为整体提出，成为 2017—2020 年我国老年事业发展的重要方向。与"9073"等模式相对应，有专家提出"9802"模式，进一步强化居家社区养老在养老服务体系中的基础性位置。无论"9073"还是"9802"，三类模式的设计思路都与老年群体的构成，以及三种养老模式自身的特点相关。目前全国 60 周岁以上老年人将近 2.5 亿人，其中近 90% 的老年人年龄在 80 岁以下，这意味着绝大多数老人具备基本自理生活能力，可居家养老，而需要入住养老机构的失能或半失能老人，在老人群体中所占比例相对较小。据国家民政部和卫健委等部门统计，目前我国失能老年人约有 4400 万人，这部分老年群体对专业的医疗护理服务呈现庞大而刚性的需求。图 5-1 所示为三种养老模式的关系。

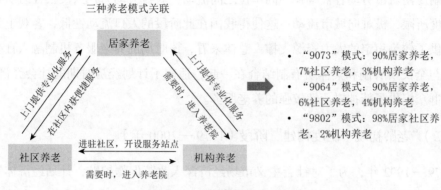

图 5-1　三种养老模式的关系

资料来源：2019 中国养老服务行业研究报告。

五、中国养老服务的发展历程

中华人民共和国成立以来，养老服务经历了"计划经济—孕育萌生""老龄初现—制度构建""未备先老—探索发展""国家行动—高速发展"四个主要的发展阶段。在此过程中，养老服务历经从嵌入形态到配合经济建设的被动适应老龄化，再到成为独立公共政策的积极应对老龄化变迁。养老服务的发展理念历经从注重家庭和个人责任到多元主体责任并重，从强调单一政策发展到注重综合政策体系构建，从侧重宏观改革到讲求精细发展的逐渐优化过程。

（一）计划经济—孕育萌生阶段（1949—1978 年）

在该阶段，我国通过社会革命构建了比较公平的社会基础，基本生活资料实行统购统销和配给制度，养老服务机制嵌入计划经济体制之中。当时，在城市"国家 - 单位"制下，大部分老年人的养老服务需求由单位 - 家庭满足，孤老、孤残等少数老年人可入住福利院等机构。在农村，以人民公社制度从总体上为贫困农户提供口粮和基本生活保障为主要背景，养老服务机制主要包括如下三方面：一是基于中国传统伦理，由亲朋好友向大部分老年人提供养老服务；二是通过 20 世纪 50 年代建立五保制度，由村集体通过互助的方式，对孤寡老人提供养老服务，这是传统家庭保障的延伸机制；三是由敬老院等向孤寡老人提供服务。

与当期状况相比，我国在计划经济时期人口老龄化水平和老年抚养比较低，养老服务需求较小，家庭平均规模约为 4.5 人，家庭赡养功能较完善。同时，"统包统配"与固定工制度使城市劳动者很难在不同单位之间流动；农村劳动力在人民公社组织下，受户籍制度所限，极难向城市流动。这使得我国在此阶段的人口流动性低，客观上为养老服务提供了较为稳定的人力资源支撑。总体来看，该时期的养老服务机制融入社会主义制度，与全民所有制和集体所有制结合在一起，适应了计划经济时期的社会经济特征，向人民群众提供了精神慰藉性较强的养老服务。

（二）"老龄初现—制度构建"阶段（1979—2000 年）

1979—1992 年，为了对社会主义市场经济深入改革保驾护航，计划经济体制下依托城市单位保障和农村集体基本保障的各类养老服务机制大都逐渐消失，主要剩下针对困难和特殊人群的养老院或疗养院。1994 年底，公共部门开始正视人口正在迅速老龄化和传统家庭保障能力逐渐弱化的事实，当时的国家计委和民政部等十部门联合出台《中国老龄工作七年发展纲要（1994—2000 年）》。1996 年，全国人大常委会颁布实施关于养老服务的标志性法律《老年人权益保障法》。其规定，要从家庭赡养与扶养、社会保障、社会服务、社会优待、宜居环境、参与社会发展等方面向老年人提供保障。该法后经 4 次修订或修正，明确积极应对人口老龄化是国家的一项长期战略任务。2000 年，中共中央、国务院发布养老服务方面的纲领性文件《关于加强老龄工作的决定》，对老龄工作的指导思想、原则和目标进行了规定，要求采取有效措施，加快老龄事业发展。在这一时期，党和政府对人口老龄化趋势认识明确，重视老龄政策体系构建，推动了养老服务的初步发展，并为进入老龄社会之后养老服务的进一步发展做出铺垫。

（三）"未备先老—探索发展"阶段（2001—2011 年）

进入 21 世纪，中国老龄化形势日趋严峻，2000 年和 2001 年我国 65 岁以上老年人口数占总人口数的比重分别为 6.96%、7.10%。这意味着，我国在 2000—2001 年进入人口老龄化社会。2006 年 2 月，国务院办公厅发布的《转发全国老龄委办公室和发展改革委等部门关于加快发展养老服务业意见的通知》（国办发〔2006〕6 号）（下称国办发 6 号文件），首次提出养老服务业的概念，明确要按照政策引导、政府扶持、社会兴办、市场推动的原则，积极支持以公建民营、民办公助、政府补贴、购买服务等多种方式兴办养老服务业，鼓励社会资金以独资、合资、合作、联营、参股等方式兴办养老服务业。引入市场方式发展养老服务业，政府的职责也得以明确。2009 年，国家发改委、民政部专门实施"基本养老服务体系试点"，明确政府在鼓励引导社会主体进入养老服务市场，提供各类养老服务的同时，要保障基本养老服务。

在此期间，政府开始从体系角度构筑养老服务业态，进行整体推进。2008 年底，全国民政工作会议更简洁地称为"以居家为基础、社区为依托、机构为补充"的养老服务体系。2010 年 11 月，民政部召开全国社会养老服务体系建设推进会，明确提出，要建设以居家养老为基础、社区服务为依托、机构养老为补充，资金保障与服务提供相匹配，无偿、低偿、有偿服务相结合，政府主导、部门协同、社会参与、公众互助相结合的社会养老服务体系。这一表述被 2012 年 12 月全国人大修订的《老年人权益保障法》所采纳，国家建立和完善以居家为基础、社区为依托、机构为支撑的社会养老服务体系。养老服务体系建设进入法治轨道。

（四）"国家行动—全面推进"阶段（2013 年至今）

党的十八大以来，党中央、国务院将"积极应对老龄化"提到战略高度，出台一系列重大政策措施，要求全面放开养老服务市场、提高养老服务质量，加快建立以居家为基础、社区为依托、机构为补充、医养相结合的养老服务体系。各地把发展养老服务业作为新的经济增长点和重大民生工程来抓，积极推动养老服务工作。2013 年被产业界称为"中国养老服务元年"，据统计，2013 年以来我国开展的健康养老服务领域试点达到 14 项，包括养老服务业综合改革试点、养老服务和社区服务信息惠民工程试点、计划生育家庭养老照护试点、智能养老物联网应用示范工程试点、公办养老机构改革试点、养老机构远程医疗服务试点、以市场化方式发展养老服务产业试点、老年人住房反向抵押保险试点、医养结合试点、长期护理保险制度试点、居家和社区养老服务改革试点、智慧健康养老应用试点、安宁疗护试点和城企联动普惠养老专项行动试点。随着各项改革举措的陆续推进，我国健康养老服务的支持体系逐步健全，政策累积效应逐渐释放，社会力量和民间资本热情涌入，养老服务的发展环境不断优化。我国作为全世界老年人口最多的发展中大国，养老服务发展已成为举国重视、全民关注的重大行动。

2013 年被产业界称为"中国养老服务元年"，我国 60 岁以上老年人口已接近 2 亿，老龄化程度正在持续加深，养老已不再仅仅是人口和社会结构问题，更是重大的经济和民生问题。加快发展养老服务业将成为我国调整经济结构、拉动消费、扩大就业的重大战略举措。继李克强总理主持召开国务院常务会议确定深化改革加快发展养老服务业的任务措施之后，2013 年 9 月 13 日，《国务院关于加快发展养老服务业的若干意见》（国发〔2013〕35 号）发布，进一步明确养老服务业发展的目标、方向、举措和部门分工，标志着我国养老服务业发展进入一个新的历史时期。此后的每一年都有重大政策出台。2014 年，政策主题聚焦重点领域投融资机制的创新，鼓励社会力量投资养老。老年人住房反向抵押养老保险试点、养老机构引入远程医疗、国家智能养老物联网应用，以及高龄津贴、护理补贴、福彩公益金购买社会力量提供的养老服务措施相继出台。2015年，国务院部署加快发展生活性服务业促进消费结构升级。鼓励民间资本参与养老服务业发展、印发《养老产业专项债券发行指引》、开发性金融支持社会养老服务体系建设、开展社会福利机构消防安全专项治理、推进医疗卫生与养老服务相结合、家政服务标准化均成为年度政策亮点。

2016年，"健康中国 2030"规划颁布。金融支持养老服务业加快发展、长期护理保险制度试点、居家和社区养老服务改革试点、医养结合试点、老年教育发展规划、老年宜居环境建设、整合改造闲置社会资源发展养老服务、全面放开养老服务市场提升养老服务质量等政策密集出台。2017年，"十三五"老龄事业和养老体系建设规划成为亮点。同时推出养老机构服务质量建设专项行动、推进养老服务业放管服改革、农村留守老年人关爱服务、印发《养老服务标准体系建设指南》、发展商业养老保险、运用政府和社会资本合作模式支持养老服务业发展等措施。2018年，新修订的《中华人民共和国老年人权益保障法》取消养老机构设立许可。为加强养老机构的事中事后监管，养老服务标准化体系建设进入加速阶段。2019年，政府工作报告提出推动消费稳定增长。大力发展养老特别是社区养老服务业，对在社区提供日间照料、康复护理、助餐助行等服务的机构给予税费减免、资金支持、水电气热价格优惠等扶持，新建居住区应配套建设社区养老服务设施，改革完善医养结合政策，扩大长期护理保险制度试点。《国务院办公厅关于推进养老服务发展的意见》（国办发〔2019〕5 号）从破除发展障碍、健全市场机制、完善养老服务体系、优化养老服务供给、扩大养老服务投资、释放养老的消费潜力等方面，提出了激发养老市场活力的具体目标与措施。

经过 70 余年的发展，我国养老服务体系已由残缺性明显的主要针对特殊或困难老年人的少量机构养老服务发展到具备社区居家养老服务、机构养老服务、医养服务、互助养老等多样化机制共同发挥作用的雏形。计划经济时期的直接养老服务机制主要是少量机构养老服务。改革开放后特别是"十二五"以来，我国逐渐扭转了以往过于突出养老服务机构建设的政策引导，确立了社区居家为主、机构为补充的养老服务政策思路。"十三五"规划纲要在"健全养老服务体系"一节明确提出，建立以居家为基础、社区为依托、机构为补充的多层次养老服务体系。经过 21 世纪头 10 年末期以来的大力发展，我国养老服务体系的财力资源、物力资源和人力资源供给体系初步形成。

第二节 养老服务业的市场格局

一、市场规模

从全球范围来看，人口老龄化进程的持续加快，促使养老需求不断增加，带动养老市场规模的持续增长。2018 年全球 65 岁以上人口占全球人口的比例达 9%，其中年龄在 85 岁以上的人口总量增长最快。庞大的老年人群规模，催生了巨大的健康养老相关产品和服务需求。据赛迪顾问统计，2018 年全球健康养老市场呈现快速增长趋势，市场规模达到 10 万亿美元，增速达 18%，预计 2021 年超过 15 万亿美元，如图 5-2 所示。

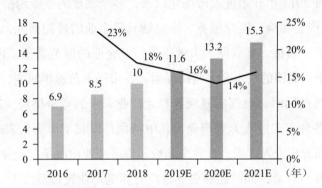

图 5-2 全球养老市场的规模与增速趋势（单位：万亿美元）

进入 21 世纪，我国老龄人口数量加速增长，截至 2018 年底，我国 60 岁及以上老年人口有 2.49 亿人，占总人口的 17.9%。随着我国养老产业市场规模的不断扩大，我国养老产业已进入投资窗口期，伴随着养老意识的普及，需求还将进一步提升。据赛迪顾问统计，2018 年我国养老市场规模为 4.6 万亿元，预计 2021 年将达到 9.8 万亿元，如图 5-3 所示。

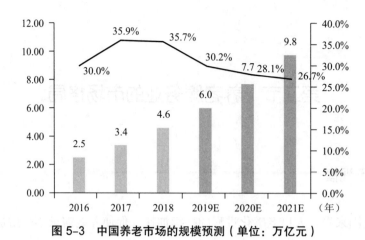

图 5-3　中国养老市场的规模预测（单位：万亿元）

二、基本格局

养老服务业自 2013 年开始进入市场化以来，多个领域的企业纷纷涉足布局养老产业，从 2014 年地产、保险、医疗服务、康复辅具等企业的蜂拥而入，到 2015 年地产、保险、医疗、康护、器械、互联网、大健康等行业企业的群英荟萃，再到 2016 年国有大型企业和民营企业集团的资本介入与跨界涌入，市场主角逐年演变，彰显养老产业参与企业主体多元性的同时，也逐步显现着养老产业未来的竞争格局。2016 年，大量国有企业开始通过各种方式进入养老产业，其中特别是以北京市为代表的地区，超过 10 家国有企业以不同方式进入养老产业各个领域，促进产业内改革与企业转型。大型国企进入带来大量资源与资金，同时能够更好地应对养老产业投资额度大、周期长的问题，快速在产业内进行布局并扩张。目前国内养老服务业已基本形成如下六大市场主体：保险系、地产系、国资系、医养系、外资系、科创系。

（一）险资企业投身养老产业已经初具规模

保险资金投资养老社区已形成初步规模，积极参与医养融合创新模式。据中国保险资产管理业协会数据统计，截至 2017 年 6 月，保险业共有 8 家保险公司投资了 28 个保险养老社区项目，计划投资金额近 670 亿元，实际已投资金额超过 237 亿元，全部建成时可以提供 33 万张床位。此外，保险公司在支持医疗健康与养老融合方面也取得重要进展，部分大中型保险机构正在积极运用各种投资工具，包括股权、债权、产业投资基金等方式，参与公立医院和医疗健康设施的建设，不断创新医疗健康及养老产业的发展模式，如表 5-2 所示。

表 5-2　国内主要保险公司主营涉老业务

保险公司	定位	模式	布局	规划
泰康人寿	高端	挂钩保单	北上广等一线城市	未来泰康将占公司总资产的 10%~20% 投入到养老社区之中；未来 5~8 年，泰康人寿将在全国投资 1000 亿元，建设 15~20 个养老社区
合众人寿	中高端	挂钩保单	武汉、沈阳、南宁等二三线城市	10 年内，在全国打造 26 个大型养老社区，规模在千亿左右，届时可容纳 46 万老人
中国太保	中高端	类保证金	北京、上海、广州	2014—2019 年，太保养老投资公司计划受托太平洋保险系统内的保险资金，投入 30 亿~40 亿元，通过兴建、改建、租赁等方式建设 10~20 家养老院区，2000~6000 张床位
中国人寿	高端	挂钩保单	北京、天津、苏州、深圳、三亚	到 2021 年，布局 19 个城市
中国人保	高端	挂钩保单	大连	中国人民养老保险公司将在 1 年内完成筹建工作
中国太平	高端	保证金+月租	上海、无锡、北京、深圳、海南、珠海	预计在 3~5 年完成 6~10 个养老社区项目，每个项目 20 亿~30 亿元，总投入为 120 亿~300 亿元
中国平安	高端	租赁+出售	桐乡	除辐射长三角地区外，平安未来拟在环渤海、珠三角、西南部、海南省进行养老产业布局，形成规模及连锁效应
恒大人寿	中高端	挂钩保单	三亚、西安、长沙	提供涵盖健康教育及预防、医疗服务、颐养康复、医美抗衰、健康保障等 7 大模块 22 项标准的系统化健康生活服务
阳光保险	中低端	医院+养老	潍坊	依托医院成立养老中心，集医疗、康复、养老、养生、健康管理为一体的市民健康中心
生命人寿	中端	保证金+月租	广东、北京	首批养老社区落户广东和北京，第二批养老社区将在上海和海南两地
新华保险	中端	保证金+服务费	北京、海南	在广东、福建、上海等项目调研
华夏人寿	中低端	可租可售	广州	

资料来源：中国公益研究院《以护理为重点的全国养老服务体系建设已迫在眉睫：市场形势篇》。

　　险资企业加快推进全国布局，在一、二线和省会城市打造系列养老社区。据不完全统计，险资企业中目前在养老社区建设初级规模的主要有泰康人寿、中国人寿、太平人寿三家。从布局特点来看，三家企业都是打造系列养老社区品牌，在全国一、二线和省会城市开展连锁化运营。如泰康人寿已完成北京、上海、广州、成都、苏州、武汉、三亚、杭州、南昌、厦门、沈阳、长沙、南宁 13 个核心城市医养社区布局，全面覆盖京津冀、长三角、珠三角、华中、西南、东北区域，如表5-3所示。

表5-3　险资企业系列养老社区建设情况一览表（不完全统计）

保障公司	社区名称	进入城市
泰康人寿	泰康之家：燕园、沈园、楚园、赣园、湘园、申园、吴园、大清谷、粤园、三亚海棠湾度假村、鹭园、桂园、蜀园	华北：北京 东北：沈阳 华中：武汉、南昌、长沙 华东：上海、苏州、杭州 华南：广州、三亚、厦门、南宁 西南：成都
中国人寿	国寿嘉园：韵境、雅境、逸境、乐境福保社区老年日间照料中心（颐康之家）	华北：北京、天津 华东：苏州 华南：三亚、深圳
太平人寿	太平乐享家：快乐家园、古滇名城、星健兰亭、梧桐人家	华东：上海、宁波 西南：昆明

资料来源：中国公益研究院《以护理为重点的全国养老服务体系建设已迫在眉睫：市场形势篇》。

（二）地产企业在养老产业上布局进入深化阶段

地产企业进入逐渐理性，养老项目趋向连锁化、微型化、社区化。2017年地产企业将逐渐进入理性、有序的发展，万科、远洋、保利、绿城等地产企业慢慢走向连锁化运营阶段。例如，"保利和熹健康生活馆"与"保利和熹会"一起打造成保利养老产业全国布局的连锁品牌，并逐步全面在所有保利社区里推进，聚焦于老年人的生活社区场景，延伸至衣食住行、护理、休闲娱乐等各个消费场景，打造全面养老产业链，如表5-4所示。

表5-4　房地产企业在养老地产上的布局

企业	布局
万科	自理型机构养老为主的CCRC模式：随园嘉树（活跃长者公寓），随园护理院（家庭式长者康复护理中心）和随园之家（社区居家养老服务中心）形成养老产业生态闭环。护理型机构养老为主：怡园光熙长者公寓。社区型养老（嵌入式养老服务中心）：上海智汇坊、万科幸福家
远洋	高端机构型养老：椿萱茂，失智照护是特色
绿城	学院式社区养老：乌镇雅园。机构型养老：颐养公寓
保利	复合型养老：保利·西塘越。机构型养老：和熹会。社区型养老：和熹会生活馆
绿地	社区型养老（嵌入式养老服务中心）：和佑居家养老服务中心。机构型养老：21城孝贤坊
复星	机构型养老：星堡中环养老社区。社区型养老：蜂邻健康服务中心。CCRC养老社区：宁波星健兰庭
龙湖	TOD+养老模式：椿山万树

续表

企业	布局
华润置地	康养中心：武汉融济医养项目
中弘	旅游养老：北京等
首钢集团	大型养老社区：北京
新世界集团	医疗养老＋科技养老：香港、深圳、广州等"仁山优社"项目
红瑞集团	医养结合：重庆仪扬社区养老服务中心、宜兴
碧桂园	全生命周期型养老：北京"九华山庄"项目
万达集团	花园式国际医院：广州、成都等5个城市

资料来源：中国公益研究院《以护理为重点的全国养老服务体系建设已迫在眉睫：市场形势篇》。

（三）国有企业加速健康养老产业布局

国企促进养老产业转型升级的作用明显，北京市属国企进入养老产业的超过10家。早在2016年北京市国资委首次明确将养老圈定为多家市属国企的"主业"，将北京市国资委出资的国资公司、首钢总公司、北辰集团、外经贸控股公司4家单位，把发展养老服务产业作为企业"十三五"期间的主业或培育型主业。此举为进一步激发社会资本投资养老的热情，推动北京养老服务市场格局优化起到重要作用。据不完全统计，目前北京已有国资公司、北控等10家市属国企的34个项目参与全市机构养老建设，其中15个项目已投入运营，提供床位2377张，如表5-5所示。

表5-5 北京市国有企业进入养老市场的项目进展表

序号	公司	项目	进入领域
1	北京国资公司	分别设立机构型养老品牌——诚和敬长者公馆，社区型养老品牌——诚和敬养老驿站，为长者提供机构康复、养老及社区居家养老的专业运营服务	养老服务
2	首钢集团	投资控股石景山区老年福敬老院；承接门头沟区石门营公建民营养老项目，成立门头沟区沁心园养老照料中心；承办社区养老驿站。目前，正在推进首钢国际生态健康产业园先期启动区项目建设，包括规划建设二级老年康复医院	养老服务；养老地产
3	北辰集团	已在长沙三角洲项目尝试养老地产的开发，并与市场上知名的养老服务机构合作，探索养老地产与养老服务相结合的运营方式。目前法国欧葆庭已落户长沙开福区北辰国际健康城。拟在京内利用自有物业开展养老机构建设运营，以及建立居家养老服务平台	养老服务；老年用品会展；养老地产

续表

序号	公司	项目	进入领域
4	首开集团	2016 年推出第一家养老院"首开寸草学知园",也是全国首个复合介护型养老设施示范项目	养老服务
5	京能集团	自 2001 年创办第一家校场八条养老院开始,通过 10 多年的专业运营,旗下现有养老机构 8 家,主要集中在市区中心,其中连锁敬老院 4 家,独立运营敬老院 2 家,正在建设的养老照料中心 2 家。建筑面积 15 000 多平方米,床位 500 多张,年收入 2000 万元	养老服务
6	金隅集团	金隅 2015 年开设 2 个社区养老照料中心:金隅爱馨康惠养老照料中心,建筑面积 1845 平方米,床位总计 58 张;北京金隅爱馨泰和养老照料中心建筑面积 1455 平方米,床位总计 53 张	养老服务
7	北控集团	公司建立了在国内养老产业中具备强大竞争优势的金太阳养老服务品牌。公司的养老产业已发展扩张至 5 个省市,会员达到 79 万人,床位 1663 张。在北京北控与万科共同建设运营高端老年公寓"怡园光熙长者公寓"和"光熙康复医院"	养老服务;养老地产
8	北京城乡商业集团	开设北京老年用品展示中心,建设面积 7000 平方米,展示面积 5000 平方米,展示来自日本、德国、比利时等国家和地区的上百个品种、3000 余件适老用品,是北京老年用品最大的旗舰店	老年用品
9	国投健康	发力健康养老产业最难端,优先布局解决失能失智高龄老人照护问题的健康养老项目,在北京、广州城市中心区布局的健康养老机构已建成运营	养老地产;养老服务

资料来源:中国公益研究院《以护理为重点的全国养老服务体系建设已迫在眉睫:市场形势篇》。

(四)医养企业进入健康养老服务领域步伐快

根据中国社科院 2016 年发布的《中国养老产业发展白皮书》,预计到 2030 年中国养老产业市场可达 13 万亿元。面对养老市场这片"蓝海",已有多家企业率先抢得先机,开始布局。中国养老产业主要分老年疗养、老年用品、老年服务、养老地产、老年文化、老年出行、老年餐饮七大领域,医药企业布局的重点主要为养老地产及老年疗养领域。

目前已有多家国营和民营的医药企业进入了养老市场,而这些企业大多都布局在老年疗养领域,这也是医药企业在医疗健康方面具有的先天优势,除白云山集团和修正药业进入养老项目比较早外,其他七家都是近一两年才开始投资养老项目,在投资形式上,很多企业都是与其他公司合作,共同投资或开发养老项目,如表 5-6 所示。

表 5-6 中医药企业进入养老行业情况统计表

医药企业信息			进入养老时间	养老领域	养老投资地域	养老投资总额（元）	投资方式
企业名称	地域	企业性质					
上海复星医药（集团）股份有限公司	上海	民营	2018.8	老年疗养	广东佛山	21亿	由控股子公司禅城医院与上海复星医院投资（集团）有限公司共同开发建设"佛山禅医健康蜂巢项目"
石家庄以岭药业股份有限公司	石家庄	民营	2016年底	老年疗养	广东	1.9亿	对控股子公司"以岭健康城"增资
中国北京同仁堂（集团）有限责任公司	北京	国营	2017.5	老年疗养	北京	10亿	携手中原高速、太阳纸业等投资者，计划用5~7年时间打造同仁堂健康养老全国连锁运营项目；发布同仁堂粹和子品牌生活馆
内蒙古奥华健康	内蒙古		2018.3	老年疗养			和万谦养老合作
广州白云山医药集团股份有限公司	广东	国企	2014.6	老年疗养	广东广州		成立全资子公司；广州白云山医疗健康产业投资有限公司
修正药业集团保健品有限公司	吉林	民营	2014	老年疗养	浙江	1亿	修正集团与浙报传媒及浙江新联控股共同出资，打造"养安享"项目
汉中阳辉医药公司	陕西	民营	2018	老年服务	陕西		汉中东方养老集团与汉中阳辉医药公司合作"一元养老"项目
南京医药股份有限公司	江苏	国企	2017.10				
华东医药股份有限公司	浙江	股份制		老年服务			
中信医疗健康产业集团	北京	国企子公司	2016.12	医养康复	惠州		旗下中信惠州医院与国内外多家知名机构成功签约，共同打造"中信惠州医院粤港澳医养中心"
中生健康产业集团	广东	民营		老年服务	全国		在全国30多个省市完成了布局，为全国人民提供全生命周期的健康管理服务

医药企业信息			进入养老时间	养老领域	养老投资地域	养老投资总额（元）	投资方式
企业名称	地域	企业性质					
湖南发展集团股份有限公司	湖南	股份制		养老机构	湖南		供医养融合的机构、嵌入式小微养老机构、社区居家养老服务及相关产品，承接政府购买养老服务、信息化平台建设等项目，签约社区服务网点56家，社区服务中心业务模式不断优化完善，社区嵌入式小微养老机构稳步发展
宜华健康医疗股份有限公司	民营		2017.4	老年疗养	杭州	2.28亿	子公司将收购三家养老医院60%股权

资料来源：中国公益研究院《以护理为重点的全国养老服务体系建设已迫在眉睫：市场形势篇》。

（五）外资企业积极进入中国健康养老服务市场

面对中国几亿老年人的医疗保健需求，境外投资者相继进入中国蓬勃发展的老年保健和照护服务行业，随着中国2014年鼓励外国投资者在华设立营利性养老机构从事养老服务的政策，国际上大批养老和医疗保健企业或集团进入中国。据不完全统计，截至2017年5月，至少有77家境外知名企业进入中国养老服务业，如 Orpea、Lendlease、Pulte Group、AVEO、元气村集团、DomusVi Group 等。从所属国别情况来看，日本企业在华投资数量最多，达到39家；美国紧随其后，以11家位列第二；英国、澳大利亚、法国分别以7家、5家、3家位列第三、四、五位；韩国、德国并列第六，均为两家；瑞典、加拿大、以色列、荷兰、马来西亚等均有1家企业在华投资。此外，中国台湾地区也有两家企业进驻大陆。

（六）科创企业积极赋能健康养老产业

在技术演进及消费升级背景下，企业跨界现象频发，构建产业生态圈趋势明显，阿里巴巴、腾讯、前海安测、中国普天、易华录、同方等新一代信息技术相关的科创企业，纷纷布局投资覆盖不同产业领域，助力延长产业链。

三、细分市场

（一）居家养老市场

居家养老是大多数老年人依托的养老模式。居家养老市场根据使用场景和服务形式，主要分为 3 种服务模式：上门服务、远程监护及其他。其中，上门服务主要指由专业人员上门为老人提供助餐、助浴、医疗、护理等方面的服务；远程监护指的是依托互联网、人工智能等新兴技术，远程监测老年人的健康和生活状况，便于及时发现和处理老年人的需求及紧急情况。此外，常见的居家养老服务还包括家庭设施适老化改造等。从市场规模来看，远程监护的市场份额大约占到居家养老项目数量的 55.1%，上门服务约占到居家养老项目数量的 32.7%，而以适老化改造为代表的其他居家养老服务项目占比为 12.2%。

1. 上门服务

（1）服务内容与形式。

上门服务模式的服务形式主要是针对老年人的特殊需求，上门提供所需的养老服务。但与普通家政类服务相比，针对老年人的上门服务因老年群体的特殊需求，其服务内容及模式具有特殊性。在老人获得上门服务前，一般由专业机构或服务方对老人的身体和生活状况展开评估，如上海市政府于 2018 年专门出台《上海市老年照护统一需求评估标准（试行）》，明确从老人使用厕所、平地步行等多个方面，将老人照护需求划分为不同等级，从而适用不同类型的上门服务。或由老人直接提出照护需求，服务机构予以满足。

从服务内容和时长来看，上门服务大致可分为基本生活照料、精神心理照顾、机体功能训练、常见医疗护理、专科医疗护理、认知症照护这 6 类。上门服务时长依老人需求情况而异，如一周 5 次，每次一小时或一周两次，每次晚间 8 小时等。而为提升服务效率，且考虑到不同服务项目需要的专业技能不同，服务机构一般采取团队作业的形式，即针对某一老人的照护需求，配置由两名以上专业人员组成的照护团队，团队成员轮流上门或共同为老人服务，如表 5-7 所示。

表 5-7 居家养老上门服务的服务形式与服务内容

服务形式	主要的服务内容
基本生活照料	1. 穿衣；2. 修饰；3. 口腔清洁；4. 皮肤清洁；5. 喂食服务；6. 压疮预防；7. 排泄照料；8. 居室清洁；9. 更换洗涤；10. 协助翻身叩背排痰；11. 留置尿管护理；12. 安全护理等
精神心理照顾	1. 沟通；2. 精神支持；3. 心理疏导；4. 心理咨询等

服务形式	主要的服务内容
机体功能训练	1.定期翻身、活动肢体关节；2.行走辅具使用指导；3.上下楼梯训练；4.吞咽功能训练；5.全身肌力训练；6.坐位训练；7.力量训练；8.床上互动和助力训练
常见医疗护理	1.开塞露/直肠栓剂给药；2.药物喂服；3.物理降温；4.生命体征监测；5.吸氧；6.灌肠；7.导尿；8.血糖监测；9.压疮伤口换药；10.静脉血标本采集；11.肌肉注射；12.皮下注射；13.皮内注射；14.健康咨询；15.健康管理；16.临终关怀等
专科医疗护理	1.经外周静脉置入中心静脉导管（PICC）维护；2.造口护理；3.压疮护理；4.鼻饲护理；5.骨折术后护理；6.COPD护理；7.腹外科术后护理；8.脑外科术后护理等
认知症照护	1.语言疗法；2.音乐疗法；3.园艺疗法；4.回想疗法；5.宠物疗法；6.作业疗法；7.中医保健等

资料来源：2019中国养老服务行业研究报告。

（2）商业模式。

从商业模式来看，尽管居家养老上门服务面向居住在家的老年人，但受限于老年人支付能力不足、消费习惯待培育等因素，目前大多数服务机构主要通过与G端和B端合作，覆盖C端老年人市场。其中，G端已成为目前居家养老上门服务的主要支付方。对于社会基本医保参与者，政府已明确长期护理险的发展方向，全国现有上海、广州、青岛等15个试点城市及部分非试点地区，从基本医保基金中划拨资金筹集长期护理险基金，支付老人在家或养老机构产生的照护费用。医保部门选取符合条件的服务机构作为定点服务机构，并对符合条件的老人展开评估，达到一定失能、失智程度的老人可选择相应定点机构接受服务。同时，商业保险也有针对老人照护需求的长期护理保险产品，因此，以商业保险为主的B端客户也是居家养老上门服务的主打市场。但由于老年护理行业缺乏官方的统一行业规范，加之国内商业保险发展时间较短，缺乏在长期护理保险产品设计与开发方面的经验，目前商业性质的长期护理保险还未发展起来。但随着人口老龄化趋势加快，中产阶级逐渐步入老年期，商业长期护理保险未来前景可期。

运营成本方面，人力成本在居家养老上门服务机构的运营过程中占比较大。居家养老服务企业需要雇佣大量护理员等专业人士，并将其有效地组织、分配到老人家中。由于老人居住地并不集中，护理员可能在路上来回奔波耗费大量时间，这对企业的服务效率提出了挑战。目前一些企业的应对措施是先重点覆盖退休老人较为集中的国企、央企、事业单位社区，后逐步增设服务网点、扩大网点的服务半径。但随着企业服务量的增加，如何高效分配护理员的时间，仍是企业发展需着重考量的问题。

盈利模式方面，尽管多数居家养老上门服务机构的盈利模式已基本确定，即从每单服务中获取服务费，少数企业还通过对外培训养老护理员收取培训费，但开拓上门服务之外收入来源，仍是许多企业正在探索的方向。例如，当服务量达到一定规模，在服务之上叠加产品，销售智能硬件、辅助器具等，或推荐相应产品、收取广告费用。还有公司拟计划自建诊所，将服务链条进一步延伸，打通医疗、护理、康复环节。由于居家养老上门服务整体用户规模还不大，这些探索还待时间检验。

（3）市场格局。

专门布局在居家养老上门服务领域的公司多为初创公司，少有企业老人用户规模达数十万级，如青松康护，大多数公司累计老人用户规模不超过十万。能覆盖大多数一、二线城市的头部企业也还未出现，市场格局整体较为分散。总部设于北京、上海的企业，多分别以上述两个城市为核心，向周边区域扩大业务覆盖范围，如爱照护等企业在长三角区域设置服务网点较多，但很难直接将同样的服务模式扩张到华北、西南地区的更多城市。

这主要是由于居家养老上门服务市场具有明显的区域性特征。一方面，不同地方针对老人的社会保障政策和对养老服务机构的需求存在差异，企业每进驻一个城市之前，需获得当地政府支持才更容易打开市场；另一方面，居家养老上门服务有赖于大量护工、护士、康复师等专业人员为支撑，企业前期需对当地人才展开系统化培训，确保服务质量可控，这对企业管理、培训体系和资金实力提出了较高的要求。因此，初创企业要快速形成覆盖全国的服务网络，除借助远程信息技术外，还需依靠大型资本集团和国企在资金、资源等方面的支持。

2. 远程监护

（1）服务内容与形式。

作为居家养老的另一主要服务类型，远程监护可视为上门服务的补充和延伸。在老人独自在家或出行的情况下，智能手表、体征监测仪等智能终端设备，可实时采集数据，使子女或服务方及时获知老人需求，从而做出响应。在依托智能终端设备的远程监护类服务中，采集有关老人身体和生活状况的数据只是第一步，接下来数据上传到云端，经过处理、分析，还将由此衍生出一系列增值服务，如与老年人健康相关的远程问诊、慢性病管理等，再如当老人发生跌倒、走失的情况时，系统可实现自动报警。而除智能手表、血压计等监测某一类或某几类身体指标的传统可穿戴设备外，新兴的养老机器人因能与老人实现语音交互，并集成了视频通话、紧急呼叫等多种功能，成为许多企业着重投入的研发方向。

（2）商业模式。

从商业模式看，远程监护类企业主要通过与 B 端合作渗透市场，和上门服务类企业类似，不直接在 C 端市场推广方面做过多投入。一方面，由于老人对新技术接受度普遍不高，有赖于长期用户教育；另一方面，与用户规模较大的通信类企业如中国移动或保险公司等合作，有利于企业快速开拓市场。待用户量积累到一定规模，平台可作为流量入口，企业在平台上整合更多服务和产品供应商，为老人精准推荐相应产品和服务，获得广告或销售费用。平台也可选择自建服务机构、医疗机构，围绕企业远程监护平台，形成智慧养老生态圈，但自建线下机构成本较高、模式较重。此外，基于老人健康和行为大数据的分析，企业还可依托人工智能技术，优化算法，提升产品或服务智能化程度，如根据老人健康监测数据，更精准地预测疾病风险，或为老人提供更具针对性的健康管理解决方案。但目前大多远程监护类企业还不能为老人有效提供监测后的增值服务，服务空心化的问题较突出。

（3）市场格局。

总体而言，目前国内居家养老远程监护市场技术壁垒较低，用户规模、资源整合较为关键。目前市场上现有的参与居家养老远程监护市场竞争的企业大致分为4类：智能手环等智能硬件生产商、东软等医疗信息化企业、妙健康等早期以健康管理起家的互联网＋医疗类企业、专门围绕老人需求设立的养老企业。此外，主打养老社区、养老地产的大型资本集团和国企，在居家养老远程监护领域也有布局。

当前行业整体处于新兴阶段，还未有企业发展为用户规模较大、市场地位较领先的头部企业。尽管远程监护需以无线传感、物联网等技术为依托，但其在远程监护领域的应用壁垒并不高，企业之间的技术差异还未充分显现。关键仍在于监测后的增值服务环节，这需要企业具备整合医疗机构、护理机构等核心资源的能力。随着老人需求逐渐释放，资源整合在企业市场竞争中的重要性将更加显著。但吸引优质服务商入驻的前提是，其能在远程监护类平台上获得足够大的客群。从这一角度看，医疗信息化企业因前期与医疗机构有深入合作，具备资源优势，而智能硬件生产商掌握着用户入口，但同时也将未使用同公司设备的老人排除在外，能接入多类智能硬件产品的服务平台未来将是远程监护的主要发展方向。

（二）社区养老市场

1.服务内容与形式

社区养老是与居家养老密不可分的养老模式。与居家养老模式类似，社区养老也主要针对生活在家的老人，为其打造适合老人居住的社区环境，如开在"家门口"的日间照料中心、老年食堂等。老人可自行前往这些机构接受服务，也可呼叫机构上门服务。

常见的社区养老服务机构包括日间照料中心、养老驿站、托老所等综合功能较强的机构，以及专门围绕老人用餐、医疗等需求设置的老年食堂、社区卫生服务中心、老年活动中心。一般在城市地区，参考社区人口密度、老年人口分布状况、服务半径等因素，政府会以"一刻钟服务圈"为基本尺度，规划设置社区养老服务设施布局，确保大多数老人在"家门口"即可获得助餐、助洁、护理等全方位服务。

与老人较为集中、入住时间较长的养老机构相比，设在社区的日间照料中心、养老驿站等又被称为"没有围墙的养老院"。老人需要时，日间可以在社区养老机构接受服务，晚间返回家中，或在子女外出时短期入住社区养老机构。这种方式较为灵活，也不需要老人离开熟悉的社区环境，因而受到许多学者的推崇。

2. 运营模式

由于社区养老公益和福利属性较强，目前社区养老主要由政府主导，专业服务机构、养老机构参与具体运营。具体运营思路大致分三种：第一种是社区原本就有配套养老服务设施，可无偿用作社区养老驿站、日间照料中心等；第二种是社区没有相应配套设施，政府通过购买、租赁等方式获得场地，再将其无偿或低偿交由市场化服务机构运营；第三种是政府收回已经交给其他单位使用的养老服务设施，再交给专业化服务机构、养老机构运营。运营方式则包括联盟运营、连锁运营、单体运营、PPP 模式等，如表 5-8 所示。

对于社区养老机构，地方政府一般都有相应补助、补贴政策。如北京市 2018 年 6 月公布了《北京市社区养老服务驿站运营扶持办法》，其中提到将按服务流量、托养流量等维度，对社区养老服务驿站发放补贴，支持养老驿站建设和发展。但正因社区养老机构公共服务属性较强，其定价需符合政府相应标准，很难获得较大的盈利空间。而受限于社会发展水平和政府治理水平，目前能满足老人日常需求的社区服务体系还不完善，政府与企业在社区养老方面的合作模式也有待进一步探索。

表 5-8　社区养老机构运营模式

运营模式	具体操作形式
联盟运营	企业、社会组织等多个市场主体，通过加盟协议方式，共同运营社区养老服务机构
连锁运营	由具有法人资质的市场主体连锁式运营多家机构，实现社区养老服务连锁化、品牌化运营
单体运营	由独立的市场主体开展单家社区养老服务机构运营
PPP 模式	由政府提供土地，市场主体兴建服务机构；约定运营周期后，由政府无偿接收运营

资料来源：2019 中国养老服务行业研究报告。

（三）机构养老市场

1. 养老机构的主要类型

机构养老是指专门为老年人提供饮食起居、清洁卫生、生活护理、健康管理和文体娱乐活动等综合性服务的机构。目前选择进入养老机构的老人主要以高龄、空巢独居老人为主，入住老人平均年龄在 80 岁以上。

养老机构可分为保障型、普通型和高端型，如图 5-4 所示。保障型机构以敬老院、社会福利院为主，位于城镇、郊区和乡村，由政府出资或政府与集体合办，为特殊老人提供养老服务的福利性机构，一般为非营利性机构，主要面向"三无"和"五保"老人。普通型机构可为营利性或非营利性，由政府扶持，由服务运营机构负责服务支持，面向社会老人，收费适中。高端型机构多为营利性机构，由社会资本建设运营，提供较为全面的养老，服务更丰富，整体收费更高。目前社会资金已成为我国养老设施的主要资金来源，占总资金的 79.3%，政府和其他资金来源分别占比 19.5% 和 1.2%。

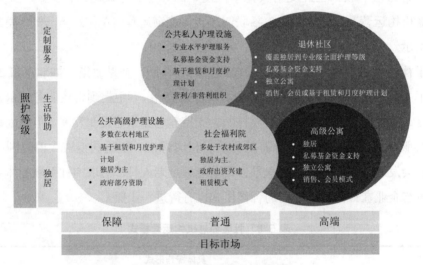

图 5-4　养老机构的主要类型

资料来源：世界银行中国养老报告，鲸准研究院，CIAIA Analysis。

2. 养老机构的规模结构

从养老机构数量上看，养老产业规模不断扩大，受政府政策推动，社会资本参与度明显提升。根据民政部统计数据显示，截至 2017 年年底，全国各类养老服务机构和设施共计 15.5 万个，比上年增长 10.6%，其中注册登记的养老服务机构 2.9 万个，社区机构和设施 4.3 万个，社区互助型养老设施 8.3 万个，社区互助型养老设施 8.3 万个。此外，根据国务院办公厅公布的内容显示，到 2015 年末，全国社会力量办养老机构占养老机构总数的比例从 2014 年的 28.0% 上升至 41.5%。预计到 2020 年，社会力量办养老机构占养老机构总数的比例将超过 50%，社会资本参与积极性不断提高，政府建设运营养老机构的负担将逐渐得到改善。

民间资本已逐步成为养老机构资金的主要来源。目前中国机构养老市场参与者主要包括房地产开发商、保险公司及一些专业的养老服务企业。其中房地产开发商和保险公司凭借丰富的开发经验和充足的资金流，在市场上处于领先地位。然而，值得关注的是由于民营机构无力与政府机构在价格方面展开竞争，民营养老机构在中国的发展受到明显限制。根据《中国老龄产业发展报告》显示，营利性养老机构中只有不到 10% 的机构实现盈利，在盈利的养老机构中，净利率超过 5% 的仅占 22%，盈利能力整体较弱。因此，完善整体市场化机制将成为未来发展重点关注的问题。

表 5-9 所示为养老设施和机构资金来源情况。

表 5-9　养老设施和机构资金来源情况

资金来源	政府养老机构（%）	民营养老机构（%）	所有机构（%）
政府财政支出	42.2	2.4	19.5
社会资金	56.0	96.2	79.3
其他来源	0.8	1.5	1.2
其中：政府床位补贴	50.8	84.8	70.0

资料来源：民政部官网。

3. 养老机构的基本特征

（1）模式地产化特征明显。

现阶段由于居家养老和社区养老盈利和市场渗透的难度较高，发展相对缓慢。机构养老整体发展相对较为成熟，成为当前主流。目前市场主流的机构养老项目的盈利模式主要分三类，即"非销售类""销售类""租 + 售"模式，如表 5-10 所示。

表 5-10　机构养老项目的盈利模式

策略	收费模式	特点	案例
非销售	押金 + 租金	● 目前最普遍模式 ● 监管逐渐趋严，限制高额押金	欧葆庭、朗诗常青藤
	会员卡 + 管理费	● 定位高端产品，采用会员卡模式 ● 将会员卡包装成金融产品，允许自由交易	亲和源
	保险捆绑	● 在使用权销售 / 长期租赁的基础上添加了保险收益的概念	泰康之家

续表

策略	收费模式	特点	案例
销售	产权销售	● 以生态环境宜居为主要，多位于郊区 ● 整体土地成本较高	乌镇雅园、银城 - 君颐东方
	使用权销售	● 将土地产权分割销售	北京太阳城
	共有产权销售	● 政府永久保留部分产权，销售价格相对较低	北京恭和苑
租 + 售	产权销售 + 出租	● 通过产权销售回笼资金，之后通过管理费和出租获得持续稳定收益	万科幸福汇

从目前的收费模式可以看出，目前绝大多数的机构养老产品地产属性过重，许多此类产品的消费者看重的并非养老服务，而是产权、会员及保险的投资价值。因此，此类产品往往只将"养老"作为一个卖点而非产品的核心价值，许多产品的养老服务质量无法维持，医疗服务和护理水平也很难完全满足失能、半失能老人的生活要求，对于活力老人的医疗服务也要依托周边医院，便利性上仍显不足。

（2）整体水平有待提高。

相比于发达国家，现阶段国内养老机构仍存在明显不足：护理床位占比明显低于发达国家；自费比例较高，政府补助比例偏低；定制化照护服务仍处于起步阶段；提供全套服务的养老机构数量较少；普遍提供基础养老服务，基本不提供特殊照护，如表5-11 所示。

表 5-11 中国与主要发达国家养老机构情况比较

项目	美国	英国	中国
基本情况	机构养老发展完善，根据老人护理需求不同，做到从独立老人基本生活协助到失能老人照护全方位覆盖	机构养老发展完善，根据老人护理需求不同，做到从独立老人基本生活协助到失能老人照护全方位覆盖	床位与老年人比例 1.6%，低于发展中国家（3%）和发达国家（7%）的标准
支付方式	医疗保险针对所有老年人，但不包括长期护理。经过严格的资质审查，指面向中低阶层。此外私人保险可帮助支付中高端老年护理服务需求	覆盖大部分老年人对长期护理和医疗保健的需求，通过国家卫生服务（NHS）和各地政府预算支付	当前养老金不足以支付长期护理费用，当前大多数老年人依靠自费和养老金结合的支付模式
服务和分级照护	日常生活协助、失能护理、24 小时监控以及药物管理、专业护理临终关怀等专业服务	日常生活协助、失能护理、24 小时监控以及药物管理、专业护理临终关怀等专业服务	只包括住宿和日常生活协助，少有机构接收失忆老人、提供全方位护理服务
基础/专业护理	根据不同需求提供全面护理服务	根据不同需求提供全面护理服务	当前大部门养老机构只提供基础服务，少有提供专业全面护理服务
特殊看护	数量较多	数量较多	不接纳有记忆障碍的老人

项目	美国	英国	中国
社交娱乐活动	基本普及	基本普及	处于相对初级阶段

（3）结构性矛盾较为突出。

当前我国机构养老整体矛盾较为突出，根本原因在于养老机构分布不均，机构两极分化现象严重。按照费用和服务水平来划分，当前我国数量最多的养老机构为高端商业机构和保障型机构。保障型机构主要服务无收入、无经济来源、无人赡养的三无人群，起到托底作用。而高端商业养老机构费用昂贵，普通人无法承受。因此，针对广大老年人群类型的养老机构整体数量较少，当前各类养老机构床位利用率仍然较低。目前面向高龄、失能老年人的护理机构也很欠缺。第四次中国城乡老年人生活状况抽样调查的相关数据显示，截至 2015 年底，全国失能、半失能老年人 4063 万人，养老机构仅收住了 63.7 万的失能半失能老人，占总床位的 17.8%，说明护理型床位依然不足。未来养老机构必将向规模化、连锁化、差异化方向发展，其主要原因是有助于降低经营成本和风险，便于养老服务资源集中整合，帮助提高服务质量，全面提高品牌竞争力，积累长期竞争优势。

四、发展趋势

（一）养老服务市场将进一步放开

养老服务行业发展十余年来，整体市场化程度已逐渐提升。政府自 2013 年也不断推出支持性政策，推动放开养老服务市场。但由于行业正处于初期发展阶段，政府对民营养老服务机构的补贴力度有待提高，社会力量在养老服务供给市场中起到的作用较为有限，预计未来政府将继续推出更多政策，进一步放开养老服务市场，吸引社会资本进入，活跃养老服务市场。

（二）资源配置向居家养老倾斜

早在 2013 年，政府就已确立了居家养老为基础，社区养老为依托，机构养老为补充的养老服务体系框架。但从实际情况来看，大部分民营资本都倾向于投资建设大型养老社区或养老院，而回报难达预期。鉴于养老服务行业公共属性较强，预计未来政府将加大力度扶持居家养老，在公共资源配置上也更多向居家养老倾斜，如医疗资源配置、专业人才培养等。而基于前期在机构养老领域探索的经验教训，随着政策向居家养老倾斜，预计民营资本未来也将逐渐把居家养老作为发展重点。

（三）"医养结合"将更加紧密

随着人口老龄化程度不断加深，老年人的医疗保健问题日益突出。在老年人的需求中，健康需求也往往被排在首位。但目前养老服务与医疗服务存在脱节现象，养老服务也受困于医疗支持不足，难以获得老人的普遍认同。2015年，国务院曾出台专项政策推动"医养结合"发展，预计在未来相当长一段时间内，"医养结合"仍是国内养老事业发展的重点方向。在居家社区养老领域，基于老人日常生活和健康情况的监测，将连接更多以预防和诊疗为核心的后续增值服务。而在机构养老市场，一些大型民营医疗集团，也将围绕医疗健康和养老服务打造协同性更强的产业生态圈，如举办老年病医院、康复护理院、健康养生谷等。

（四）养老服务信息化正当时

相比其他公共属性较强的行业，如教育行业、医疗行业等，养老服务行业的信息化程度较低，起步更晚。"互联网＋养老"等概念成为关注度较高的投资风口。这主要与养老行业特性、政策支持力度等因素相关。随着人工智能、大数据等技术基础逐渐成熟，以及政府对智慧养老的支持、鼓励政策逐渐落地，养老服务行业的信息化建设将迎来快速发展期。而信息技术在其他领域的应用，也有助于老人逐渐接受智能化监测设备，适应远程服务等新兴业务模式，为养老服务行业的信息化、智能化带来发展契机。

（五）养老机构走向精细化管理

在机构养老领域，自2015年后大量资本涌入，包括房地产企业、保险公司、医疗集团等，其在全国多个城市启动了机构养老项目，但项目质量参差不齐，业务模式更偏向地产和金融，而非养老服务。如今经历了"跑马圈地"的快速扩张期，为了持续、稳定地获得收入来源，在众多市场竞争者中获得显著竞争优势，预计企业将逐渐把发展中心转向现有项目或新项目的运营、管理上，更注重通过服务来满足老人的养老需求，提高服务质量和运营效率。

第三节　养老服务业的典型案例

一、乌镇雅园

（一）企业简介

乌镇雅园项目择址江南善水宝地、国家 5A 级景区乌镇（乌镇位于浙江省嘉兴市桐乡，地处苏浙沪"金三角"之地、杭嘉湖平原腹地，是首批中国历史文化名镇、中国十大魅力名镇、全国环境优美乡镇、国家 5A 级景区，素有"中国最后的枕水人家"之誉），系乌镇国际健康生态休闲产业园的主要组成部分，是绿城首创学院式颐乐养生养老典范之作。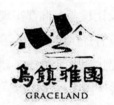

乌镇雅园项目占地约 650 亩，总建筑面积 60 万平方米。距离杭州 65 千米、苏州 80 千米、上海市 120 千米，交通十分便利。项目盈利模式主要为产权销售，特点为以生态环境宜居为主，多位于郊区，整体土地成本较高。项目规划充分结合湖泊等生态资源，围绕白马湖布局中式单层养生别墅、新民国风多层电梯公寓、高层公寓和颐乐学院 4 种物业形态。乌镇雅园采用民国建筑风格，以原生态自然景观，加以江南园林式造林手法，诗情画意，师法自然。其中的颐乐学院依照古代书院形制布局，在亭台楼榭间，园林景观掩映成画，自然与建筑巧妙融合。全部绿城精装品质，园区及室内深入考虑人性化宜老设置。

项目强调"朴""拙""秀"的田园意向，以还原生活、还原环境为方式，以文化、艺术为内涵，以"颐养天年，乐学人生"为主旨，集"养生养老""健康医疗""休闲度假"功能于一体，打造集养生居住区、颐乐学院、养老示范区、康复中心、特色商业区和度假酒店区六大板块于一体，形成"一心、一院、四区"的功能布局结构，是集"颐养""田园""闲居"于一体的学院式养老度假特色小镇。

（二）企业特色

1. 打造"医疗＋养老＋休闲"的养老地产模式

乌镇雅园依托于 1500 亩国际健康生态休闲产业园，在医养结合大政策背景下，融汇优势养老资源，打造出"健康医疗＋养生养老＋休闲度假"的全新养老地产模式。在健康医疗方面，园区投资方雅达国际是一家专注于康复医疗和养老产业的投资公司，在资金和医疗资源上具有巨大的优势。雅园门口配套的雅达国际康复医院是雅园具备核心技术的产品。医院引入德国高端康复医疗品牌 Medical park，专注于康复医疗。国际养老中心则是非自理养老中心，满足养生居住老人随着年龄增长产生的护理需求，采用先进的养老护理模式，提供订单式服务。依托雅达国际康复医院和国际养老中心，雅园可以让长者人群都实现"老有所医"。在养生养老方面，雅园以"创新学院式养老"，为长者提供健康、学习和生活三大体系 11 类服务，包括健康评估、健康监测服务、健康促进服务、健康环境服务、医疗疗养服务、课程学习服务、俱乐部服务、社会参与服务、颐老特色服务、基础园区服务、专享定制服务。在休闲度假方面，雅园拥有乌镇式 NO.1 的高质量游客群体，还有达沃斯论坛级的世界互联网大会的产业配套，自成体系的养老配套设施和精细化的服务，宋氏独有的情怀和工艺水准，既可以做旅居度假，也可以做休闲养老。

2. 首创"颐、乐、学、为"学院式养老模式

一个充满活力的养老度假小镇与普通养老项目最大的不同点就在于其独特的功能配套。"学院式养老"是绿城独创的养老模式，是指用学校的组织形式构建全新养老模式，让长者享受专业高效的医疗健康服务、舒适周到的居家生活服务、丰富多彩的交流活动服务和精致全面的文化教育服务。雅园的"学院式养老"核心配套应属"颐乐学院"，它以学校的组织方式，构成园区内老年人的日常组织形态，从而构建出一种崭新的老年生活模式。学院内设有礼堂、棋牌楼、游泳馆、健身房、网球场、中央广场和小商业街等配套设施，具备娱乐、教育、健康和社交等多重功能。尤其在课程设置方面，学院依托杭州师范大学的教育合作支持，专业系统地设立了健康养生系、人文社科系、艺术系、休闲体育系和生活系五大课程体系，并设有书法、绘画、太极拳、棋牌、舞蹈、电脑等活动内容，辅以学生会俱乐部活动。

乌镇雅园独创的学院式养老模式涵盖颐、乐、学、为四个维度，把对老年人的精神服务作为重点和特点打造，如表 5-12 所示。

表 5-12　乌镇雅园独创的学院式养老模式

学院式养老	具体内容
颐	通过精心设计的健康管理、医疗护理、居家生活三重服务体系，建立一种全新的养生系统
乐	精心设计符合老年人特点的文化娱乐活动，每天、每周、每月、每年层出不穷，让老年人快乐常在
学	用学校的组织形式，重新规划老年人的退休生活，使其在自主的学习中，获得充分的交流和愉悦
为	通过园区内外途径，帮助老年人发挥余热，重回社会，获得自我价值，赢得尊重，真正实现"老有所为"

资料来源：根据网络资料汇编整理。

3. 注重人文情怀与工匠精神

首先，乌镇雅园为住户打造有质感的生活场所。雅园主打新民国学院风的整体设计风格，立面设计借鉴了清华园、复旦园、北大燕园和武大校园等著名高校的风格，沉稳、大气、厚重又充满了浓浓的文化味。其次，为了更好地服务于老年人生活，雅园在日常生活中做了很多特殊的细节化设计与处理。例如，连廊的设置方便老人们行动和聊天；房间内的进户门净宽 1 米，方便轮椅进门，不仅如此，进户门左侧还预留 40cm 开门空间，方便坐轮椅者开门；各个屋子间衔接处没有高差的设计，每个屋子都有紧急报警按钮，这些都充分照顾到了老人们实际生活的点点滴滴。最后，雅园注重为老人提供交互式服务。在提供专业高效的医疗健康服务和舒适周到的居家生活服务的同时，设计丰富多彩的交流活动服务和精致全面的文化教育服务，与老人形成心灵上的沟通，让他们在退出社会劳动舞台后依然能感受到自己的价值。例如，每一位老人都有机会成为老师，以后会有近 60% 的老师来自小区内有特长的业主。"授之以渔"和"教学相长"在乌镇雅园中的颐乐学院每天都在发生，发挥着很好的效用，也让住户们的晚年生活更多姿多彩和充满活力。

（三）经验启示

乌镇雅园的发展模式十分具有借鉴意义。其独特的学院式养老模式较好地实现了理论与实践的结合，开创了以企业为主导的养老服务模式。在学院式养老的理论基础上，乌镇雅园通过项目的真正落地，将自身优势与养老个性化和多元化需求相融合，在软件和硬件方面同步发力，为老年人提供优质的养老服务。雅园的成功实践告诉我们，一个成功的养老项目包括优美的居住环境、完善的配套设施、细致的细节服务等因素，最重要的是要具备创新性和人性化的养老服务理念。

二、泰康之家

（一）企业简介

1. 基本信息

泰康之家（北京）投资有限公司是泰康健投旗下专注养老、护理、康复实体建设运营和创新服务的专业品牌，聚焦老年生命链

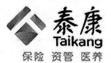 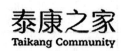

产业整合，以养康为核心，对接保险产品，打造老年健康服务超级平台，引领国人健康养老观念和生活方式的变革。

作为中国保监会批准的首个保险资金投资养老社区的试点，经过十年努力，泰康通过打造高品质医养社区，成功实现改变老年生活方式的理想。在第十一届健康中国（2018 年度）论坛上，泰康之家医养社区凭借高品质养老的突出成果，获"健康中国（2018）·十大养老项目"殊荣。截至 2020 年 8 月，泰康之家已完成北京、上海、广州、三亚、苏州、成都、武汉、杭州、南昌、厦门、沈阳、长沙、南宁、宁波、合肥、深圳、重庆、南京、郑州 19 个核心城市的大型连锁医养社区和康复医院的布局。规划总地上建筑面积 290 万平方米，可容纳约 4.4 万名老人，规划超 2.5 万户生活单元及近 7000 张康复护理床位。

2. 发展历程

泰康之家高品质医养社区源于陈东升董事长改变中国人"夕阳无限好，只是近黄昏"生活方式的强烈使命感。历经十年发展，泰康之家已在全国遍地开花，并不断创新，为老人提供更舒适的养老体验，如表 5-13 所示。

表 5-13　泰康之家主要发展历程

时间	主要事件
2010.03.18	泰康之家正式成立
2012.05.18	泰康之家生活体验馆正式开馆，全方位展示养老社区的建设规划和功能设计
2013.12.14	泰康成功竞得海棠湾土地，泰康高端养老社区正式落户三亚
2014.04.03	长三角地区由保险公司投资建设的连锁养老社区——泰康之家·申园的养老生活体验馆正式揭幕，申园是泰康养老社区全国布局的旗舰项目
2014.07.16	泰康之家·粤园养老生活体验馆揭幕，珠三角地区"国际标准医养活力社区"首次落户广州
2014.07.29	泰康成功竞得苏州阳澄湖半岛地块，用于建设泰康养老社区，标志着泰康深耕长三角战略又一次取得重大进展，这也是泰康养老社区首次进入二线城市

续表

时间	主要事件
2015.06.26	"泰康之家·燕园"在北京市昌平盛大开园并投入试运营,开启了中国"医养融合""保险与养老实体跨界融合"的养老新模式
2015.09.18	苏州泰康之家·吴园项目举行奠基仪式,吴园示范区正式开放
2015.09.23	泰康成功竞得武汉泰康之家·楚园项目用地,总建筑面积近20万平方米,可提供约2300户养老单元,将持续辐射华中、华南、长三角等地区的养老人群
2015.11.28	泰康首个康复医院——泰康燕园康复医院正式落成开业,泰康与北京协和医学院合作建立的"协和-泰康老年医学教学培训项目"正式揭牌
2016.04.26	泰康之家·楚园体验馆开馆仪式暨医养高峰论坛活动在武汉举行,泰康养老社区开始从北、上、广等一线城市向武汉等二线城市复制延伸
2016.07.18	泰康申园养老社区在上海松江正式投入运营,标志泰康正式开启医养社区连锁化经营
2016.09.28	泰康保险集团在西南地区投资打造的首个高品质养老社区——泰康之家·蜀园体验馆正式对外开放,填补西南地区高品质医养市场空白
2016.12.06	泰康保险集团在长三角地区投资建设的首个二级专科医院——上海泰康申园康复医院正式投入运营,并挂牌成为泰康保险定点医院,开创了保险直付新模式
2017.01.18	泰康保险集团在珠三角地区投资打造的首个高品质养老社区——泰康之家·粤园正式运营
2017.05.13	北京泰康燕园康复医院成功引入泰康国际标准康复体系并已实现本土化落地运营,为国内患者提供国际标准的高品质康复医疗服务
2017.08.18	泰康之家·燕园二期盛大开业,惊艳亮相
2017.12.20	泰康北上广三地康复医院均获医保资质,泰康医养融合实践又深入一步
2017.12.29	泰康在江西南昌成功摘得九龙湖新城地块,将打造成江西省首个大规模、全功能、国际标准的高品质医养社区——泰康之家·赣园,全部建成后可达千户养老单元规模
2018.01.04	泰康在福建省厦门市成功摘得环东海域新城地块,将建设成为厦门市首个大规模、全功能、国际标准的高品质医养社区——泰康之家·鹭园
2018.01.09	泰康与欧洲第一大养老康复集团欧葆庭签署战略合作协议,共同打造高品质老龄照护品牌
2018.01.16	泰康大规模、全功能、国际标准的高品质医养社区——泰康之家·沈园落地辽宁沈阳。沈阳成为泰康医养社区全国布局的第11座城市,泰康大健康产业生态体系战略蓝图上再添重要一子
2018.01.18	泰康保险集团斥资23亿元在西南地区投资兴建的国际标准医养社区——泰康之家·蜀园在成都正式落成
2018.01.30	泰康在湖南长沙成功获得湘江新区梅溪湖国际新城二期地块,将打造成湖南省首个高品质医养融合社区——泰康之家·湘园
2018.05.23	泰康之家·赣园医养社区启动发布会在江西南昌红谷滩新区九龙湖项目现场隆重举行
2019.01.01	广州泰康粤园医院荣批医保定点单位,正式成为广州市社会医疗保险定点医院
2019.01.08	第十一届健康中国(2018年度)论坛在北京举行,泰康保险集团旗下的泰康之家医养社区凭借其高品质养老的突出成果,力获"健康中国(2018)·十大养老项目"殊荣

续表

时间	主要事件
2019.01.20	位于厦门市环东海域新城地块的泰康养老社区举办开工奠基仪式,未来将建设成为厦门市首个大规模、全功能、国际标准的高品质医养社区——泰康之家·鹭园
2019.03.27	位于长沙市梅溪湖国际新城地块的泰康之家·湘园养老社区项目举办开工动员活动
2019.05.25	泰康之家·大清谷养老新生活发布会在杭州泰康之家·大清谷养老社区项目现场举行,标志着浙江省首个大规模、全功能、国际标准高品质医养社区正式亮相
2019.11.03	泰康之家·吴园养老社区正式运营
2019.12.21	华中地区首个大规模、全功能、国际标准高品质医养社区——泰康之家·楚园在武汉正式投入运营,这是在全国开业的第六家养老社区。至此,泰康之家全国东西南北中六大社区全部运营,候鸟式连锁医养实体全面落地
2019.12.25	泰康成功竞得深圳大鹏新区龙岐湾康养设施建设用地,泰康第16家高品质养老社区——泰康之家·鹏园正式落地
2020.01.16	泰康成功竞得郑州市郑东新区白沙园区生命科学园康养设施建设用地,泰康第19个高品质养老社区——泰康之家·豫园正式落地

资料来源:根据官网资料汇编整理。

(二)企业特色

1."保险+养老社区+医养服务"模式日趋成熟

根据十九大"积极应对人口老龄化,构建养老、孝老、敬老政策体系和社会环境,推进医养结合,加快老龄事业和产业发展"的工作指导要求,泰康之家将医养融合落到实处,并开创了保险与养老社区、医养服务结合的全新商业模式,如图5-5所示。2015年,"泰康之家·燕园"试运营开启了中国"医养融合""保险与养老实体跨界融合"的养老新模式。之后,泰康燕园康复医院、泰康之家·蜀园体验馆的开放与运营作为泰康"保险与医养实体跨界结合"战略的系列成果,是对泰康探索医养融合模式的进一步创新。2017年,泰康北上广三地康复医院均获医保资质,泰康医养融合实践又深入一步。

在集团战略的支持下,泰康之家建立了一个立体保险养老模式,核心业务体系包括活力养老、高端医疗和企业社区投资。目前泰康之家的主要客户来源为保险客户及养老服务需求客户,盈利模式也可相应分为"养老保险+月费"和"一次性入住押金+月费"两种模式,押金可帮助公司进行快速资金回笼,月费及相关日常服务费用用于保证项目正常运转。作为"保险+医养"这一模式的创造者,泰康为险资企业应对人口老龄化和保险业务转型提供了范本。

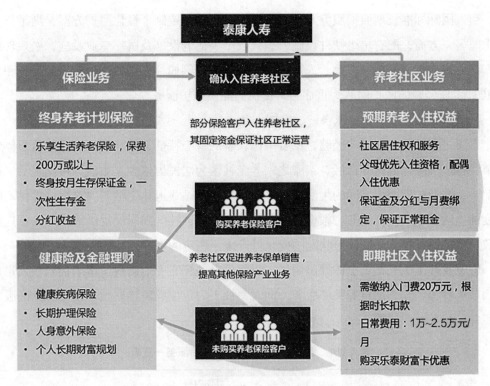

图 5-5 泰康之家养老保险与养老社区结合模式图

资料来源：鲸准研究院，《2019 中国养老服务行业研究报告》，2020 年。

2. 创新实践候鸟式连锁医养模式

泰康养老社区创新实践"候鸟式养老"连锁发展模式，是对养老新生活方式的大胆尝试。2019 年，华中地区首个大规模、全功能、国际标准高品质医养社区——泰康之家·楚园在武汉正式投入运营，至此，泰康之家全国东西南北中六大社区全部运营，候鸟式连锁医养实体全面落地。为满足居民短住、交换居住、分时度假等养老需求，当居民短期离开时，泰康为居民提供了"候鸟式养老"的初步方案，可让居民选择保留原入住社区的生活房间或入住资格。泰康升级的入住方式，进一步推进"候鸟式养老"的服务模式建设，对医疗、养老行业的发展起到规范和借鉴作用。

3. 建设高端医疗服务体系

泰康之家充分发挥保险资金优势，稳步建设国际水平、中国领先的现代医疗体系。社区配套康复医院，提供专业医疗服务。康复医院以老年医学、康复医学和重症急救医学为优势学科，多学科医疗团队为居民提供慢病管理、老年综合症及并发症预防、老年急救、康复治疗等全方位医疗服务。一方面，专业照护团队提供优质的护理服务。照护团队成员具有护理专业教育背景，临床护理经验丰富，为居民提供优质的护理服务。同时，引入国际标准长期照护服务及康复治疗标准体系，定制个性化照护方案，满足长者需求。另一方面，配有星级硬件设施，引入数十项适老设施及医疗专业设施，融入现代化智能科技，打造安全、高效、人性化的居住环境。例如，先进的监护与抢救设备和具备ICU工作经验的医护团队为重症患者提供高品质照护服务。

4.提供一站式养老生活服务

泰康之家复制美国成功经验，结合中国长者的身心特征，从建筑到服务，从整体到细节，打造国际标准医养社区。泰康之家养老社区为居民提供独立生活、协助生活、记忆照护、专业护理四个不同的生活服务区域，实现一站式退休生活解决方案，提供不同程度的生活照顾及护理服务。根据入住前的专业评估，社区向居民提供适当的入住选择建议；入住后，根据居民健康状况的变化可升级至相应的生活区，如表5-14所示。

管家及社工服务覆盖全体社区居民，提供生日关怀、安全访视、情绪抚慰、入户拜访、节庆祝福、友邻结对等关怀服务。同时，社工为每位居民建立独一无二的社区服务档案并保持及时评估更新。

表5-14 泰康之家一站式养老生活服务一览表

维度	具体内容
健康管理	以健康积极的状态迎接幸福
健康档案管理	建立并维护健康档案
健康评估	由多学科团队为居民进行定期评估，在健康状况发生变化时进行即时评估，根据评估结果制订或调整服务方案
健康宣教与促进	为居民组织每月健康教育讲座、不定期的义诊咨询、常态化的健康养生知识宣传栏等活动，宣导包括营养、运动、康复、慢病、心理等方面的健康知识
健康体检与疫苗注射	社区为居民提供健康体检与疫苗注射服务
慢病管理	通过慢病小组、健康讲座、定制服务等形式为居民提供慢病管理宣教和指导
居家照护与短期转移服务	在入住期间健康状况发生变化时、发生紧急事件后、负责照料的同住人外出等情形下，可行时可选择居家照护特约服务，也可选择短期转移至护理公寓居住并接受护理服务

5.具备清晰的战略发展方向和布局

泰康之家从设想、调研到成立，再到今天在全国范围内扩张发展，一直都有明确的战略发展方向和布局。在城市分布上，泰康养老社区从北、上、广等一线城市向武汉、苏州等二、三线城市复制延伸。在区域发展上，北京燕园、上海申园和广州粤园三家养老服务实体的投入运营，标志着泰康完成了医养实体候鸟式全国连锁模式的布局落地，实现了京津冀、长三角、珠三角三大核心经济圈布局的全面达成。

作为"保险＋医养"这一模式的开创者和引领者、国内大健康产业的"领头羊"，泰康之家医养社区已深度布局全国重点省市，覆盖京津冀、长三角、珠三角、西南、华中等核心区域的 19 个城市，形成全国东西南北中——北京、上海、广州、成都、苏州、武汉六大社区连锁运营之势。随着运营模式的日益成熟，泰康医养全国化布局加速，泰康大健康产业版图不断扩大，泰康之家作为中国养老第一品牌，持续领跑市场。

（三）经验启示

保险公司实力的加持，使得泰康之家养老社区的发展模式一定程度上具有不可复制性，但仍有许多先进的经验值得借鉴。一方面，顶层设计的重要性。泰康之家的快速发展离不开明确的统筹布局和规划，在养老需求个性化和多样化的趋势下，养老机构应将养老资源、人才建设、市场需求等因素统筹考虑，分目标、分步骤、分层次实现养老目标。另一方面，实现跨界融合与创新。泰康之家通过赋能与扶贫两种模式分享泰康医养护理的先进经验，增强养老机构设备条件，提升服务能力和管理水平。将养老产业与现代生活方式、扶贫帮困、文化旅游等融合发展，能够为养老产业的发展赋能助力，实现进一步的创新发展。

三、亲和源

（一）集团简介

1. 基本信息

亲和源集团有限公司是一家专门为老年人提供快乐服务、健康服务及终身照料服务，从事高端养老住区投资、开发、建设、运营及养老产业发展的社会企业。亲和源以会员制老年社区为依托，融居家养老、社区养老和机构养老为一体的全新模式，打造高品质的老年俱乐部，是养老产业的开拓者。公司融合了公益特性和感恩文化，以推动和发展中国养老产业为己任，致力于成为中国养老产业的第一品牌，成为符合时代精神、满足社会养老需求的运营者，公司使命是引领老年新生活。

目前亲和源主要运行了四条产品线，覆盖了养老社区、休闲养老、医疗护理、养老咨询及委托运营等方面。除了以"自有资金＋金融机构贷款"重资产投入养老社区建设外，养老咨询与委托经营是亲和源业务扩张的主要路径，"租赁经营＋委托管理"是实现品牌连锁的快捷通道。

2. 发展历程

上海亲和源康桥公寓于 2008 年开业，是亲和源会员制养老社区成熟的旗舰项目，拥有 15 栋 830 余套公寓，建筑面积达 10 万平方米，总投资约 6 亿元。近年来亲和源不断壮大，已在海南三亚、辽宁营口、浙江海宁、浙江宁波等地通过控股或参股的形式，不断摸索养老连锁经营模式。

表 5-15 所示为亲和源主要发展历程。

表 5-15　亲和源主要发展历程

时间	主要事件
2005.03	公司创建于 2005 年 3 月，注册资金 2 亿元
2008.05	上海亲和源康桥公寓开业
2013.01	以"规模最大的居家式老年公寓"获得由上海基尼斯总部授予的"大世界基尼斯之最"（中国之最）荣誉称号
2013.02	上海亲和源老年公寓获"上海市平安示范单位"称号
2013.10	亲和源获"中老宜居住区试点工程示范项目"称号
2014	宜华健康斥资 4.08 亿元收购亲和源 58.33% 的股权
2016	被上市公司宜华健康以 7 亿元收购，亲和源成为宜华健康的全资子公司

资料来源：根据官网资料和网络资料汇编整理。

（二）企业特色

1. 开创会员制养老新模式

会员制养老是美国最成熟的一种养老模式，如图 5-6 所示。而亲和源是我国首家会员制养老社区。亲和源以养老社区为承载中心，以销售会员卡为商业抓手，沿着老年全生命周期形成了一种持续性的服务，使现金流、客户流、服务流和信息流形成整合闭环。亲和源项目提供的是一种乐享、尊享和安享老年的生活场景，通过四类卡把 45 岁至 80 岁的中老年人群捆绑在一个专业的服务体系和适老化生活空间里，创造了一种全新的养老生活方式。这"四流"是一种立体的、流动的、有机的、共生的系统。

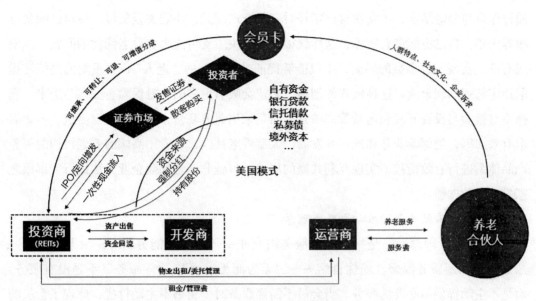

图 5-6 美国会员制养老模式

表 5-16 所示为亲和源会员体系。

表 5-16 亲和源会员体系

客户阶段	客户流	会员卡（现金流）	服务流	产品载体
活力阶段	45岁以上的中老年人、未入住的活力老人	熟年卡、岁悦卡	文化休闲、旅游旅居、个性化服务	亲和源度假酒店、亲和源旅居公寓、亲和源其他服务设施
入住阶段	入住亲和源社区老人	永久会员卡（A）、终身会员卡（B）、短期会员卡（B10、B5）	会员可享受标准服务、个性化增值服务	亲和源养老公寓、适老社会环境、健康会所、文化娱乐设施
照护阶段	需要不同级别照护的老人	床位费和护理费	康复服务、介助服务、介护服务、安宁服务	康复医院、护理院、颐养院

目前，亲和源会员分AB卡，A卡一次性缴付89万元，无使用期限，永久使用并可继承、转让，每年3万~7万元年费；B卡依据房型大小一次性缴付45万~89万元，供个人终身使用，每年3万元年费，如果未住满15年，可以折算到月，按比例退回部分入会费用。此模式的特点在于前3年现金流紧张，拥有快速复制能力，但核心在于运营，依赖全流程成熟的管理体系和激励机制。

2.打造非金融类保险企业"养老＋银行＋保险"模式

非金融类保险企业开展养老＋银行＋保险模式，上海亲和源迈出了第一步，由三方联合开展"金融保险＋养老"创新模式，子女享受光大集团多元化金融服务的同时，通过保险与养老结合，子女在自己年轻时完善资产配置，还能关爱父母，让自己的父母颐养天年，自己也能老有所养，这样就很好地解决了支付能力和养老储蓄的问题。该模式有助于实现三方多赢的局面，不仅能够提前锁定年轻的"老人"，更重要的是能够提前锁定稳定的现金流。这种模式的创新，必定会吸引更多的金融保险企业参与进来，选择不直接参与投资开发和运营管理项目，而是采用业务联营，把人的理财需求、养老需求有效捆绑，把保险业务和地产开发商、大型养老社区，或者中高端的养老机构的服务产品体系进行有效衔接，实现互利共赢的局面，打破非金融保险企业无法进行"泰康之家模式"的枷锁。

3. 提出"零服务"的被动式服务理念

"零服务"理念，一是指亲和源服务内容非一页条文所能穷尽——"大有若无"；二是指亲和源服务温馨、随性自然——"无为而无不为"。"零服务"不是没有服务，而是不主动提供不必要的服务。当会员不需要服务时，秘书不主动打扰，体现了会员的自主、尊贵、私密。一旦会员需要服务，24 小时待命的秘书会在第一时间出现在会员身边。

"零服务"是共享与分配的平台，即"零服务"的实现基础是有一个供应商整合平台。亲和源会找到和其自身互补的供应商，共同形成有价值的供应链，以便于今后进行更快速的商业拓展，如图 5-7 所示。

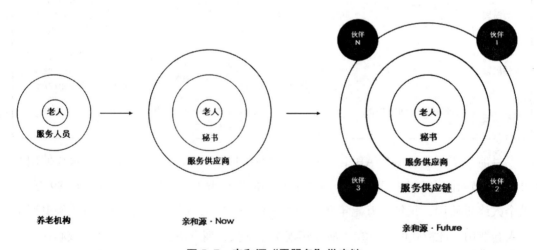

图 5-7 亲和源"零服务"供应链

4. 通过秘书式体系满足会员多元化需求

亲和源首创秘书式服务体系，秘书式服务是会员与养老服务之间的桥梁和纽带。生活秘书是会员身边的服务资源整合专家，24 小时待命为会员提供生活服务；快乐秘书发掘会员的兴趣爱好，引导会员融入志同道合的兴趣小组，组织文艺活动等，充分满足会员的精神生活需求；健康秘书建立会员健康档案，预约就医绿色通道，陪同就医，医疗、意外保险理赔协办等。通过秘书式服务体系，亲和源较好地实现了服务流个性化与标准化的统一，如图 5-8 所示。

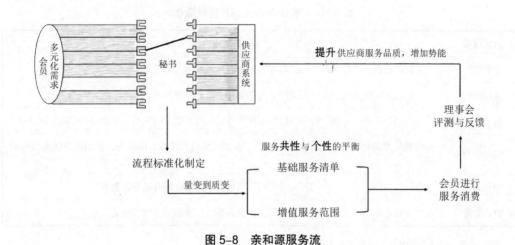

图 5-8 亲和源服务流

5. 体验式营销——通过场景与用户建立连接

亲和源通过体验式营销解决营销周期长的问题。亲和源把服务放到场景中，让老人真真正正感受到服务的"质感"和"颗粒度"，通过这样一套模式，老人能够所见即所得，能够看到将来的居住空间怎么样、服务场景怎么样。一方面，体验式营销使全国各地的老年人可以提前感受亲和源的服务，实现体验式营销的升级；另一方面，通过该方式提前引入客户进行销售，亲和源可以更早地实现运营盈亏平衡，同时也赋能闲置资产。可以说，体验式营销对客户和亲和源来说是一个双赢的方式。

6. 为老人提供人性化、智能化和专业化服务

亲和源从各个细节注入宜老化，为老人提供细致服务。社区内为老人提供无障碍化设计的高标准全配置的公寓楼和适合养生、观赏、游玩的生态型户外环境。每幢建筑物之间都建有风雨连廊，拥有特殊设施、辅助装置与无障碍设计，形成助老护老的生活支持体系。居所内安全扶手、家具圆角设计、洗手台窗台放低、室内移门设计、进出无障碍、轮椅可通行等细节照顾到老年生活的方方面面。

此外，亲和源配备多类智能化设施，为老人安全保驾护航。亲和源配置了社区"数字化监控系统""无线报警系统""无线定位系统""园区一卡通系统"，让科技覆盖社区。除传统的视频监控、门禁、一卡通等设施之外，还引入了以色列尖顶端智能居家设施，提供紧急呼叫、无线定位智能行为分析等监护体系构成智能化社区/家居，自动分

析老人生活存在的异常问题，以及参加社区的活动轨迹及人员交往圈子，平台主动提供及时的服务支持，以及对应性安排相关活动，让老人生活得更加安全放心。

在康复护理方面，亲和源拥有专业的医护团队、疗护服务体系和特需服务体系，并形成六大特色医养服务，如表 5-17 所示。

表 5-17　亲和源六大特色医养服务

六大服务	服务具体内容
家庭医生	为家庭成员提供医疗保健、用药指导、健康管理和紧急救助等服务
医疗协助	为会员提供医疗协助，如陪同就医、协助取药、取检查报告等
康复理疗	为会员提供安全、有氧、舒缓的康复理疗服务，以改善会员的生活自理能力和提高生活质量
慢病管理	在药物治疗的基础上，对会员进行运动、营养、情绪等多维度的指导，从而提升慢病管理的效果
绿色通道	为会员在预约挂号、日常门诊、专家门诊及预约手术等方面开通专属服务
自助护理	倡导会员自助服务，全面激发会员潜能，提高生活自理能力，延缓衰老

资料来源：根据官网资料和网络资料汇编整理。

（三）经验启示

亲和源为非金融类保险企业开展养老业务提供了思路。资本加持是企业实现快速扩张的重要筹码，也是很多养老机构的难题。企业需要充分考虑自身资源优势、客户养老需求和客户理财需求，兼顾实际市场、模式创新和企业合作。此外，会员制养老模式也是其他养老机构的可借鉴之处。实现居家养老、机构养老和社区养老的三者合一，会员制是很好的突破口。亲和源依托会员制模式，通过建立大家庭式的社区，融小家为大家，实现个体家庭的"孝"向大家庭的亲情转移，较好地满足了老人的需求。

四、椿萱茂

（一）企业简介

1. 基本信息

椿萱茂是远洋集团（股票代码 HK03377）旗下的高端养老服务品牌，于 2012 年正式推出。椿萱茂"立足北京，全国连锁"，目前主要分布城市为北京、上海、广州、天津、成都、重庆、武汉、苏州、大

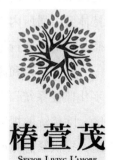

连等。椿萱茂秉承着"创造健康、快乐、安心、有尊严的生活"的愿景，致力于全面提升中国养老生活品质，为天下老人提供高端养老、康复、医疗和娱乐的一站式退休生活养老服务。

2. 发展历程

自 2012 年开启养老探索以来，椿萱茂经历了一个不断自我升级的过程，成功实现了养老核心服务体系的构建及高品质养老服务品牌的打造。在北京多个项目的成功运营经验基础之上，椿萱茂业务发展的脚步开始加速，在天津、上海等多个城市扩张发展。2018 年、2019 年乃至 2020 年当下，是椿萱茂"快"速发展的 3 年。在全国五大核心城市群实现了 7 城 30 家养老社区 / 公寓，提供 15 000 张床位，覆盖长者生活各阶段养老服务，打磨专业养老服务体系，切实提升中国长者养老服务体验。表 5-18 所示为椿萱茂主要发展历程。

表 5-18 椿萱茂主要发展历程

时间	主要事件
2012 年 4 月 20 日	远洋地产养老业务发展中心正式成立
2012 年 12 月 15 日	正式确定养老服务品牌"椿萱茂"
2013 年 8 月 21 日	椿萱茂·凯健（北京亦庄）老年公寓正式开业
2014 年 5 月 10 日	椿萱茂（北京双桥）老年公寓正式开业
2016 年 4 月 22 日	椿萱茂（北京青塔）老年公寓开业
2016 年 12 月 9 日	椿萱茂（北京北苑）老年公寓开业
2017 年 5 月 10 日	椿萱茂独家出版国际失智照护专著《认可》中文版
2018 年 1 月 15 日	椿萱茂（上海虹湾）长者社区开业
2018 年 3 月 15 日	椿萱茂（武汉高雄路）老年公寓开业
2018 年 6 月 23 日	椿萱茂（广州兴业）老年公寓开业
2018 年 9 月 3 日	椿萱茂（成都簇桥）老年公寓开业
2018 年 9 月 19 日	椿萱茂（天津东站）老年公寓开业
2018 年 12 月 5 日	椿萱茂（天津富民路）老年公寓开业
2020 年	椿萱茂·（北京）和园长者社区（椿萱茂首个智慧共享社区实践样本）正式亮相

资料来源：根据官网资料和网络资料汇编整理。

（二）企业特色

1. 实现"疗+养"的一体化养老服务

椿萱茂设有长者社区、老年公寓和康护中心。长者社区和老年公寓以"养"为主，康护中心以"疗"为主，较好地实现了养老与医疗的结合。长者社区环境优美，配备了功能齐全的活力生活区、社区中心、健康照护中心等高品质的居住空间、休闲娱乐空间和健康服务设施，为老人提供健康活力、社交参与和持续学习的退休生活体验。例如，成都·珉湾长者社区作为椿萱茂西南首家大型独栋 CLRC 长者社区，延续美式 CCRC 持续照料退休社区模式，从中国国情出发，融汇西蜀安逸巴适的民俗风情，改变传统养老的服务理念和服务模式。老年公寓是椿萱茂综合性一体化颐养之家，配有丰富的休闲娱乐空间和交流活动空间。公寓中配有家庭医生、乐享大使、营养厨师、椿萱管家、生活助理五星椿萱家人，为老人提供专业生活服务，为独立、协助、失智、护理老人提供生活照料、失智照护及专业护理等。康护中心主要面对"老、慢、常"老人或长期卧床的失能老人、半失能老人、神经系统疾病、大病术后康复老人、晚期肿瘤综合治疗及临终关怀老人，为其提供专业的医疗服务，通过详尽的护理服务计划，将康复训练融入娱乐活动中，让患病老人能够在细致的关爱逐步康复。

2. 提供完整和专业的健康管理服务

椿萱茂的健康管理服务主要包括防控风险、保持健康和管理慢病。防控风险主要包括风险级别评估、风险因素评估、风险防控方案和风险指标监测（如人工智能报警）。如针对老年人容易摔倒的情况，制定完整的应对方案。保持健康主要包括健康全面评估（专业人员评估和人工智能评估）、保持健康方案（科学膳食、运动管理、睡眠管理、心理支持和中医养生）和健康指标检测，如制定科学膳食金字塔，为老人提供科学膳食。不仅如此，椿萱茂一年要换 52 次菜单，周周换新，以达到营养、合口和个性化的同时兼顾。在管理慢病方面，椿萱茂和协和老年科合作，院方专家刘晓红教授组织慢性病专家团队为在住老人的疑难病症进行咨询，并提出诊断方案及康复意见，再由椿萱茂的医务人员进行总结并推动执行。目前该项服务主要包括慢病评估、慢病管理方案和慢病指标检测。

特别指出的是，椿萱茂引入服务管家理念，椿萱管家充当纽带，协调老人的生活。从入住前的个人档案建立、个人信息录入、入住欢迎仪式，到入住后，7 天协助老人融入新生活。椿萱管家 24 小时密切关注老人的日常生活所需，积极与老人及家属沟通互动，及时发现问题。

3. 打造养老服务标准化和创新化

椿萱茂逐渐实现服务标准化。从引入美国养老服务运营体系，到拿下失智照护的认可疗法培训学院（VTI）中国独家授权；从 WOW 惊喜的细节营造，到服务标准体系的建立和优化，再到校企联合、人才培训机制的运转，椿萱茂逐渐建立起了一套独立且完整的自运转体系。

椿萱茂在实践中不断创新。椿萱茂·和园长者社区不仅延续了椿萱茂成熟的核心服务体系，还推动中国长者从养老到享老观念上的转变。椿萱茂·和园依托物联网，从智能化健康管理、智慧家居、智慧园区三方面构建长者社区，打造长者咖啡厅、花样年华直播间、椿和社团，构建三重共享空间，为长者提供持续生活退休社区，引领长者积极参与、实现自我。此外，椿萱茂与美国领先的失智照护运营商 Meridian 通力合作，结合中国老人生活习惯、人生经历、中国文化及中国社会特点，独创失智照护解决方案——忆路同行，是国际先进的失智照护理念。椿萱茂的失智照护能力是具有国际标准、国内领先的专业服务能力，在业内享有较高的影响力。

4. 开展丰富多样的休闲娱乐活动

乐享生活服务是椿萱茂核心服务之首，通过为老人营造家一般的生活氛围、打造退而不休的生活方式及提供星级的生活服务，带给老人文化生活、社交活动、休闲娱乐的尊贵享受，如表 5-19 所示。椿萱茂为老人提供展示才艺和结交朋友的平台。

表 5-19 椿萱茂乐享生活服务

活动名称	活动内容
特色展览	椿萱茂亦庄老年公寓举办"书画相伴 文化养老"活动和国画课试讲等
椿萱交流会	椿萱茂（北京·北苑）开展主题为"缤纷书画 墨香椿萱"的第二届书画作品展，同时此次活动融入了老人们的特色手工展览。除此之外，北京北苑项目的老人们还拿出了自己年轻时期的怀旧物品，如粮票、毛主席纪念章等，共同回忆年轻时的时光
公益活动	椿萱茂携手星海音乐学院举办周末敬老音乐会，通过音乐治疗帮助老人们拥有一个快乐幸福的晚年。再如，椿萱茂向"小水滴新生 DewDrops"发出志愿申请，邀请老人／员工一起做志愿者，给予孩子们拥抱和爱

资料来源：根据官网资料和网络资料汇编整理。

5. 成为全国首家 WELL 健康建筑标准养老项目

椿萱茂第一个老年公寓项目椿萱茂亦庄老年公寓于 2013 年 8 月开业，是全国首家获得 LEED 认证的绿色建筑养老项目。为营造更适合长者的居住环境，椿萱茂率先引进 WELL 健康建筑标准（WELL 是全球首个以人为本、全面关注居住者健康的建筑标准），分别在椿萱茂（北京璞湾）长者社区和椿萱茂（大连红星海）老年公寓两个重资产养老项目中实施，为老人提供健康、快乐、安心、有尊严的生活。

（三）经验启示

首先，养老机构应转变传统养老理念，不仅仅是为老人提供一个安身立命的场所，更多的是为老人提供家一般的温暖，实现入住前、中、后的一体化服务。无论是居住环境等硬件设备，还是日常饮食、娱乐社交活动等软件服务，都要为老人提供专业化、多样化的健康管理服务。其次，打造智慧养老体系，提升养老服务专业度。通过物联网、云计算、大数据、智能硬件等新一代信息技术优化养老资源，提高养老服务质量水平。例如，智能腕表可以随时监测佩戴人的血压、血氧、心率等基本健康数据，还设有一键呼救、亲情拨号等简易操作功能，为老年人提供安全保障。最后，不断进行创新和合作，通过创新为老人提供差异化的服务，打造属于自己的名片。也要积极寻求与外部机构的合作，如国外医疗养老机构、国内医院等，通过合作更好地实现"疗养"的结合。

【复习思考题】

1. 如何理解"老龄服务"与"养老服务"的关系？

2. 如何理解"养老产业"与"养老事业"的关系？

3. 如何理解"养老服务业"与"养老服务产业"的关系？

4. 试阐述三种养老模式的特点和关联。

5. 试描绘中国养老服务业的基本格局和市场特征。

【拓展阅读】

1. 国家发改委社会发展司 等，《走进养老服务业发展新时代：养老服务业发展典型案例汇编》，社会科学文献出版社，2018 年。

2. 郭林，《中国养老服务 70 年（1949—2019）：演变脉络、政策评估、未来思路》，社会保障评论，2019（3）。

第六章

健康保险业

【本章概要】

商业健康保险作为社会基本医疗保险的重要补充，是当前国家大力发展多层次医疗保障体系的重要内容，也是推进"健康中国2030"国家战略的内在要求。商业健康保险的发展不仅能够弥补社会医疗保险的不足，而且可以通过提供丰富的商业健康保险产品和服务满足人们日益增长的多样化、多层次的健康需求。自2009年新医改以来，政府部门高度重视发展商业健康保险，密集出台多个促进商业健康保险发展的重要文件，商业健康保险迎来重要的发展机遇。本章将在系统回顾健康保险的概念内涵及基本特征的基础上，梳理健康保险的发展环境，重点阐述当前国内健康保险行业的市场格局和基本特征，明确商业健康保险业的未来发展趋势。通过本章的学习，了解健康保险的概念、类型、特征及运行模式，掌握健康保险在健康保障体系中的地位，熟悉我国商业健康保险的发展现状和基本特征。

第一节　健康保险的概念体系

一、健康保险的概念

健康保险是指以被保险人的身心作为保险标的，保障被保险人在应对疾病或发生意外事故致伤致残时的直接费用或间接损失获得补偿的保险类型。健康保险属于人身保险的一种，依据性质和责任的不同，大致可将健康保险划分为带有强制性的社会医疗保险和市场性的商业健康保险两个大类。

社会医疗保险是国家为使公民在年老、患病、失业、工伤、生育等丧失劳动能力的情况下能够获得补偿和帮助所建立的保障制度。目前我国实行的社会医疗保险种类主要包括城镇职工医疗保险、城镇居民医疗保险、新型农村合作医疗保险。社会医疗保险属于强制投保险种，保费由个人、企业、政府三方共同负担。社会医疗保险强调保障基本需求、维护公平和可持续性，主要关注医疗费用的报销和结算问题，其产品和服务具有标准化特点。

商业健康保险是由保险公司根据合同约定，当被保险人死亡、伤残、疾病或达到约定的年龄或期限时承担给付保险金的责任。依据保险责任的不同，商业健康保险主要包括疾病保险、医疗保险、收入保障保险和长期看护保险四类不同的险种。与国家主导的强制性社会医疗保险制度不同，商业健康保险是由投保人自愿投保，个人或团体向保险公司支付保险费，侧重于满足多层次、多样化和个性化的健康保障需求。

本章主要围绕商业健康保险展开介绍。商业健康保险具有医疗保障、金融保险和健康产业等多种属性，是一个技术和资金密集、产业链条长、具有"生态圈"特点的行业。加快发展商业健康保险对于完善社会保障制度、提升健康产业水平、优化金融保险市场具有重要意义。

二、健康保险的类型

1. 依据保险期限划分

依据保险期限不同，商业健康保险产品可分为长期健康保险和短期健康保险两大类。其中，长期健康保险是指保险期限超过 1 年或短于 1 年但含有保证续保条款的保险类别，短期健康保险则指的是保险期限在 1 年及 1 年以下，且无法保证续保的保险类别。

2. 依据承保对象划分

依据承保对象的不同，商业健康保险产品包括个人健康保险和团队健康保险两大类。其中，个人健康保险是指以单一参保人或者同属一个家庭的多人为参保人的保险类别，团队健康保险则是指以企业或雇主为投保人、以组织内部员工为参保人的保险类别。

3. 依据保险责任划分

依据保险责任的不同，商业健康保险产品主要包括疾病保险、医疗保险、收入保障保险和长期护理保险 4 种类型，如图 6-1 所示。其中，疾病保险指以疾病的发生为给付条件的保险；医疗保险指以约定医疗的发生为给付条件的保险；收入保障保险，也称为失能收入保险或失能保险，是指以因意外伤害、疾病导致收入中断或减少为给付保险金条件的保险；长期看护保险指以因意外伤害、疾病失去自理能力导致需要看护为给付保险金条件的保险。

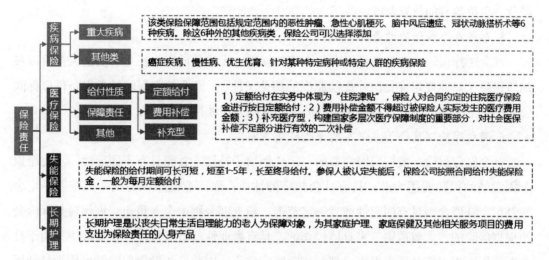

图 6-1　根据保险责任划分的商业健康险产品类型

三、健康保险的特征

商业健康保险和社会医疗保险的关系与区别如下：

1. **两者的基本属性不同**

强制性社会医疗保险是公益性福利事业，带有强制性，各类用人单位必须依法参加该项保险。商业健康保险属于商业性质，以营利为目的，不带有强制性，主要靠保险公司的商业信誉去争取客户。

2. **两者的保险范围不同**

强制性社会医疗保险的保险范围较广，不仅保"大病"，而且保"小病"，不仅对参保人的住院费用给予一定补偿，而且对其门诊费用也给予一定补偿。而商业健康保险的保险范围很小，一般只对其承保范围内的几种或者某一种疾病的住院费给予一定金额的补偿。

3. **两者保险费筹集方法不同**

强制性社会医疗保险由国家、单位、个人三方面负担，个人按照工资的一定比例以保险费的形式缴纳，负担较少。商业健康保险费用完全由参保人承担，国家和单位不予分担（用人单位自愿为劳动者分担的除外）。

4. **两者的管理制度不同**

社会医疗保险由政府集中领导，由各地医疗保险机构具体管理。商业健康保险由金融机构领导，由商业保险公司具体承办，保险公司作为相对独立的经济实体，实行自主经营、自负盈亏的核算制度。

5. 参保人参加保险的条件不同

社会医疗保险的参保条件没有什么特殊规定，无论是健康人还是有病的人都可以参加该保险（具体规定详见医疗保险制度的相关文件）。商业健康保险的参保条件以保险公司的规定为准，只有具备参保条件的人，保险公司才接受其参保。

6. 两种保险制度给予参保人的保险待遇不同

社会医疗保险一般按照医疗费的一定比例给予补偿，数额具有不固定性，不完全以个人缴纳的保险费用为准，具有社会救济的性质；而商业健康保险则一般按照一定金额补偿，补偿金额具有固定性或者一定范围，超支部分则由个人负担，该保险是保险公司根据保险的"大数原则"来具体操作的，具有商业性的救济性质。在实践中，由于社会医疗保险不可能补偿参保人全部的住院医疗费用，因此商业健康保险就可作为社会医疗保险的有益补充，弥补参保人差额部分的损失。根据医疗保险的补偿原理，医疗费用的理赔是以实际医疗费用支出为最高限额的，对社会医疗保险做出补偿后的剩余医疗费用，商业保险公司将按照保险条款理赔。

四、健康保险的运行模式

健康保险的成功运行需要"医保药健"四方合作共赢，即医院、保险、药企、健康管理四个参与主体围绕被保险人形成"健康险生态"，如图 6-2 所示。在整个健康险生态中，来自国家政府部门的监管扮演着非常重要的角色。2018 年 3 月，我国启动了新一轮国务院机构改革，新组建设立的国家卫生健康委员会、国家医疗保障局、银行保险监督管理委员会带领生态各参与方，深化医药卫生体制改革进程、强化医疗保障体系、规范商业健康险建设。

健康险的源头是对投保人（包括个人、家庭、企业、团体等）的服务，因而不能割裂地只看保险本身，关键在于"医保药健"联动。被保险人直接或间接从保障支付方获得健康保障经济补偿，从医疗服务方获得诊断、治疗、配药等服务，从健康服务方接受全周期的健康服务，获取健康激励。健康保险支付方与服务方实现客户通、数据通、系统通等多方面的互联互通，有效平衡各方利益是健康险生态良性可持续发展的关键。

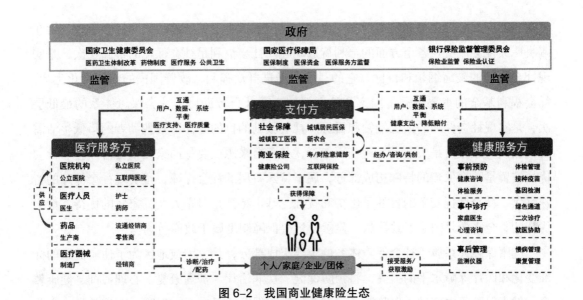

图 6-2　我国商业健康险生态

资料来源：安永、太保安联健康险股份有限公司，《中国商业健康险白皮书》。

五、健康保险在健康保障体系中的地位

了解健康保险在健康保障体系中的地位，需要首先明确健康保险、健康保障和社会保障三者之间的逻辑关系。

社会保障体系作为现代国家最重要的社会经济制度之一，是指国家通过立法而制定的社会保险、救助、补贴等一系列制度的总称。社会保障体系的主要功能在于保障全社会成员基本生存与生活需要，特别是保障公民在年老、疾病、伤残、失业、生育、死亡、遭遇灾害、面临生活困难时的特殊需要，由国家通过国民收入分配和再分配实现。完整的社会保障体系包括社会福利、社会保险、社会救助、社会优抚和安置等各项具有不同性质、作用和形式的社会保障制度构成。①社会保险是一种为丧失劳动能力、暂时失去劳动岗位或因健康原因造成损失的人口提供收入或补偿的一种社会和经济制度，主要包括养老保险、医疗保险、失业保险、工伤保险、生育保险。社会保险在社会保障体系中居于核心地位，它是社会保障体系的重要组成部分，是实现社会保障的基本纲领。目前，全球比较典型的医疗保险模式主要有国家（全民）医疗保险模式、社会医疗保险模式、储蓄医疗保险模式和商业健康保险模式 4 种。我国实行的是社会医疗保险模式，筹资以雇主和雇员缴纳的社会保费为主，以政府税收津贴为辅，运用风险分摊法将社会少数成员随机产生的疾病风险分摊到全体国民身上。社会医疗保险具备强制缴费、广覆盖、基本保障等特征。目前，实行社会医疗保险制度的代表国家有韩国、法国、德国、

日本。②广义的社会福利是指提高广大社会成员生活水平的各种政策和社会服务，旨在解决广大社会成员在各个方面的福利待遇问题。社会福利是社会保障的最高层次，是实现社会保障的最高纲领和目标。它的目的是增进群众福利，改善国民的物质文化生活，社会福利基金的重要来源是国家和社会群体。③社会救助属于社会保障体系的最低层次，是实现社会保障的最低纲领和目标。社会救助的目的是保障被救助者的最低生活需要，救助对象主要是失业者、遭到不幸者，其基金来源主要是国家及社会群体。④社会优抚安置是社会保障的特殊构成部分，属于特殊阶层的社会保障，是实现社会保障的特殊纲领。社会优抚安置的目的是优待和抚恤，基本特征是对军人及其家属的优待，社会优抚的基金来源是国家财政拨款。显然，社会保障制度属于政府行为。

健康保障体系属于社会保障体系的重要组成部分，是一国或地区为了适应健康的标准变化和医疗保障水平的提高，将预防保健、疾病治疗、护理康复、心理咨询、健康教育、健康保险等内容纳入保障服务。健全的健康保障体系由医疗保险、医疗救助、商业健康保险和健康服务四个部分构成。

（1）社会医疗保险制度是指国家和社会团体对劳动者或公民因疾病或其他自然事件及突发事件造成身心健康损害时，对其提供医疗服务或对其发生的医疗费用损失给予经济补偿而实施的各种制度的总和；社会医疗救助制度指的是通过政府拨款和社会捐助等多渠道筹资建立基金，对特定人群给予医疗费用补助的救助制度。全球医疗保险模式大致可分成四类：以德国为代表的社会医疗保险模式，以英国为代表的全民医疗保险模式，以美国为代表的商业保险模式，以新加坡为代表的储蓄医疗保险模式，如表6-1所示。我国目前为类似于德国的社会医疗保险模式。

表6-1　全球主要医疗保险模式概览

国家	医疗保险模式	概述	特点
德国	社会医疗保险	以强制性的社会健康保险为主，辅之以商业保险的医疗保险制度。在社会保险管理体制上采取统一制度、分散管理、鼓励竞争的管理体制，强调社会团结互助，政府不参与社会医疗保险的具体操作	覆盖面广，社会公平性较好，个人负担部分费用，控费相对容易
英国	全民医疗保险	政府直接承办医疗保险事业，公民纳税，政府拨款给公立医院，医院向居民提供免费或低价收费的、覆盖所有必需的基本医疗服务	覆盖面广，社会公平性较好，政府负担较重，缺少市场化机制，医疗服务供给效率低、缺少积极性
美国	商业医疗保险	以商业医疗保险为主，由雇主或个人自愿购买，保障内容与缴费多少挂钩，政府只负责弱势群体等少数人的基本医保	政府仅覆盖弱势群体，社会公平性相对较差，参保自由，灵活多样，可以满足不同收入人群的多层次需求，市场化机制强

续表

国家	医疗保险模式	概述	特点
新加坡	储蓄医疗保险	法律规定，必须把个人消费基金的一部分以储蓄个人公积金的方式转化为医疗保险基金	覆盖面广，社会互助供给性质较弱，个人负担所有费用，个人控费意愿强

我国的社会医疗保障体系分三级。如图 6-3 所示，托底层是由政府主导的城乡医疗救助及社会慈善捐助；主干层是由政府牵头，个人和组织共同参与的城镇职工基本医疗保险、城镇居民基本医疗保险、新型农村合作医疗；补充层是大病医疗保险，以及由个人、组织、社会主动自愿参与投保的商业健康险。不同于美国商业保险模式，我国社会医疗保险由政府牵头，从 21 世纪初的"广覆盖"，到十八大提出的"全覆盖"，未来医疗支付方和服务方将坚持走公立为主，私立为辅的模式。

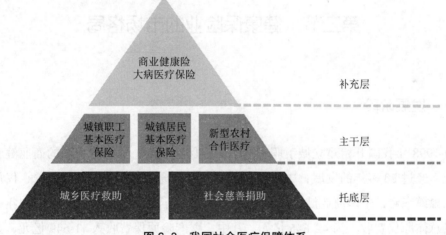

图 6-3 我国社会医疗保障体系

（2）医疗救助的重点救助对象包括城乡低保对象、特困人员供养对象、在乡不享受公费医疗的重点优抚对象。其他救助对象包括低收入对象、符合条件的独生子女伤残死亡家庭、患大重病医疗费用支出大的家庭。同时也包括农村建档立卡贫困对象。

（3）商业健康保险是以被保险人的身体为保险标的，保证被保险人在疾病或意外事故所致伤害时的直接费用或间接损失获得补偿的保险，包括疾病保险、医疗保险、收入保障保险和长期照护保险。

（4）健康服务则是指围绕劳动者或公民健康需求的一系列服务项目，包括医疗护理、康复保健、健身养生等众多领域，是现代服务业的重要内容和薄弱环节。

综上，从隶属关系来看，健康保险作为健康保障内容的组成部分，隶属于国民健康保障体系，而健康保障体系不但包括社会保障体系中的社会医疗保险制度和医疗救助制度，同时也包括更具市场性质的商业健康保险和健康服务等内容。健康保险、健康保障与社会保障之间的关系如图 6-4 所示。

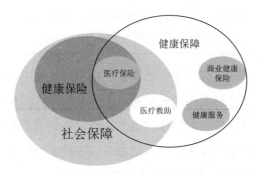

图 6-4 健康保险、健康保障与社会保障之间的关系

第二节　健康保险业的市场格局

一、发展阶段

自 1998 年我国开始建立城镇职工基本医疗保险制度，标志着中国的商业健康险市场开放。经过 20 多年的发展，中国的商业健康险市场快速扩张并趋于完善，仅从年保费收入规模来看，中国商业健康险在过去 20 年实现了近 200 倍的增长。2019 年中国保险市场总体原保费收入为 42 645 亿元，其中，财产险原保费收入 11 649 亿元，人身险原保费收入 30 995 亿元，健康险原保费收入为 7066 亿元，占比 22.80%。中国商业健康险的高速增长是多方合力助推而成的，究其原因，一方面是因为中国医疗体系改革的影响和保险行业政策的逐步放开；另一方面源于健康险企的主动探索与市场竞争。大体而言，过去 20 年我国商业健康险的发展历程可大致划分为如下 4 个主要阶段：

1. 第一阶段：市场起步阶段（2001 年之前）

21 世纪初，中国医改尚处于"给政策不给钱"路线的上半场尾段，主张医疗卫生系统自主探索市场化运作，商业健康险的参与度极低。但此其间，国务院于 1998 年颁发了《国务院关于建立城镇职工基本医疗保险制度的决定》，正式确立新型社会医疗保险制度，也为中国的商业健康险预留出较大的发展空间，相当于市场初开的 2~3 年。

2. 第二阶段：竞争布局阶段（2002—2005年）

2002年，全国人大会议通过了关于修改《中华人民共和国保险法》的决定，规定财险公司经过监管机构核定，可经营意外伤害险和短期健康险业务。自此大量的财险企业开始抢位入局，参与到商业健康险的经营中。2003年，原中国保监会出台了《关于加快健康险发展的指导意见》，提出健康保险专业化经营的理念，要求保险公司建立专业化的经营组织，引导行业快速健康发展。在健康险专业化经营的要求下，5家专业健康险公司于2004年获批筹建，并陆续开展运作。2002—2005年，在大量财险公司加入经营及专业健康险公司筹建的合力助推下，中国健康险的年保费收入规模增长了近4倍，作为人身险重要组成之一的健康险保费收入占比也从2002年的4%攀升至2005年的9%。

3. 第三阶段：调整规范阶段（2006—2012年）

这一阶段由于医疗体系的市场化改革遭受2003年"非典"出乎意料的挑战，2006年，经国务院批准，国家11个有关部委组建成立医疗体制改革协调小组，标志着新一轮医疗改革正式开启。"新医改"主张"把基本的医疗服务作为公共产品向全民提供"，并将大量国家及地方层面的财政经费投入医疗体系，以"泛福利化"的思路大力推进医保制度发展。2012年我国实现了医保全民医保覆盖。伴随着新医改的大力推进，国内健康险市场不断发育，2006年，原中国保监会对外发布《健康保险管理办法》，该办法是中国健康险第一部专门化监管规章，从公司经营、产品设计、营销、精算等多个方面，逐步规范指导险企合规开展健康险业务，标志着我国商业健康险行业进入了规范调整阶段。2006—2012年，商业健康险保费收入仅翻了一番，且保费收入在人身险保费收入中占比也基本稳定在了7%~8%。

4. 第四阶段：优化调整阶段（2013年至今）

我国的社会医疗保险基金运作管理原则是"以收定支、收支平衡、略有结余"，但一方面由于受国民经济增速放缓影响，职工工资增速放缓，城镇职工基本医疗保险基金收入增幅下降；另一方面，医疗费用急剧上涨、医疗服务需求扩大、人口老龄化加速，医疗保险基金支出持续增长，我国医保基金面临赤字危机，急需发展商业健康险，为社会医疗保障体系减压。2014年国家颁布的《关于加快发展商业健康保险的若干意见》指出："到2020年，基本建立市场体系完备、产品形态丰富、经营诚信规范的现代商业健康保险服务业"。2016年10月，《"健康中国2030"规划纲要》提出要积极发展商业健康保险，促进商业健康保险与健康医疗产业的合作，丰富健康保险产品与健康管理服务，使其在多层次全民医疗保障体系中发挥重要补充作用。同时，《"健康中国2030"规划纲要》明确提出："到2030年，以基本医疗保障为主体、其他多种形式补充保险和商业健康保险为补充的多层次全民医疗保障体系成熟定型"。国家推出了一系列举措支持商业健康保险的发展：一是丰富商业健康保险产品，扩大商业健康保险供给；二是推动商业保险参与完善医疗保障服务体系；三是提升商业保险机构管理和服务水平。

2017年，原中国保监会将税优健康险试点推广到全国，同年11月发布并于2019年底正式修订通过《健康保险管理办法》。该办法要求商业健康险加强与医疗机构、健康管理机构、康复服务机构等的合作，鼓励商业健康险丰富产品类型。在外部政策向好、全民健康意识觉醒的大环境下，商业健康险自2013年至2019年实现了近8倍的增长，在人身险保费收入中的占比也从9%稳步提升至23%。然而，这一时期的高速增长背后却是各大险企跑马圈地式的竞争乱象。自2013年始，中短存续产品盛行，并冠以"健康险"之名，收录到健康险保费中，直至2017年保监会134号文出台才得以遏制。而2017年后，诸多险企则聚焦于百万医疗险、长期重疾险等网红产品，开始了产品同质化相对严重的价格战，并最终致使行业盈利水平难以得到保障。

二、市场规模

1. 市场份额方面：整体规模依然较小但增长速度快

经过过去20余年的4个阶段探索和发展，特别是随着新一轮医疗体制改革方向的逐渐明晰及持续推进，商业健康险增长潜力得到了极大的释放，商业健康险的供需两端均有了长足发展。据中国银行保险监督管理委员会公布的官方数据显示，从2013—2017年的中国保险市场原保费收入复合增长率看，整体增速为20.7%，健康险增速为40.6%，远高于其他险种。然而，在"保险姓保"的监管基调下，2017年中短存续期护理险的发展得到规范，健康险保费收入增速快速下滑，仅为8.6%。但如果剔除中短存续期护理险，则增速超过45%，依然保持强劲增长。2019年中国健康险原保费收入为7066亿元，占到同期保险市场总体原保费收入的16.57%左右，相比2018年的5448亿元增长了近30%，如图6-5所示。

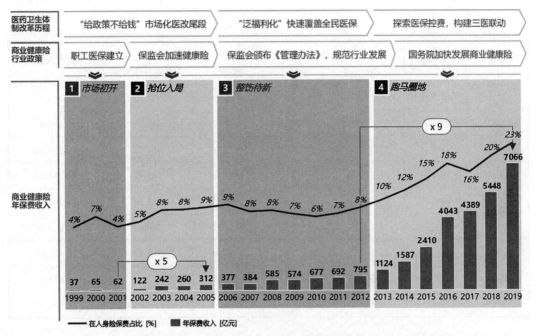

图 6-5　我国商业健康险年保费收入增长及北京剖析（1999—2019 年）

资料来源：罗兰贝格，《以人为本的一体化医疗趋势下，商业健康险未来决胜之道》，2020 年。

　　然而，从市场整体看，当前中国的健康险市场规模依然较小，蓝海市场特征明显。如表 6-2 所示，据中国银行保险监督管理委员会公布的官方数据显示，2019 年中国保险市场总体原保费收入为 42 644 亿元，其中，财产险原保费收入 11 649 亿元，人身险原保费收入 30 995 亿元，后者约占 2019 年原保费总收入的 72.68%。具体到人身险的三种细分险种，寿险依然占据着主导地位，2019 年寿险的原保费收入为 22 754 亿元，占比 73.41%，同期的健康险原保费收入为 7066 亿元，占比 22.80%，人身意外伤害险为 1175 亿元，占比 3.79%。可见，作为人身险组成部分之一的健康险，相比寿险和财产险业务规模依然较小。

表 6-2　2006—2019 年中国原保费收入总额及分布　单位：亿元

年份	财产险	人身险				保费收入总额
		小计	寿险	健康险	人身意外伤害险	
2006	1509.43	4132.01	3592.64	376.90	162.47	5641.44
2007	1997.74	5038.03	4463.75	384.17	190.11	7035.77
2008	2336.71	7447.39	6658.37	585.46	203.56	9784.10
2009	2875.83	8261.47	7457.44	573.98	230.05	11 137.30
2010	3895.64	10 632.32	9679.50	677.47	275.35	14 527.96

续表

年份	财产险	人身险				保费收入总额
		小计	寿险	健康险	人身意外伤害险	
2011	4617.82	9721.43	8695.59	691.72	334.12	14 339.25
2012	5330.93	10 157.00	8908.06	862.76	386.18	15 487.93
2013	6212.26	11 009.98	9425.14	1123.50	461.34	17 222.24
2014	7203.38	13 031.44	10 901.69	1587.18	542.57	20 234.82
2015	7994.97	16 287.55	13 241.52	2410.47	635.56	24 282.52
2016	8724.50	22 234.61	17 442.22	4042.50	749.89	30 959.11
2017	9834.66	26 746.35	21 455.57	4389.46	901.32	36 581.01
2018	10 770.08	27 246.54	20 722.86	5448.13	1075.55	38 016.62
2019	11 649.00	30 995.00	22 754.00	7066.00	1175.00	42 644.00

资料来源：中国银行保险监督管理委员会官网。

从健康保险密度和深度来看，经过 5 年持续增长，2017 年中国的健康保险密度为 316 元 / 人，健康保险深度为 0.53%，如图 6-6 所示。健康保险密度等于当年健康险原保费收入除以年末总人口数，健康保险深度等于当年健康险原保费收入除以国内生产总值（GDP），反映特定统计区域内常住人口平均保险费的数额。相比而言，中国健康险市场的密度与深度远低于成熟市场的水平。美国（商业保险模式）2013 年健康险密度即达到 16 800 元 / 人，德国（社会医疗保险模式）2013 年健康险密度为 3071 元 / 人。

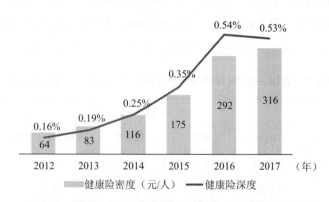

图 6-6　2012—2017 年我国商业健康险密度及深度变化

资料来源：原保监会。

图 6-7 所示为各国商业健康险密度与深度对比（2016 年）。

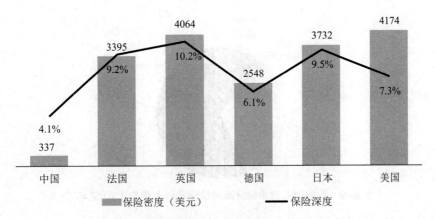

图 6-7 各国商业健康险密度与深度对比（2016 年）

资料来源：原保监会、Swiss Re Institute。

2. 险种发展方面：产品结构失衡、谱系狭窄且存在跨期断裂问题

中国健康险市场产品结构失衡，多元化创新有限。疾病保险和医疗保险占据主要地位，护理保险、失能收入保险的供给严重不足。据统计，2015 年，疾病保险产品保费收入为 1141.21 亿元，占比达 47.1%；医疗保险占比为 36.11%；护理保险为 17.1% 左右；失能收入保险占比仅为 0.13%。根据中国家庭金融调查（2013 年）公开数据，受访者购买的商业健康险产品也呈现类似的结构，即重疾险"走俏"和失能收入险、护理险"走弱"现象并存。健康险产品形式单一，同质化现象严重，真正保障型产品严重缺乏。

图 6-8 所示为我国商业健康险分险种原保费收入及增长（2017 年）。

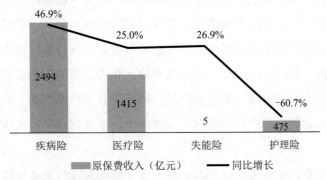

图 6-8 我国商业健康险分险种原保费收入及增长（2017 年）

资料来源：原保监会。

图 6-9 所示为我国商业健康险分险种原保费收入结构（2017 年）。

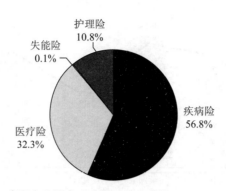

图 6-9　我国商业健康险分险种原保费收入结构（2017 年）

资料来源：原保监会。

中国商业健康险产品以重疾险和医疗险为主，二者占比高达 83.45%。健康险产品谱系狭窄，保障范围有限，缺乏针对客户收入、阶层和年龄的需求划分，产品供求存在错配问题。重疾险仅包括合同事先约定的有限病种，不能完整覆盖基本医保目录之外的疾病。医疗保险则以门诊和住院费用报销为主，仅能提供事后补偿，缺乏长周期的病程监测和管理。长期护理和慢性病管理产品极其匮乏，未能形成"左端医疗费用补偿、中端慢性病管理和长期护理、右端重大疾病给付"的完整的风险保障谱系。随着人口老龄化、慢病化的发展，传统医疗保险的"补偿＋给付"模式无法满足疾病预防、健康管理和长期护理的需求。

一个完整的健康险产品体系不仅应满足疾病治疗和健康管理的需求，还应与其他人身险产品紧密结合，形成覆盖个体全生命周期的保护系统。健康险作为一项人力资本投资，与寿险、意外险、养老险存在链式互补性，可以实现人力资本的维护和增值。可以理解，个体在生命周期内不同阶段的保障需求有所差异，而目前国内市场上相应的保险产品供给并不均衡。其中，应对死亡风险的寿险、长寿风险的年金险或终身寿险，以及满足投资需求的投连险等寿险、年金类产品已形成丰富的产品体系，但应对慢性病、老年护理、失能收入的健康险产品仍然单一或者匮乏，不能够满足个人应对各个阶段健康风险的保障需求。

3. 销售渠道方面：传统渠道以个人代理为主、新兴互联网渠道增速高

通常而言，长期健康险条款复杂、单均保费高，因此，客户在选择时倾向于通过熟人或者专业保险代理人进行详细了解，继而做出是否投保的决策。同时，目前健康险多依附于人身险的传统渠道售卖，因而健康险的整体渠道结构与人寿险类似。个人代理渠道的保费收入始终排名第一，据统计，2017 年达到 2511.22 亿元，占比 66.1%，是排位第二的公司直销渠道收入的 3.4 倍。另外，除银行邮政代理渠道受监管停售中短存续期

护理险的影响造成保费收入增速大幅下降外，其他渠道的增速变化不大，如图 6-10 所示。为了推进保费增速，各公司在维持传统渠道优势的同时，陆续开启了互联网渠道。

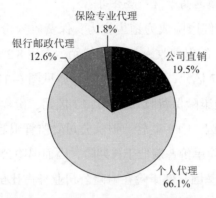

图 6-10　我国人身险分公司健康险渠道保费结构（2017 年）

资料来源：原保监会。

互联网渠道具有不受地域限制、触及人群广、信息传递高效透明等优势，据原中保协的披露数据显示，互联网渠道的健康险保费呈现爆发式增长态势，2017 年上半年实现规模保费 29.1 亿元，增幅 102%。同时，在政策环境及行业各公司越发重视自有客户发展的趋势下，各寿险公司通过自有网销平台共实现健康险规模保费 12.4 亿元，同比增长 222%，其中，防癌保险增长最为迅速，同比增加近 10 倍，护理保险和重大疾病保险增速紧随其后，分别为 874% 和 245%。在产品结构上，通过互联网渠道销售的大多为条款简单、单均保费低的短期健康险产品，市场竞争非常激烈，保费收入增长速度快，销售火爆的"百万医疗险"多数通过互联网渠道销售；而由于受到各种客户端可展示信息限制和客户的信任程度限制，在网销渠道中保障期限长、产品复杂性高、单均保费高的健康险目前还没有得到很好的发展，部分健康险企开始尝试通过直播视频模式推广，拉近与客户间的距离，增强信任度的同时提高信息的传递效率。

互联网保险的渠道结构呈现"以第三方平台为主、自建官网为辅"的发展格局。2017 年上半年，人身保险在第三方平台实现保费 929.9 亿元，占网销总保费的 92%。保险公司与第三方平台的合作模式可以分成两种，一种是货架式，保险公司为第三方流量平台提供保险产品，根据售卖情况支付一定的渠道费，这种模式的对接成本相对较低，转化率也相对较低；另一种是场景式，将保险销售融入第三方流量平台的服务场景中，根据营销及售卖情况支付一定的转化渠道费，这种模式的对接成本相对较高，但客户精准转化率高。与此同时，随着市场总体需求的扩张，健康险企自建的官网渠道销售增长速度同样十分迅猛。

三、竞争格局

1. 人身险公司市场份额远高于财产险公司

人身险公司凭借长期健康险成为销售主力,保费收入份额高达 91.1%。其中,28 家外资人身险公司 2017 年的保费收入 358.03 亿元,占比 8.2%;同年 53 家中资人身险公司的保费收入为 3636.37 亿元,占比 82.9%,具体见图 6-11。单看短期健康险业务,2017 年人身险公司短期健康险保费收入为 901.13 亿元,份额高达 69.6%。保费差距成因有如下两个:监管和基因。(1)监管:财险公司受监管限制,只能经营短期健康险,而目前市场上的短期健康险单价普遍低于长期险,因而财险公司的保费不及能够销售长期险的人身险公司。(2)基因:健康险在财险公司业务占比虽逐年提升,但 2017 年仍只有 3.7%。财险公司因缺少相关健康险基础,业务开展成本高且不易发力。健康险在寿险公司业务占比相对较高,2017 年为 18.6%,是业务增长主力;寿险公司已具备一定的人身相关险种开展基础,易发力搭建专业健康险平台。

2. 外资险企份额不敌中资险企但增长势头强劲

外资公司普遍受业务开展地域监管限制,无法触及所有客户,部分公司也遇到了中外合资互补难的困境,但外资公司的健康险业务仍然保持强劲增长。

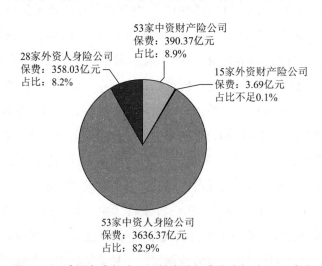

53家中资财产险公司
保费:390.37亿元
占比:8.9%

28家外资人身险公司
保费:358.03亿元
占比:8.2%

15家外资财产险公司
保费:3.69亿元
占比不足0.1%

53家中资人身险公司
保费:3636.37亿元
占比:82.9%

图 6-11　我国各类保险公司健康险保费及占比(2017 年)

资料来源:原保监会。

3. 健康险保费市场集中度高

2017 年健康险市场整体 80% 的保费收入来自排名前 8% 的公司。如图 6-12 所示,按照保费数量级可将保险公司分成四个梯队。(1)第一梯队:两个保费收入 600 亿元以上的公司，保费共 1457.08 亿元，占比 33.2%，包含平安人寿和国寿股份，均为中资人身险公司；（2）第二梯队：10 个保费收入百亿元级公司，保费共 2062.31 亿元，占比46.9%，包含和谐健康、新华人寿等 8 家中资人身险公司，人保股份 1 家中资财产险公司，友邦 1 家外资人身险公司；（3）第三梯队：26 家保费收入十亿元级公司，保费共678.71 亿元，占比 15.5%，包含 12 家中资人身险公司、10 家外资人身险公司、4 家中资财产险公司；（4）第四梯队：其他 111 家公司，保费共 191.36 亿元，占比 4.4%。

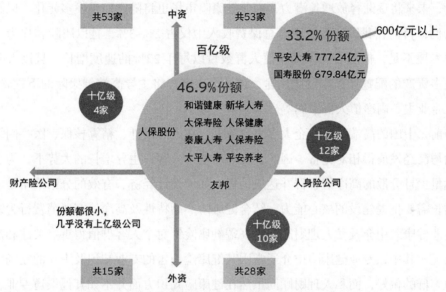

图 6-12 我国健康险经营公司市场集中度情况（2017 年）

资料来源：安永、太保安联健康险股份有限公司，《中国商业健康险白皮书》。

4. 健康险企股东组成正在向多样化转变

越来越多的公司进入健康险市场，2017 年参与健康险经营的公司共 149 家，较2016 年新增 12 家，较 2015 年新增 23 家。目前专业健康险公司有 7 家，分别是人保健康、平安健康、和谐健康、太保安联健康险、昆仑健康、复星联合健康、瑞华健康。回顾健康险公司股东演变过程，我们发现，股东组成正在向多样化转变，从单一保险公司向互联网、医疗机构、医药集团、健康管理机构、医疗大数据公司、实体行业转变。

四、未来趋势

基于当前我国医改进程、保险行业政策及健康险企的发展基础，未来在"健康中国2030"顶层目标下，全民全方位、全周期主动健康管理意识将觉醒，伴随着保险行业政策的积极引导与数字科技的高速发展，商业健康保险行业未来将主要呈现三大发展趋势：多元化、生态化、结构化。

1. 多元化

未来我国商业健康险的供需两端将逐渐趋于多元化，一方面，随着全民健康管理意识的觉醒，无论是健康险客群还是客群对商业健康险的需求，都将越发多元化；另一方面，政府将通过社商合作等形式，积极引导部分健康险种的发展，如长期护理险等，尽管目前许多健康险种在健康险总体保费收入中占比还比较小，但如果能把握核心运营能力建设，未来将逐渐释放增长潜力，商业健康险市场也将随之而越发多元化。以高端健康险为例，目前在我国商业健康险总保费收入中仅占 2%~3%，且以团险客户为主，个人客群发展不足，但随着中国高净值人群数量以每年 22% 的速度增长，且该人群倾向于将更多资产的配置作医疗健康用途，预计个人客户将主导高端健康险的下一轮增长，如个人企业主、高净值人群家属等。

目前，中国的高端健康险企大多来自海外，在产品设计、精算核保、医疗网络管理等方面均已经发展得相对完备。因此，在高净值个人客户主导增长的大势下，为了准确地触达量少且分散的高净值客群并达成销售，如何设计经济、有效的分销策略是该险种业务增长需要把握建设的核心能力。结合健康险产品特性及高净值客群消费行为综合来看，专业健康险中介及私人理财顾问是高端健康险针对个人客群值得重点关注和建设的分销渠道。其中，专业健康险中介通常因其健康险销售的专业知识及中立的立场而受到高净值客群的偏好，而私人理财顾问虽然在健康险知识方面并不如其他渠道专业，却能凭借产品宽度及全面服务满足高净值客群一站式的消费偏好，并且与高净值客群长期多方位的接触，能帮助该渠道更好地实现个性化推荐。

2. 生态化

在中国的医疗健康体系中，处于核心圈层的医疗服务方正处于洗牌整顿阶段，需要商业健康险支持转型"价值医疗"，从而在医改中突围；外围圈层的大健康生态体系则相对更加碎片化，需要商业健康险从支付端赋能业务增长。商业健康险企未来将逐步深化医疗服务方及大健康生态参与方的协作，并最终发挥支付方的力量，构建大健康生态圈闭环。

目前中国医疗体系正处于深化改革阶段，一系列医保控费手段将医疗机构、药企、设备企业等核心医疗服务方带入洗牌整顿阶段。对这些核心服务方而言，紧跟医改步伐，提供以价值为核心的医疗服务是从医改中突围的有效路径。商业健康险正是这些核心服务方共同探寻"按价值付费"模式的最佳合作伙伴。在医疗服务方从"打包付费"向"按价值付费"转型的探索中，目前存在两种主流模式：商业健康险后置模式与前置模式，如图 6-13 所示。

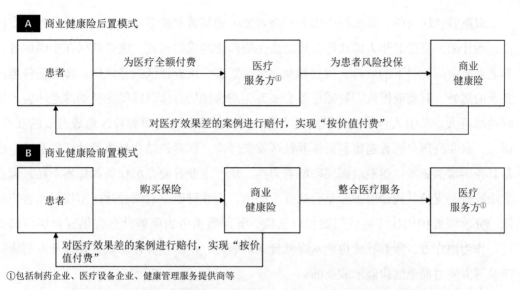

①包括制药企业、医疗设备企业、健康管理服务提供商等

图6-13 我国商业健康险协助医疗服务方探寻"按价值付费"主流模式

资料来源：罗兰贝格，《以人为本的一体化医疗趋势下，商业健康险未来决胜之道》，2020年。

在商业健康险后置模式中，商业健康险仅扮演协作者的角色，与医疗服务方共同设计保险产品作为"按价值付费"的具体落地工具，医疗价值及有效性的风险主要由医疗服务方承担。对于大多数医疗介入度较低的商业健康险企而言，后置模式更利于险企先行切入并达成合作。

在商业健康险前置模式中，商业健康险则扮演主导者的角色，将医疗服务方整合在保险产品后端，成为整合式的医疗服务方，直接接受患者"按价值付费"，医疗价值及有效性的风险主要由商业健康险承担。凭借扎实的保险业务基础与丰厚的医疗行业经验承担更大风险的同时，险企也能享有更高的话语权与盈利空间。

无论是前置模式还是后置模式，目前在国内健康险行业都已存在领先探索的实例做法。从患者的视角来看，两种模式均主要体现了两大共同优点：①将费用与疗效挂钩，疗效差的患者支付更少的医疗费用；②降低患者接受医疗的心理门槛，提升患者的付费意愿（特药通常药价高，且存在不确定性；慢病管理属于服务，而中国消费者对服务付费意愿仍较低）。其中，慢病管理险目前发展较缓慢，主要因为其依赖于患者健康管理意识与智能手机使用能力，而目前的老年慢病患者相对较弱。但因为中国人口基数庞大，该市场预计将随目前年轻一代逐渐老去，成为新一代慢病患者而逐渐释放出巨大潜力。

相较核心圈层的医疗服务方而言，外围圈层的大健康生态体系则更加碎片化，商业健康险对其而言不仅可以从支付端导入客流、赋能业务增长，更可以引入核心圈层优质医疗资源，支持其完善商业模式。

以康养社区为例,其依托中国老年患者庞大的基数和政策支持,同时凭借其业态特性,预计未来更受老年人的欢迎;加之尚无规模化的成熟模式,康养社区在中国的各类养老业态中成为时下的风口,规划和在建项目繁多。康养社区虽是风口,却也是各地产企业的痛处,其商业模式需要通过整合多方生态伙伴的合作以提供完整的养老体验,运营挑战巨大。从引入合作伙伴的角度来看,商业健康险可与康养社区形成有效的互补。而且,参照我国台湾普遍盈利的康养社区发展经验,医养护结合是康养社区的基础,也是其探索增值服务、盈利层面突破的着力点。地产企业普遍在医疗资源积累不足,商业健康险恰是支持其构建医护养结合的强大助力。商业健康险对康养社区不仅可在客户导流、完善医养护构建等运营层面加以扶持,其保费更可为康养社区提供资金层面的支持。作为协作方,康养社区也能从降低健康险赔付、产品差异化体现、延伸开发健康险产品等方面对商业健康险形成反哺。

对于健康险业务基础较强且已经累积了丰厚优质医疗资源的领先商业健康险企,更可积极尝试与各类创新医疗业态协作,如在海外盛行、广为传道的 Medical Mall(医疗健康综合体)。作为新型医疗业态,医疗健康综合体因为医生入驻更加轻松便利、患者就诊环境更舒适、商业配套更快促活等优势受到地产商、政府及医疗机构的热捧。但在国内,该业态目前整体上仍处于探索阶段,落地运作较好的是杭州某医疗综合体。该综合体以"国际医疗中心 + 众多专科门诊 + 购物餐饮"为业态组合,以"自营 + 租赁 + 共享"为主要运营模式,并定位提供整合式医疗服务,从建筑到物业定位、设计和开发,都将医疗纳入考虑。

图 6-14 所示为我国医疗健康综合体的体系构成。

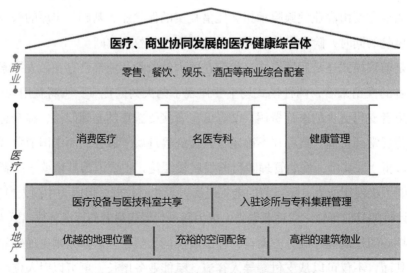

图 6-14 我国医疗健康综合体的体系构成

资料来源:罗兰贝格,《以人为本的一体化医疗趋势下,商业健康险未来决胜之道》,2020 年。

对于商业健康险企而言，在地产公司的协作下，若能以医疗健康综合体为载体，打通正向循环，将帮助商业健康险企快速累积多种商业资产。医疗综合体业态独特创新，整体环境更舒适，且共享设备与数字化等运营支持保证了入驻的轻松方便，更多专家名医预计将入驻医疗健康综合体。医疗综合体业态新颖，能一站式满足患者所有的医疗和商业需求，且能弥补专科名医与舒适体验的医疗机构在国内仍相对稀缺的境况，预计更多患者将受到吸引，前往综合体体验诊疗。而在更多专家名医和患者流量的促活下，商业配套及综合体也将更快为地产企业带来更高的回报。

3. 结构化

结合海外医疗体系支付方角色的演变来看，以控制医疗费用和保证医疗质量为目标的商业健康险，最终将从游离于医患关系之外的赔付者转变为介入医患关系间的第三方，介入形式则通常是与医疗机构组建成共担风险的"管理式医疗"组织，如图 6-15 所示。

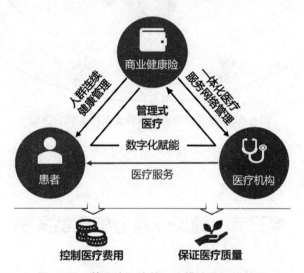

图 6-15　管理式医疗的运作模式及目标效果

资料来源：罗兰贝格，《以人为本的一体化医疗趋势下，商业健康险未来决胜之道》，2020 年。

而在探索转型"管理式医疗"的过程中，商业健康险企将会逐渐建成三大核心能力：人群全生命周期健康管理、整合式医疗管理、数字化赋能。人群连续健康管理通过主动的健康管理与干预，降低疾病发生率，从而控制医疗赔付。整合式医疗服务网络管理则以商业健康险为核心链条，与医疗机构形成共担风险的网络，从而引导各医疗机构协作，为患者提供连续有效但不过度的医疗服务。数字化赋能则通过构筑数字化平台作为底层基础，整合健康信息，分析健康数据，从而支持"管理式医疗"的运作。

以上三项核心能力的建成，加之商业健康险企的业务经营能力（包括产品设计、分销管理、核保理赔等）为基础，领先的商业健康险企将得以尝试打造平台型企业，从而赋能服务其他商业健康险企、政府，以及更多大健康生态参与方，如图 6-16 所示。

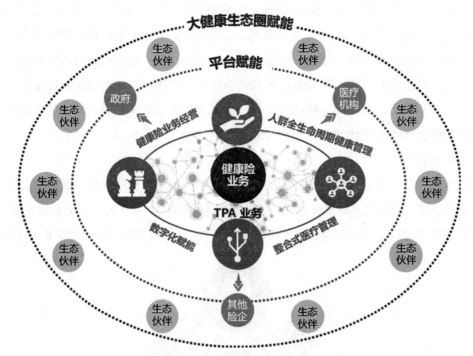

图 6-16　平台型商业健康险企架构及赋能圈层

资料来源：罗兰贝格，《以人为本的一体化医疗趋势下，商业健康险未来决胜之道》，2020 年。

第三节　健康保险业的典型案例

一、平安健康保险

（一）企业简介

1. 基本信息

中国平安保险（集团）股份有限公司于 1988 年诞生于深圳蛇口，是中国第一家股份制保险企业，致力于成为国际领先的科技型个人金融生活服务集团，至今已经发展成为金融保险、银行、投资等金融业务为一体的整合、紧密、多元的综合金融服务集团。中国平安保险推出的保险共包括健康险、意外险、寿险、旅游险、财产险和车险 6 个险种。健康险是对重大疾病、医疗造成的经济损失提供补偿，以帮助个人及家庭对健康风险的产品，包括重大疾病大额赔付责任、医疗费用报销责任等。

平安健康保险股份有限公司是中国平安集团旗下的专业健康保险公司，2005年5月经中国保险监督管理委员会获准开业，是国内第二家专业健康保险公司，注册资本5亿元，总部设在中国上海。公司致力于成为中国最专业的健康保险与医疗服务提供商，主要业务范围包括各类健康保险业务、意外伤害保险业务、政府委托管理健康保险业务、健康咨询服务业务、健康保险再保险业务等。

平安健康保险公司拥有国际化的专业团队和丰富的健康险业务管理经验，公司已建立了全球医疗服务协作网络和客户服务响应系统，能够为团体和个人客户提供完整的医疗保障、健康保健、专家咨询和紧急救助等保健计划和保险产品，公司拥有完善的管理信息系统，能够提供24小时中英双语电话咨询服务，平安急难救助系统覆盖全球主要国家和地区。

2.发展历程

成立15年以来，平安健康保险公司依托中国平安集团的综合优势，不断提高专业管理水平，增强自主创新能力，完善专业技术体系，不断拓宽服务领域，努力建设专业化、国际化的健康保险。除了平安健康保险公司推出的健康保险产品和服务，平安人寿和平安产险等也不断推出健康保险类业务。作为企业的新业务领域，健康险将不断得到重视和发展。

表6-3所示为平安健康保险大事记。

表6-3 平安健康保险大事记

时间	主要大事件
2005.05	平安健康保险股份有限公司获准开业
2006.03	中国平安首创"健康万能"概念，推出"智富人生万能＋重疾保险计划"
2008.03	平安健康险正式推出业内首款医疗健康服务套餐——医学专家诊疗服务，解决了客户问诊专家难的一揽子问题
2009.06	中国平安首家医疗诊所"宜康医疗"亮相广州
2009.09	平安健康险正式推出"员工健康管家"的医疗保险创新产品
2010.08	平安健康险引进战略投资者南非最大的健康险公司Discovery
2013.01	平安健康险荣获"领航中国"金融业年度"保险行业最佳健康险品牌奖"
2013.02	平安集团在上海宣布与南非最大的私人保险控股公司Discovery签署股份增持的相关协议
2015.06	平安养老险的健康通团体健康保障委托管理产品在《上海证券报》"金理财奖"评选中荣获了"最佳保险产品创新奖"

时间	主要大事件
2016.10	平安健康险推出了国内首款可赴海外就医的互联网抗癌险——"抗癌卫士海外版"
2016.11	平安健康险官方APP"平安健康"日前正式上线。作为国内首个专注移动健康保障的APP，可提供在线投保、理赔、医疗导诊等智能化服务，智能化管理用户健康
2017.01	平安健康险和平安医疗健康签署战略合作协议，双方将共同开发政府合作的健康险业务，提供精准定价、商保理赔智能审核和社商平台结算全流程优化服务，实现"低成本获客、低成本运营、高客户体验"运营模式，开拓中端健康险市场
2017.03	平安健康险热销产品"平安e生保"全新升级，智能核保、续保免除个人核保、就医绿色通道等三大核心创新点成业内首创
2017.05	平安健康险发布了一组母亲健康保险大数据。数据显示，家庭保单中，母亲作为投保人，为全家人投保的比例，较男性高约21%，同时，已为人母的女性理赔案件量较男性高67%，其中50岁以下的女性理赔案件量远超男性
2019.03	在行业结构调整的环境下，公司持续优化业务结构，寿险及健康险业务的新业务价值在2018年下半年同比增长16.9%后，全年实现同比增长7.3%
2019.08	在行业结构调整的背景下，公司向高价值业务转型，业务结构持续优化，寿险及健康险业务的新业务价值率达44.7%，同比提升5.7个百分点

（二）企业特色

1. 打造管理式医疗闭环模式

从战略布局来看，平安集团多方布局大健康产业链（平安好医生、万家诊所等），为平安健康险获取医疗健康数据和服务提供了条件，也为管理式医疗的实现提供了路径。此外，平安健康险与多家传统医疗机构（绿城医院等）、医学院（南方医科大学深圳医院）合作，进一步探索管理式医疗实现路径。平安健康险与南方医科大学深圳医院签署战略协议。通过合作实现支付、服务、风险控制三大模式创新，为参保人提供医疗服务、专家服务、健康管理服务、增值服务等核心服务，如图6-17所示。

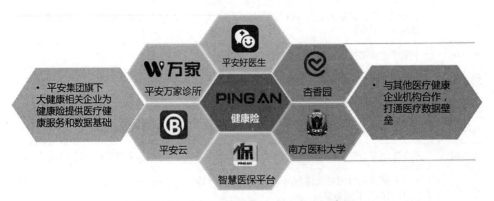

图6-17　平安健康险相关合作企业示意图

为了更好地满足国内日益增长的医疗保障和健康服务需求，平安健康险于2008年推出全新的综合健康保险产品——"尊享精英住院医疗保险"。该产品的最大特点是将医疗保障与特色服务融为一体，不仅保障范围宽，而且通过独具特色的服务，让客户就医变得更加方便快捷，并享受高品质的医疗服务，从而摆脱看病难的困扰。同月，平安健康险正式推出业内首款医疗健康服务套餐——医学专家诊疗服务，解决了客户问诊专家难的一揽子问题。医学专家诊疗服务涵盖了诊疗意见、门诊安排、住院安排三大核心服务。当客户被初步诊断疑似或罹患30种重大疾病时，平安健康险将联系国内相关领域的医学专家，针对客户所患疾病的诊断和治疗方案提供咨询服务。根据专家的诊疗意见，平安健康险还可以协助客户进行后续的门诊和住院安排。2016年4月，由平安健康险提供的"安康""安享"医疗险新健康管理服务礼包，且在北、上、广、深等21个城市同步实现服务升级。该次服务升级充分把健康险领先同业的医疗网络及健康管理促进计划等优势服务资源融入寿险产品，重点聚焦并解决"门诊预约难""住院安排难""健康促进持续难"等痛点，建立"产品＋健康管理"的差异化市场竞争力，增强客户黏性。

2. 通过"多层次、海内外"体系服务中高端市场

平安健康险的目标客户以中高端人群为主。2015年，高端产品线保费收入占总收入的92%以上，主要来自平安智胜全球团体医疗保险、全球团体医疗保险、尊优人生全球医疗保险等。为了更加有效便捷地为高端人群服务，首先，平安健康保险打造"数字化、智能化、全流程"运营体系。其次，打造专注移动健康保障服务的APP，为客户提供健康保险、就医服务及健康管理解决方案。最后，搭建"多层次、海内外、O2O"医疗网络体系，为客户提供一站式、全流程的医疗服务。

2010年8月，平安健康险引进战略投资者南非最大的健康险公司Discovery，整合平安和Discovery的资源，充分运用Discovery在健康产品、系统、数据和风险管理资产上的优势，并继续发挥集团在广阔的分销网络、业务规模和本地市场专业知识上的优势，致力于发展中国高端健康管理及新兴私人医疗保险市场。2016年10月，平安健康险推出国内首款可赴海外就医的互联网抗癌险——"抗癌卫士海外版"。该产品系列汇聚平安健康险海外医疗网络的优势，打通海外就医通道，为消费者提供癌症等特定重大疾病的顶尖诊疗服务和高额保障。"抗癌卫士"系列产品整合用户在保障疾病类型、产品购买渠道、境外寻医问诊三方面的市场需求创新开发，是平安健康险全面落实公司"1+N"全线产品体系战略，满足消费者个性化、定制化需求的拳头产品。

3. 创新多种类和多形式的健康产品和服务

平安健康险拥有覆盖儿童、女性、家庭、员工和老人等多方位和多种类的产品和服

务。2009 年 9 月，平安健康险正式推出"员工健康管家"的医疗保险创新产品。"员工健康管家"是一款医疗基金管理性质的新型健康保险产品。该产品在提供门诊、住院、口腔保健、健康体检等多种保障责任的基础上，还能根据客户需求为企业员工提供包括健康咨询、健康评估、电子健康档案管理、健康讲座、第二诊疗意见、全球紧急救援等一系列的健康管理服务，让企业员工轻松享受更多服务。"员工健康管家"产品的推出，将成为企业员工综合福利保险的有效补充，为希望进一步提升员工福利，满足员工更高健康品质要求的企业提供了更丰富的选择。2012 年，平安"健行尊享"是在深入解析国人健康指数的基础上，通过引进南非 Discovery 集团国际领先的健康管理技术，在国内推出的首款集"医疗保障"和"健康计划"为一体的保障计划。该款产品包含"健行天下"健康促进计划，通过建立科学的健康管理和激励体系，对参与者的健康行为和健康饮食进行干预，进而鼓励人们持续改善健康并享受奖励。

表 6-4 所示为平安健康险的具体分类。

表 6-4　平安健康险的具体分类

健康险	具体分类
少儿健康险	儿童综合医疗保险
	儿童重大疾病保险
	少儿综合保险
成人健康险	平安安诊无忧·百万医疗险
	E 生平安·疾无忧 plus
	E 生平安·医疗险
	E 生平安·重疾险
	E 生平安·防癌宝
	E 生平安·百万医
	E 生平安·津贴宝
	成人全面重疾保险
	住院保（个人）
	一年期重大疾病保险
	重大疾病保险（含轻重疾）
	家庭健康保险
	职场综合医疗保险

续表

健康险	具体分类
老人健康险	中老年人综合医疗保险
女性健康险	女性关爱保险

此外，平安健康险积极寻求与政府的战略合作，开拓政府合作业务。例如，2017年，平安健康险和平安医疗健康签署战略合作协议，双方将共同开发政府合作的健康险业务，提供精准定价、商保理赔智能审核和社商平台结算全流程优化服务，实现"低成本获客、低成本运营、高客户体验"运营模式，开拓中端健康险市场。

4. 构建完善的"患者—医疗服务提供商—支付方"的综合模式

2019年，平安将"金融＋科技"更加清晰地定义为核心主业，确保在金融主业稳健增长的基础上，紧密围绕主业转型升级需求，持续加大科技投入，不断增强"金融＋生态"赋能的水平与成效，在运用科技助力金融业务提升服务效率、提升风控水平、降低运营成本的同时，将创新科技深度应用于构建"金融服务、医疗健康、汽车服务、房产服务、智慧城市"五大生态圈，优化综合金融获客渠道与质效。可以看到，其中第二个生态为"医疗健康生态圈"。在其中，平安通过流量端和支付端切入，已构建完善的"患者—医疗服务提供商—支付方"的综合模式，如图6-18所示。

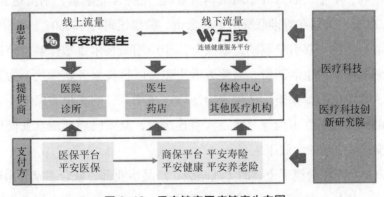

图6-18 平安健康医疗健康生态圈

平安将创新科技聚焦于大金融资产、大医疗健康两大产业，并建立五大生态，在流量端有平安好医生，全方位满足客户的健康管理需求，截至2018年末累计服务2.65亿客户。在医疗端和服务提供端，平安有智能医疗影像产品和智慧医疗AI。在支付端，平安医保科技覆盖医保、商保、医疗服务提供方、药企和参保用户，接入5000余家医院为其提供精细化服务。平安也通过投资宜康医疗、慈铭体检等公司，逐渐布局体检、门诊、线上和线下药房的医疗产业链。

（三）经验启示

平安健康保险的成功有三个重要的因素。一是将科技融入产品与服务当中。利用科技实现产品和服务提供端、客户使用和支付端的结合。二是积极主动寻求与外部机构的合作，包括海外企业、医疗机构、政府机构等，不仅注重对客户端资源的获取，也加强与产业链上游企业的合作，把握主动权。三是形成完整产业链，提供一体化和套餐式服务，而不是割裂保险业务与医疗、体检等业务的关系。

二、众安健康保险

（一）企业简介

1. 基本信息

众安在线财产保险股份有限公司（以下简称"众安"）是中国首家互联网保险公司，2013 年由蚂蚁金服、腾讯、中国平安等知名企业发起成立，总部设在上海，不设任何分支机构，通过互联网进行在线承保和理赔服务。企业于 2015 年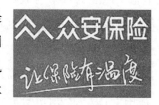获得摩根士坦利、中金、鼎辉等知名机构近 60 亿元的 A 轮融资，估值达到 500 亿元。2017 年 9 月 28 日，公司在香港联交所主板上市，股票代码为 06060。

由"保险＋科技"双引擎驱动，众安专注于应用新技术重塑保险价值链，围绕健康、消费金融、汽车、生活消费、航旅五大生态，以科技服务新生代，为其提供个性化、定制化、智能化的新保险。从健康险爆款产品切入，到跳出"保险"上探健康管理，再到借助科技力量直击商保"痛点"直连医院，众安已经形成众安健康、众安生命、众安科技三足鼎立的大健康生态。

众安健康是众安保险旗下重要的（战略级）产品事业部，联合多家公司机构，构建健康医疗生态，依托大数据分析用户特点和需求，为家庭及企业定制个性、便捷、智能的健康保障方案。众安健康致力于为我国居民打造新健康险，以保险连接健康医疗生态，以科技（如生命科学、人工智能等）引领健康医疗服务，打造从疾病医疗到预防的全闭环式健康管理链。

2. 发展历程

众安的愿景是努力成为保险科技的第一品牌，为全球保险的数字化转型服务。以"科技驱动金融　做有温度的保险"为使命，众安将继续乘风破浪，砥砺前行，开启真正的新保险时代。表 6-5 梳理了众安（所有业务）的里程碑事件。

表 6-5　众安健康主要发展历程

时间	主要事件
2013.11	众安保险开始运营
2014.03	中国保监会批准扩大保险业的许可业务范围，包括添加"短期健康及意外保险"
2014.04	自营技术平台"无界山"上线
2014.11	双十一购物节一周内售出的保单总数达创记录的约 1 亿份
2015.05	中国保监会批准将"机动车保险，包括机动车交通事故责任强制保险及机动车商业保险"及"保险信息服务"纳入众安的许可业务范围
2015.06	完成首次公开发售前投资，募得人民币 57.75 亿元
2015.09	众安在线财产保险股份有限公司获中国保监会批准在黑龙江、山东、广西、重庆、山西、青岛 6 个商业车险试验区采纳中国保险行业协会商业车险综合示范条款
2015.11	发布首个互联网至线下车险及保养品牌保骉车险
2016.04	发布保贝计划，利用先进的技术和风险管理能力，将消费金融平台与金融机构合作伙伴（包括银行、证券经纪的资产管理部门、信托、融资租赁公司、小额贷款公司及保理公司）连接起来
2016.05	众安信息技术服务有限公司获中国保监会批准注册成立
2016.08	发布一款中档医疗保险产品尊享 e 生
2016.10	在毕马威会计师事务所与澳大利亚金融科技投资公司 H2Ventures 联合发布的"金融科技百强"榜单名列第五
2016.11	发布"众安科技"品牌，旨在支持保险行业技术升级及促进和发展区块链、人工智能及其他新技术在保险行业的应用； 携手复旦大学成立区块链与信息安全联合实验室
2016.11	双十一购物节，一周内销售的保险产品总数达到创纪录的约两亿单
2016.12	在 2016 第一财经新金融峰会获颁"年度互联网保险奖"； 截至 2016 年 12 月 31 日，累计服务逾 4.92 亿名保单持有人及被保险人，并累计推出 245 项中国保监会批准的保险产品条款
2017.09	于香港联合交易所上市，股票代码 06060
2017.12	成立"众安国际"，作为众安的国际发展平台，在海外市场发掘金融科技及保险科技的国际业务发展、合作及投资机遇
2018.01	发布新零售、新金融、新出行、车联网四位一体的汽车生态战略，联合多方合作伙伴，打造开放、多元的汽车生态格局
2018.07	发布"众安生命"品牌，致力于探索检测技术、基因技术、细胞技术等前沿技术在大众健康领域的应用，帮助人们精准有效地管理健康
2018.08	与软银愿景基金签署协议，以推动众安于中国境外的保险科技、金融科技及其他科技解决方案业务的输出

续表

时间	主要事件
2018.09	发布面向下一代的保险核心系统"Graphene"，推动保险生态从传统核心向数字化核心进化。科技输出迈出国际化的第一步，与日本财险公司 SOMPO 达成合作
2019.03	"众安虚拟金融"获虚拟银行牌照，正式获准在香港提供线上金融服务

资料来源：根据官网资料和网络资料汇编整理。

（二）企业特色

1.利用爆款产品开启增量市场

众安健康险包括尊享 e 生、乐活 e 生和众健个人高端医疗保险等产品。其中，尊享 e 生是众安打造的国内第一个互联网网红医疗险，也开启了大家对中端医疗险市场的认识，被广大新生代群体所青睐。该产品通过互联网运营手法快速赢得了口碑，并进行了多次快速迭代升级，以适应市场需求，宣传效应与先发优势显著。

互联网时代，不断跟随需求快速迭代，才能牢牢抓住市场，让长尾更长。自 2015 年尊享无忧上线以来，在 3 年时间里共完成 12 次迭代。到现在，尊享 e 生已成为互联网新生代保民（新生代保民是众安保险瞄准中国互联网新生代）购买中端医疗险时的第一选择，被年轻网友亲切地誉为"国民医保"。

2018 年 11 月 1 日，尊享 e 生完成第 12 次迭代，正式推出尊享 e 生爸妈版，持续向 61~65 周岁的老年人开放中端百万医疗险的投保。产品不断自我升级的同时，众安通过爆款产品迅速找到健康细分切口，迭代推出赴日医疗、肿瘤新特药服务及术后家庭护理的高品质增值服务，用更多元的附加值，让产品、服务达到更丰满的效果，找到客户体验与营收的相对平衡点。根据众安调研数据预测，光是中端医疗产品，在 2020 年的市场规模就可以达到 800 亿元。

2.构筑健康管理全产业链服务闭环

众安的发展思路很清晰——不局限于健康险产品，而是要由点到面，打造一个健康管理的闭环。用爆款产品开启增量市场只是众安的一个开始，众安正基于自身科技优势，以尊享 e 生作为医疗健康生态的新连接器，积极打通从医疗机构到商业医疗保险公司的信息通道。众安广泛连接医院、体检中心、可穿戴设备、康复机构、预防接种机构、药品批发零售、护理机构、基因检测、医疗平台等医疗生态合作伙伴，从住院、用药、门诊、康复、护理、预防、检测、体检、支付、个人医疗数据监控和管理、保单管理和维护各环节，构筑医疗服务闭环，为保民提供一站式服务，并通过科技驱动创新不断提升保民在享受医疗服务时的体验和品质。

2018 年，众安发布"众安生命"品牌，致力于探索检测技术、基因技术、细胞技术等前沿技术在大众健康领域的应用，帮助人们精准有效地管理健康。众安生命的推出，突破了保险公司前端保障的短板，也让众安保险在大健康领域的布局，跳脱产品层面，向上游探索突破，试图打通健康管理全链条。

3. 实现科技赋能健康医疗生态

依托医疗大数据分析和治理能力，真正帮助商保公司提升客户体验、降本增效和进行费用管控是众安的差异化竞争优势所在。众安充分利用自身的互联网基因和科技优势，直连医院，打通医疗数据，包括医院的信息化系统（如病历管理系统）、实验室检查信息系统、影像管理系统等。全字段维度获取医疗数据对商保公司核保、理赔做出相关风险控制和责任判断有很大的帮助，能够直击商保痛点，实现商保直连理赔。

除此之外，众安还通过平台与平台对接的数据合作模式，深度同区域性医疗资源渠道商进行合作。众安通过科技赋能医疗服务，不但是保险业服务升级的重要举措，更为提供精准、快捷、全面的健康服务夯实了基础。2017 年 3 月，众安和微医集团联合推出首款互联网医院门诊险，创新性地采用了"商保直付"模式。用户在购买门诊险后，只需支付自付 40%，剩余的 60% 由商保账户直接支付，支付后，药品将快递到家。同时参保人还将获得来自微医的家庭医生服务。

随着科技应用和连接深化，众安坚持为用户提供温暖的保险服务，让每个用户在疾病面前，都能享受到尊享 e 生提供的个性化医疗保险及就医服务方案。通过整合上下游医疗资源，众安积极为患者打通癌症就医全流程服务，帮助患者精准用药，降负减费。从治疗前期，尊享 e 生就为患者提供了覆盖全国 100 个城市、900 家综合医院及专科医院的重疾绿色通道，从确诊即提供专家问诊、住院、医后随访等多项服务，面对突如其来的医院治疗费用支出，患者还可以申请垫付。加上此次迭代推出的海外赴日医疗、肿瘤特药服务、术后家庭护理服务，包括已涵盖的特需医疗及质子重离子医疗服务、癌症零免赔与保额翻倍等特别措施，尊享 e 生有能力为每位用户提供周密全面的医疗支持服务。

4. 打造并创新"全线上"新健康险产品和服务

众安特有的互联网生态合作模式，让其产品呈现碎片化、迭代快、数量多等特点。同时，小步快跑的方式有利于优化资源分配，快速试错。众安的健康险业务主要分为个人和团体。无论个人还是团体业务，其购买、核保、理赔等流程，均可在线上完成。团险业务主要来自互联网生态客户，包括腾讯、携程、洋码头、顺丰等知名企业。企业HR 可实现在线管理企业员工保险及福利，员工也可通过微信企业号等移动互联网平台，便捷享用其健康保障及相关员工福利。

基于"全线上"健康险，众安进一步创新健康险产品和服务。业务创新方面主要是采用"商保直付"模式。产品创新方面，众安发售了多款创新产品，其中以步步保和尊享e生为行业创新代表。步步保通过与多家智能手环、智能手机企业合作，实现大数据下步数与保费的动态转化，从而影响用户习惯，从健康服务的前端进行有效控费。针对中端市场，众安推出的尊享e生通过亲民的设计、简洁清晰的条款、全面的保障内容在上线4个月内吸引超过20万家庭投保。其他创新产品有基于慢病场景的糖小贝、提供基因检测服务的长命百岁等。

（三）经验启示

众安健康险给我们的启示主要有3个。一是找准行业细分切口，形成自身核心竞争优势。利用自身优势，找准并深耕自己所擅长的领域，成为目标市场的佼佼者。二是形成全局意识，以点带面，形成商业闭环。例如，过去保险往往处于健康管理链条后端，只在风险发生时发挥经济补偿功能。而众安向链条前端延伸，多点布局，为用户提供从疾病预防、跟踪干预、健康改善、健康保障、到医疗服务的闭环式解决方案。三是将互联网和科技元素作为有力的辅助因素。众安与其他健康险企业最大的不同即扎根并利用互联网。依托人工智能、大数据和区块链等技术能够更精准地分析客户特点和需求，解决服务断层、客户信任等问题，为客户提供更个性化、精准化的服务。

三、太保安联

（一）企业简介

1.基本信息

太保安联健康保险股份有限公司于2014年12月10日在上海注册成立，注册资本17亿元，属于中外合资企业。太保安联隶属中国太平洋保险（集团）股份有限公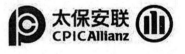司旗下，由两家世界500强企业——太平洋保险和德国安联保险集团强强联手发起设立。太保安联致力于健康和关爱事业，依托太平洋保险庞大的客户资源和广泛的销售网络，结合安联集团长期的专业经验，与医疗健康行业携手，为个人和团体提供全面的健康险保障和健康管理服务，为健康中国贡献专业价值。

截至2018年底，公司保险业务收入突破27亿元，共推出了3大健康服务品牌，上线 16 款健康管理产品，53 款保险产品，形成面向不同收入客群，与医疗服务、健康管理相结合的产品系列，其中有针对中高端人群的"乐享百万""心安怡"医疗险，针对女性群体的"花样年华"，针对家庭的"爱家有约"高端健康险，针对企业客户的员工福利保障计划和系列健康管理产品，以及针对互联网用户的"全民运动"意外险和"四季宝贝"少儿疾病险。太保安联覆盖各类用户主体及各阶层收入客群的产品，满足了个人、家庭、团体多样化的健康保障需求。

2. 发展历程

成立 6 年以来，依托太平洋保险和安联集团两大股东，太保安联迅速发展。太保安联在上海、北京、广东和四川设有分支机构，并通过与太保产寿险合作将健康保险和健康管理服务推广至全国，2019 年总资产达 73.18 亿元，保费收入 3.55 亿元，同比增速 34.7%，市场份额 0.01%。

表 6-6 所示为太保安联主要发展历程。

表 6-6　太保安联主要发展历程

时间	主要事件
2014.12.10	太保安联在上海注册成立
2016.12	在《理财周刊》杂志社主办的"2016 年上海保险行业年度大奖"评选活动中，"爱家有约"综合医疗保障计划荣获"特色高端医疗产品"年度大奖，太保安联微信订阅号荣获"原创健康保险公众号年度大奖"
2017.06	在《中国保险报》主办的"第二届中国互联网保险大会"上，公司荣获"年度保险业影响力健康养老机构"
2017.08.05	太保安联健康保险股份有限公司四川分公司暨华西区域中心正式成立。至此，太保安联健康险已在上海、北京、广东和四川设立了分支机构
2018.03	太保安联被中国保护消费者基金会评选为"重质守信 -3.15 满意品牌"
2018.12	太保安联在国家重点新闻网站《中国网》和新锐保险媒体《今日保》联合发起的"2018 中国保险转型发展高峰论坛暨 2018 中国鼎保险行业评选"颁奖典礼中，荣获"2018 年度新锐保险公司"奖项
2019.08	太保安联顺利通过认证，成为保险行业首个 AHA 培训中心
2019.10	中国保险行业内首家美国心脏协会（AHA）授权认证的急救中心落户太保安联
2019.10	太保安联在第三届健康与养老保险国际峰会上荣获"保险行业杰出健康保险企业奖"

资料来源：根据官网资料和网络资料汇编整理。

（二）企业特色

1. 打造"合作业务模式"的协同发展模式

太保安联与太平洋保险集团产、寿险等子公司紧密合作，持续为集团保险客户提供有温度的健康管理服务。太保安联在集团内部的定位是产品创新中心、营运风控中心和健康管理中心，通过和太平洋保险旗下的寿险、产险公司合作，太保安联完成了销售模式上的创新，充分利用集团在产险和寿险上积累的销售机构和客户资源，专注健康保险和健康管理产品的开发，风险管控和技术输出。这种协同发展模式在太保安联内部被称为"合作业务模式"。

通过这种方式，实现了各方的资源共享和协同发展。对集团产寿险来讲，新增了客户、提升了客户保障范围，也增加了自身的保费规模。而太保安联不用铺设全国机构，却实现了覆盖全国的保费收入，开业后能够迅速积累客户、提升规模，而业务的快速发展，又使健康险公司快速积累了数据，加快产品开发和升级，用更好的产品和服务反馈给产寿险公司。截至2018年底，太保安联为太平洋产险和寿险提供健康管理服务的覆盖客户人数达到了1200多万，客户渗透率近10%。在"合作业务模式"基础上，太保安联迅速在上海、北京、广东和四川设立了分支机构，实现覆盖全国四大区域中心的布局。

2. 注重产品研发和服务模式创新

太保安联在形成了合作业务模式后，结合集团产险、寿险的渠道特点和客户需求，进一步做好健康保险和健康管理的产品研发，推进数字化营运、健康服务能力建设，形成差异化竞争优势。为了避免产品同质化问题，太保安联在服务上进行创新，让服务和场景有更好的结合。例如，"乐享百万"这款产品，考虑到客户在支付高额的医疗费用时资金压力比较大，太保安联为客户提供了住院垫付服务，在客户住院前、住院中、出院时都可以寻求太保安联的支持。

伴随着太保安联的业务从团险拓展到个险，太保安联在市场上积极开拓更多的互联网线上业务合作渠道和大数据公司，在对接现有产品的基础上，寻求更为多样化的合作模式和产品创新，覆盖更多中高收入人群和年轻人。例如，太保安联借力现代科技，开发移动端APP，用医疗大数据和数字化驱动服务场景的创新。通过企业整合式健康管理项目、个人互动体验式健康管理服务，以及智能交互式健康管理平台"健康态APP"等形式，太保安联帮助用户建立健康的生活习惯，提升用户体验。

3. 开启"以客户为中心"的健康管理2.0模式

太保安联健康险公司的健康管理服务全面升级，在以产品为中心的健康管理1.0模式基础上，升级打造出以客户为中心、以数据为驱动、以科技赋能服务的健康管理 2.0 模式，持续助力保险主营板块快速发展。太保安联向客户保证售后无忧、理赔无忧、健康无忧三大服务承诺。例如，太保安联开发了可以让客户自助理赔的太保安联 APP。通过个人自助服务全覆盖移动终端，太保安联客户可完成保单查询、理赔、保全、咨询、专家预约、直付医疗机构查询等售后服务。同时，太保安联开启面向数字化时代的全新服务模式，实现全年全天报案，并做到个险理赔客户资料齐全的非调查案件，1 个工作日内结案。

与客户之间的高频接触，要求太保安联的经营模式更要聚焦服务，通过"服务 + 保险"的模式打造全周期的健康价值闭环。太保安联已打造出"太安馨""太安康"及"太安诊"三大健康管理产品系列，覆盖了不同客户群体全生命周期的健康管理，如表 6-7 所示。在此基础上，太保安联又推出三项特色服务。此外，太保安联的医疗网络也在不断完善。作为业界医疗网络建设速度最快的保险公司之一，其全球直付医疗机构已超过 70 万家。与 2.5 万家药房合作为客户提供购药免付现金服务，还能为购买高端计划的慢性病客户提供全国范围内直付送药服务。

表 6-7　太保安联三大特色服务

特色服务	具体内容
太安馨—重疾早筛服务包	提供中国发病率较高的癌症早筛服务，包括肺癌、乳腺癌、宫颈癌、甲状腺癌等顶级医院专项早筛、地区性高发癌症早筛，以及足不出户就能享受的肝癌、胃癌、肠癌早筛
太安康—AI 健康咨询助手	咨询范围包含疾病预防、营养和运动指导、母婴健康、就医指导和分诊及体检报告解读等，AI 健康咨询助手通过人工智能的方式帮助全科医生及健康管理师更快速准确地为客户提供咨询服务
太安诊—药事服务包 2.0	在药事服务包 1.0 的基础上升级了药品供应商网络，提供更合理的药品价格，药品 SKU 达到 5000 以上，包括常用 OTC 及肿瘤特药等，满足客户日常保健和疾病治疗所需

资料来源：根据官网资料和网络资料汇编整理。

4. 实现健康保险与健康管理的融合发展

健康保险与健康管理有着天然的连接属性，两者的融合是我国商业健康保险突破发展瓶颈的重要途径之一。自成立以来，太保安联积极践行"太保服务"建设，打造"保险 + 健康"智能化服务生态圈，持续增强服务能级，依托"客服节"深化"责任、智慧、温度"的太保服务品牌内涵，不断优化客户旅程体验，提高客户的获得感、幸福感、安全感。着力打造健康险的专业经营能力、持续建设医疗辅助服务和健康管理能力，是太保安联健康险得以飞速发展的根本保证。太保安联通过结合健康管理服务，佐以产品引擎，持续优化用户全流程体验及各项业务支持能力建设。

致力于健康保险＋健康服务的产品创新，太保安联面向不同收入客群，已形成与医疗服务、健康管理相结合的定制化、模块化的产品系列，可通过线上、线下多渠道销售。太保安联已实现健康管理服务的独立销售，以及与保险产品的组合销售。太保安联积极在保险产品中融入健康管理的内容，例如，在"花样年华"的女性专属保险产品中加入心理咨询等服务；在"爱家有约"家庭高端险中加入远程客户经理的健康咨询服务。一方面增加了产品卖点，另一方面也给了客户更多、更需要的体验。

（三）经验启示

首先，保险公司需提高自身产品研发能力，优化产品性能。产品是成功营销和服务的根本与基础，保险公司应深入市场调研、了解客户需求，并借助技术平台，实现产品的迭代与创新。其次，保险公司需借助健康管理实现产品和服务的差异化。因为健康保险产品的同质性较高，保险公司很难在产品设计上体现出自身核心竞争力，因此，需要借助健康管理来体现服务差异性。最后，保险公司需不断创新营销渠道和服务场景，既注重线下的扩张与运营能力，同时提升线上营销与服务能力，提高自身智能化服务水平。在此基础上，构建"线上＋线下"的全流程健康管理服务闭环。

四、大特保

（一）企业简介

1. 基本信息

大特保是北京大特保险经纪有限公司于 2014 年 7 月成立的一家互联网健康保险服务平台，是一家专业第三方保险经纪平台，是国内首个拥有全国保险经纪牌照的互联网保险创业平台，也是国内典型的 MGA

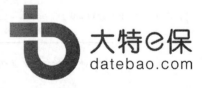

（授权承保代理）管理型总代理机构。大特保股东包括复星昆仲资本、联创策源和台湾中华开发，被誉为健康险领域的"明星项目"，服务千万用户。

大特保创始人周磊曾说过，"健康险生态需要'医保药健'四方合作共赢，即医院、保险、药企、健康管理"。作为中国较早的互联网健康险服务平台，大特保聚焦意外险、人身健康险，以及各种场景化产品的研发和定制，通过科技创新，不断赋能传统保险业务，升级用户体验。大特保不仅关注于保险产品的销售，还组织了产品开发团队进行保险产品的创新，大特保的产品主要都是由其内部团队设计和开发的，随后由传统保险公司承保出单。在保险科技服务输出的逻辑下，大特保开展了 2C、2B 和 2B-A（服务 B端保险机构的代理人）三大业务，如表 6-8 所示。

表6-8 大特保的三大业务及特点

三大业务	具体内容
2C 业务	面向个人和企业提供大特保和保险公司联合生产的人身健康险、意外险等主要保险产品
2B 业务	与保险公司、经代公司、银行、拥有流量或场景的头部互联网平台合作，在产品设计环节提供平台需要的个性化和场景化的定制产品、在获客环节，输出用户画像、智能营销、智能客服解决方案，在定价承保环节，输出动态定价、风控模型，在核保理赔环节，提供智能核保和智能理赔的技术方案
2B-A 业务	为合作的保险机构的代理人提供运营工具"精算师"，用于团队管理、激励、销售推广、活动运营、展业工具和客户服务。2018 年"精算师"的覆盖范围超过 20 个省、为近百万代理人提供服务

2. 发展历程

在资本的带动下，互联网保险平台获得了快速发展的契机，成为保险科技领域不能忽视的一部分。大特保抓住了互联网保险发展的时间窗口，在政策、市场、资本的红利下，迎来了快速发展，如表 6-9 所示。

表6-9 大特保主要发展历程

时间	主要事件
2014.07	天使轮 400 万元，投资机构：德沃基金、险峰长青
2014.09	大特保网站上线
2014.12	产品正式上线
2015.07	A 轮 1.8 亿元，投资机构：策源创投、平安创投、复星昆仲
2015.11	获得全球经纪牌照，中国第一个糖尿病保险"退糖鼓"上线
2015	入围艾瑞咨询"中国互联网独角兽估值榜"
2016	再次入围艾瑞咨询"中国互联网独角兽估值榜"
2016.03	B 轮 2 千万美元，投资机构：台湾最大的投行中华开发领投，联创策源和复星跟投
2016.03	上线"针无忧"儿童疫苗险，将过期等不合格疫苗导致的不良反应纳入理赔范围
2016.05	推出"大特医保"
2016.06	创始人周磊荣获"2015 年度中国创业创新新闻人物"
2016.07	B+ 轮数千万美元，投资机构：由老股东台湾中华开发领投、复星昆仲跟投
2016.08	购买用户数达 200 万

续表

时间	主要事件
2016.12	大特保与太保联合研发家庭共享保额的百万医疗产品"全家桶"
2017.07	入选美国创投调研机构 CB Insights "全球最具价值金融科技 250 强"
2017.11	第二届中国互联网保险发展大会"创新领导力"奖
2018.06	证券时报"2018 保险业创新方舟奖"
2018.07	每日经济新闻"2018 中国保险风云榜－优秀互联网保险平台"

资料来源：根据官网资料和网络资料汇编整理。

（二）企业特色

1. 自行定价和研发保险产品

大特保的保险产品研发和定制主要包括需求数据分析、条款价格制定和产品包装三个部分。大特保将产品研发作为进入市场的手段，首先由市场研究团队对需求数据进行研究分析；再由精算团队和产品研发团队提供条款的制定和价格的厘定；最后由市场团队进行产品面市前的包装优化。在风险管控上，大特保通过再保市场消化分散风险。目前，大特保的保险产品线主要分为三类：医保类保险、场景化程度较高的单项险以及针对罹患特定疾病人群的并发症保险。

大特保作为保险经纪公司，主要专注于人身健康险和意外险等纯保障型产品设计，目前已与中国平安、中国太平、中国人寿、泰康在线、新华保险、慕尼黑再保险等 20 多家保险公司和再保险公司开展了健康险产品合作。在此基础上，不断进行产品的创新和迭代，如表 6-10 所示。

表 6-10 大特保产品创新

产品	具体内容
大特医保	通过精准风控，极大地降低了医疗保险的购买门槛，填补了国内中端医疗险空白，并且在业内首创将保费和用户健康关联，实现浮动保费，倡导健康险"管健康"的理念
"针无忧"儿童疫苗险	鉴于以往儿童疫苗险均将不合格疫苗列为除外责任，大特保将过期等不合格疫苗导致的不良反应也纳入了理赔范围，更好地为孩子和家庭提供安全保障
退糖鼓	中国首款全线上糖尿病保险，专为慢病人群定制，保障 4 种糖尿病并发症，并联合糖尿病管理平台，为用户提供集保障、监测和健康管理为一体的综合服务包
老年三高癌症险	解决了 55 岁以上老年人购买健康险较难的问题，即使有三高等常见健康问题，依然可以投保，为老年人增加了保障

续表

产品	具体内容
"全家桶"百万医疗险	创新推出"家庭共享保额"概念，不但有较高的性价比，还涵盖了特需医疗，契合家庭为单位的医疗需求特点
"高枕无忧"高端医疗险	保障责任包含门急诊和住院、特需医疗、重疾赔付、意外保障等，是一款涵盖了重疾险、医疗险、意外险三种产品形态的综合型健康险

资料来源：根据官网资料和网络资料汇编整理。

2. 搭建专业医疗健康服务平台

大特保聚焦及完善健康险延伸服务，搭建专业医疗健康服务平台。以健康险为核心，大特保为用户提供综合的健康管理服务、医疗服务、药品服务，成为用户全生命周期一切健康需求的综合入口。大特保致力于打通整合保险服务、医疗服务、健康管理三大健康资源，为用户提供疾病监测与预防、健康管理跟踪、医疗服务和风险保障等综合健康管理服务，如图 6-19 所示。

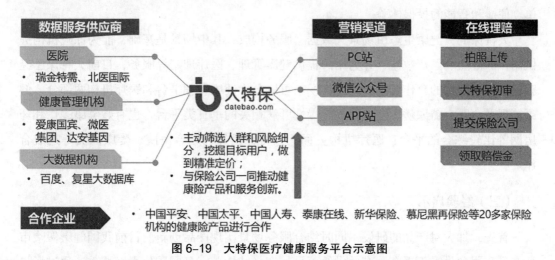

图 6-19　大特保医疗健康服务平台示意图

3. 拥有强大的 IT 系统及研发能力

成立初期，大特保的目标是成为"保险界的小米"，为客户提供性价比高的保险产品，用极简的产品设计、实惠的价格、顺畅的用户体验去吸引用户。2017 年大特保开始转型，专注做保险科技服务输出，以大数据为核心，凭借数据获取、整合、分析能力，提供产品研发、精准定价、营销推广、动态风控、智能保顾和理赔等一整套技术输出服务和产品输出。大特保将自身定位为互联网健康险科技公司，将重心放在大数据分析和人工智能等保险科技的创新，旨在通过技术优势积极推动传统保险的改变。

大特保团队兼具互联网基因和保险基因，尤以精算、运营及技术创新力为行业所知。大特保拥有保险行业罕见的自主 AI 研发团队，并于 2017 年 9 月推出智能保顾——"聊天"机器人。这款 AI 不但在自然语言识别和动态地域数据层面引领保险科技的发展，还实现了一键生成保险推荐方案。机器人的推出不但可以帮助用户更好地挑选保险和协助理赔，还可以通过不同领域的平台实现数据、产品和服务的对接，将保险渗透不同的互联网场景，更好地服务用户。

未来大特保主要增量空间在于坚持通过技术输出去赋能 2B 和 2B-A 端，通过精准定价和建模实现动态风控提升产品竞争力和盈利空间；以开放平台连接分销，促进消费升级；用 AI 技术提升理赔效率；同时拓展健康险增值服务，增加服务收入。

4. 利用服务场景打造大健康生态

以保险科技为支撑，大特保为保险公司和跨行业伙伴提供综合保险运营服务，帮助各行业建立保险服务的丰富场景，目前已成功帮助不同领域的互联网平台提供了保险业务的综合运营服务。大特保长期积累的大数据基础、风控能力和人工智能研发能力，还可以实现用户精准营销，基于不同场景实现产品定制和精准推荐，为用户提供更加简单、便捷和智能的投保体验。

大特保的大健康生态由场景、数据、服务构成，其中场景是基础，能为保险机构提供用户的健康、医疗数据，并为用户提供健康管理、医疗理赔等服务，目前大特保已经获取了相当数量的合作场景。其合作场景可以分为健康管理平台和医疗机构两部分，健康管理平台既有糖尿病、慢性肾病、慢性肝病相关的垂直类平台，也有妙健康、仁和药房网等比较综合的平台；医疗机构方面，大特保已经与瑞金医院、爱康国宾等达成合作。

（三）经验启示

首先，加大对产品的研发，同时结合服务场景实现产品创新。目前我国健康保险市场产品和服务供需不平衡，有效供给不足，产品结构单一且同质化程度严重。通过场景凸显产品的差异化属性是保险企业实现产品创新的有效途径。其次，利用技术赋能产品和服务，从营销、产品和运营等各环节重塑顾客体验。最后，要有明确的定位与战略布局。大特保专注于意外险和人身健康险产品线和服务，而不涉及车险等。多元化是企业发展的策略之一，聚焦单一产品、提供"少而精"的服务也是可选的发展路径之一。

【复习思考题】

1. 什么是健康保险？

2. 健康保险包含哪几种类型？

3. 试论述健康保险的主要特征。

4. 试论述健康保险的运行模式。

5. 试论述健康保险在健康保障体系中的地位。

6. 试论述我国商业健康保险的发展现状和基本特征。

 【拓展阅读】

1. 中国发展研究基金会，《中国商业健康保险研究》，中国发展出版社，2018 年。

2. 广发证券，《保险行业专题：我国商业健康险现状及创新发展方向》，2020 年。

3. 国信证券，《保险行业专题：健康险市场变革之年》，2020 年。

4. 罗兰贝格，《以人为本的一体化医疗趋势下，商业健康险未来决胜之道》，2020 年。

第七章

健康体检业

【本章概要】

党的十九大报告明确提出"要为人民群众提供全方位全周期健康服务"，处于疾病周期前端的健康体检服务业对于疾病预防和疾病发现均有重要意义，被誉为"最具产业化基因的健康服务行业"，拥有广阔的产业发展空间。本章将在系统梳理健康体检的概念内涵、基本类型、发展历程、参与主体等核心内容的基础上，重点阐述当前阶段国内健康体检行业的市场格局和基本特征，明确健康体检服务业的未来发展趋势。通过本章的学习，了解健康体检的概念内涵和具体类型，了解我国健康体检产业链构成，熟悉我国健康体检服务的市场主体和基本格局。

第一节　健康体检的概念体系

一、健康体检的定义

健康体检的产生源于健康服务理念的提出，1861 年英国著名医学专家 Dr.Horace. Dobell 首先提出"定期的检查可以预防罹患疾病及死亡"，1908 年，美国士兵体检作为具体的健康体检服务出现，1914 年美国保险公司全面引入健康检查，并在 1920 年明确提出通过专用固定设施服务健康体检。1947 年，美国医药协会最早提出了"健康体检"的概念，并郑重向国民建议："每个 35 岁以上的健康人应每年拜访一次医生，做一次从头到脚的全面身体检查"。2009 年 8 月 5 日，原国家卫生部颁布文件《健康体检管理暂行规定》明确提出："健康体检是指通过医学手段和方法对受检者进行身体检查，了解受检者健康状况、早期发现疾病线索和健康隐患的诊疗行为，用于个体和群体健康状况评价与疾病风险预测、预警及早期筛查的一种医学行为、方法与过程 。"需要注意的是，从体检内容来看，无论是 2009 年颁布的《健康体检管理暂行规定》还是 2014 年由中华医学会健康管理学分会发布的《健康体检基本项目专家共识》都提到，上述定义的健康体检不包括职业健康检查，以及入职、入学、结婚等专项体检，这些专项体检遵循《职业健康检查管理办法》《中小学生健康体检管理办法》《公务员录用体检通用标准》等其他法规和标准。

综上，健康体检可理解为通过医学手段和方法对受检者进行检查，了解受检者健康状况、早期发现疾病和健康隐患的诊疗行为。健康体检行为既包括主动性的预防性保健体检，也包括被动型的医疗性体检及强制型的社会性体检。其中，医疗性体检是指医疗机构按照医疗规范和实际情况对患者进行的门诊或住院体检。社会性体检是指从事特定职业的人员，在上岗前和在职期间进行的体检，体检项目包括视力检查、血常规检查、身高体重测量、传染病检查等。社会性体检常见的有征兵体检、驾驶员体检等。预防性体检是人们为预防疾病和改善身体健康状况在医疗机构或专业体检机构进行的体检。目前，健康体检服务行业主要还是对体检者提供专业的体检服务；未来，在专业健康体检服务的基础之上，对体检对象进行健康管理将成为行业的发展方向。

要准确理解健康体检的内涵，需要科学辨析健康体检与医疗检查之间的联系和区别。健康体检作为医疗检查的分支，其与医疗体检在体检方法有很多共同之处，但在项目组合、科室构架、制度管理、体检结果处理和交流等诸多方面又存在明显差异。

（1）服务对象不同：健康体检服务对象是主动防病查体的"客人"；医疗体检服务对象是因疾病或伤痛而就医的"患者"。

（2）指导思想不同：健康体检指导思想是"预防为主""治未病"；医疗体检指导思想是"救死扶伤""治病救人"。

（3）目的不同：健康体检的目的是在健康人群中，通过查体发现异常体征，提示可能威胁健康的因素；医疗体检的目的是根据病痛症状，通过查体发现其原因和部位，明确诊断，为治疗提供依据。

（4）中心不同：健康体检是以"健康"为中心的体检过程和结论；医疗体检是以"病痛"为中心的体检过程和结论，目的是根据患者或家属对病痛症状的主诉，通过查体发现其原因和部位，以明确诊断，为治疗提供基础。

（5）项目不同：健康体检的项目与医疗体检项目有所区别。国家颁布的《学生健康标准》《中国成年人体质测定标准》是评定体质的标准，并根据其要求设定了体能测试、心理测查，以及微量元素、肿瘤标志物甚至基因性质的检测项目，而在一般医疗体检中是没有的。

（6）"产品"不同：健康体检的结果是最终做出健康体检的汇总报告，即在本次体检中发现的异常体征的解释、分析和处理建议。而医疗体检的结果是书写病历和病程记录，通过有效的治疗，消除病痛和症状。

（7）场地不同：健康体检机构大多平面设计，分不同性别的体检线；而医疗体检是以科室设置，完成全项检查多需楼上楼下反复多次，可能与病人交叉，增加感染机会。

二、健康体检的分类

健康体检的重点是对慢性非传染性疾病及其风险因素进行筛查与风险甄别评估，并提供健康指导建议及健康干预方案。健康体检是实施疾病早期预防和开展健康管理的基本途径及有效手段之一。根据目的，健康体检大体上分为年度健康体检、预防性健康体检及个性化健康体检三种类型。

1.年度健康体检

年度健康体检侧重于疾病的筛查与干预效果的评价，较少强调年龄、性别及风险等因素。在欧美、日本等发达国家，年度健康体检只作为健康管理体检的一个辅助性的手段。1913年，美国成立了世界上第一个专门从事年度体检的机构 EHE（Executive Health Exams International），该机构致力于通过每年1次的体检，成为早期发现疾病及促进健康生活方式选择的医学中心，目前 EHE 依然是美国最大的健康管理机构。1922年，美国医学会发表报告，倡导35岁以上成人应该每年进行1次健康体检。1947年美国医药协会首次提出了"健康体检"的概念，并再次重申了这一观点。第二次世界大战以后，针对"没有症状的人群"的年度全面体检被普遍接受。

2.预防性体检

预防性体检着重强调健康体检的周期性，检后服务的频度和强度应该充分考虑不同年龄、性别、不同慢性非传染性疾病风险分层等因素，其目的是为了早期筛查疾病的风险与警示信号，为后续的分层管理提供依据。我国对预防性健康体检的认识如下：1995年，中华人民共和国卫生部颁布的《预防性健康检查管理办法》规定"预防性健康检查是指对食品、饮用水生产经营人员、直接从事化妆品生产的人员、公共场所直接为顾客服务的人员、有害作业人员、放射工作人员以及在校学生等按国家有关卫生法律、法规规定所进行的从业前、从业和就学期间的健康检查"，并规定"全国预防性健康检查统一使用中华人民共和国预防性健康检查用表，包括从业人员健康检查表、有害作业人员健康检查表、放射工作人员健康检查表和学生健康检查表"。可见，我国对预防性健康体检的认识更偏向于职业性健康体检，真正意义上的预防性健康体检还未兴起。

3. 个性化健康体检

20 世纪 70 年代，健康体检由单一的年度体检向个性化、定期纵向跟踪体检的趋势转变。到了 20 世纪 80 年代，在美国医师协会的倡导和支持下，个性化健康体检与跟踪管理服务逐渐代替了既往盛行的年度健康体检。但在我国，个性化健康体检尚处在萌芽阶段。

三、健康体检业的市场主体

目前市场上健康体检机构形式多样，根据健康体检机构的经营性质、隶属关系、商业模式等，可大致归为医院附属的体检中心、专业健康体检机构和其他类型的健康体检机构三种不同类型。

1. 医院内设体检中心

依托医院建立的体检中心是当前我国最主要的健康体检服务机构，占据了绝大部分的市场份额，是国内健康体检行业最大的市场参与主体。这些公立医院主要是在原有医疗业务的基础上建立了相对独立的体检部门或机构。大型公立医院体检中心开展健康管理具有特殊优势，体现在公立医院设备仪器、技术团队、公立医院信誉等多个方面垄断优势，还可以与疾病筛查与专科诊治进行前后向的服务融合、信息共享，整合自身和专科资源，发挥医院网络技术优势，构建以健康管理为核心的健康服务体系。除公立医院外，一些民营医院也依托自身优势和特色开展体检业务。目前，国内民营医院开展体检业务的大约有几千家，这类机构从事体检主要以后续治疗为目的，大部分仅从事专科类体检，如妇科、男科、糖尿病专科等有疾病诊疗需求的体检。

2. 专业健康体检机构

专业体检机构主要针对健康人群提供全方位的体检和健康管理服务。这种类型的体检机构绝大部分为民营性质，如美年大健康、爱康国宾、慈铭体检、瑞慈体检等。尽管市场总体规模相比公立医院体检机构仍存在较大差距，但我国专业健康体检机构发展十分迅速，以美年大健康、爱康国宾等为代表的一批具有规模化优势的专业机构得到成长，并逐步向综合性的健康管理服务机构转型。目前，国内专业体检机构主要分布在北京、上海、广州等一线城市及部分二线城市。这类机构专门从事健康体检业务，具有较强的市场意识，具备专业化体检、市场化运作、经营体制灵活等优势，具备成长为真正意义上的专业体检机构的客观条件。

3. 其他类型的健康体检机构

除了医院内设体检中心和专业体检机构两类主要的健康体检服务提供者之外，目前我国还存在其他几种市场规模较小或专科性质的健康体检机构:(1)街道卫生院、乡镇卫生院和社区卫生服务中心(站)。街道卫生院和乡镇卫生院的主要职责是为街道和乡镇居民提供疾病预防控制、妇幼保健、公共卫生等,主要工作是为乡镇居民提供常见病和多发病的诊疗、急症抢救、危重病人转诊、救灾抢险等医疗工作。社区卫生服务中心(站)是以社区、家庭和居民为服务对象,以妇女、儿童、老年人、慢性病人、残疾人、贫困居民为服务重点,开展健康教育、预防保健、康复、计划生育技术服务和一般常见病、多发病的诊疗服务,具有社会公益性质,属于非营利性医疗机构。(2)妇幼保健院。妇幼保健院是医疗与保健相结合的医疗机构,是以保障生殖健康、提高妇婴健康水平、提高人口素质为工作宗旨,以诊治妇产科常见病、多发病为特点的妇产科临床医院、临床医疗、教学和保健机构。(3)依附于高端休闲场所的健康体检机构,例如,以旅游会议营销为目的的九华山庄、以销售保健品为目的的安利。这些机构以经营高端休闲、娱乐为主营业务,以健康医疗服务为附加,把目标客户锁定为高消费人群,主打高端路线,所占市场份额比较有限。

四、健康体检产业链

(一)上游行业的关联性分析

健康体检服务行业的上游行业主要为医疗设备行业及医用消耗品行业。

1. 医疗设备行业

健康体检行业企业的医疗设备主要包括基础检查设备、医学检验设备、医学影像类设备、口腔科设备、电子胃肠镜、心血管检查设备、眼科检查设备及其他设备。

健康体检行业医疗设备的主要供应商有豪夫迈·罗氏有限公司、东芝有限公司、GE 医疗集团、荷兰皇家飞利浦电子公司、西门子医疗系统集团等国际厂商和北京万东医疗装备股份有限公司等国内厂商。医疗器械设备价格主要受厂家研发能力、技术革新等因素的影响,价格变动周期性较长,短期内不会出现大幅度调整,有利于健康体检行业长期稳定的发展。

2. 医用消耗品行业

健康体检行业使用的医用消耗品主要分为医用耗材类(主要为一次性医用材料)和检验试剂类(主要包括血常规试剂、生化试剂、免疫试剂等)。

医用消耗品行业的主要供应商有富士胶片株式会社、西门子医学诊断产品(上海)有限公司、豪夫迈·罗氏有限公司、北京英硕力新柏科技有限公司等国际厂商和北京利德曼生化股份有限公司、深圳市中核海得威生物科技有限公司、上海科华生物工程股份有限公司、北京普析通用仪器有限责任公司、四川迈克生物科技有限公司、北京华科泰生物技术有限公司、北京东方世珍科技开发有限公司、北京巴瑞医疗器械有限公司等国内厂商。医用消耗品价格受产品原材料价格影响较大，因医用消耗品行业生产厂商多，市场集中度较低，近年来产品价格波动幅度较小。同时，由于医用消耗品行业多为经销商代销，即使消耗品价格短期出现一定幅度上涨，经销商为维持现有市场，也会放弃部分利润以维持现有销售价格，有利于健康体检行业长期稳定的发展。

（二）下游行业的关联性分析

健康体检行业的下游直接面对体检客户。客户分为团体客户和个人客户，团体客户主要以大型国有企业、大型协会及部分民营企业为主；个人客户主要以个人客户、媒体宣传引导的客户及通过与其他大型企业合作而引导的高端客户为主。

第二节　健康体检业的市场格局

一、市场规模

中国健康体检行业的发展大致经历两个主要阶段，一是指令性体检阶段，该阶段的健康体检具有一定的强制性，主要包括职业健康检查、入学体检、入伍体检、婚姻登记体检等；二是预防保健性体检阶段，该阶段的健康体检具有自发性，主要用于疾病的早诊断、早治疗，达到预防保健和养生的目的。

随着居民生活水平的不断提高，健康素养的逐步提升及消费升级的持续推进，国内健康体检行业的市场需求不断扩大，整个行业的市场规模正在逐年稳步上升。据国家统计局的官方统计数据显示，2018年我国体检市场健康检查人数约达4.35亿人次；2019年我国体检市场健康检查人数将突破5亿人次。

市场规模方面，根据国家卫健委及统计局发布的数据显示，2015年中国体检行业以超过25%的增速增长至940亿元，相对2010年的295亿元有了2倍多的增长，2011—2015这5年的行业复合增速达21%，行业增速高于整个医疗服务行业，2017年我国体检行业规模增长至1385亿元。在国家战略支持、渗透率持续提升、消费升级的推动下，体检行业作为疾病医疗的预防端及健康产业链的入口端，正在不断规模化、正规化、产业化发展，到 2023 年行业将实现约 11% 的复合增速，预计 2023 年达到 2815 亿元。

尽管近年来我国健康体检绝对规模不断攀升，但相较于发达国家的体检覆盖率而言，我国的体检覆盖率较低。2017 年，中国体检覆盖率仅为 35.8%，而据全球企业管理咨询公司 Frost & Sullivan 统计数据显示，2015 年德国体检覆盖率高达 96.9%，同期美国和日本的体检覆盖率分别为 74.2% 和 73.4%，均远远高于中国体检覆盖率，未来我国健康体检的提升空间依然很大，如图 7-1 所示。

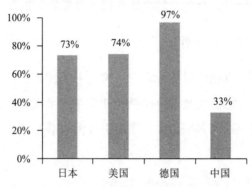

图 7-1 中国与世界各国健康体检覆盖率对比

资料来源：公开资料整理。

二、竞争格局

1. 公立医院占据市场主体龙头地位

经过多年的发展，国内健康体检服务行业的市场参与主体众多，从机构组成来看，主要有医院内设体检机构、专业体检机构，以及卫生院、保健院等其他健康体检机构。由于我国医疗机构拥有的成本优势和人们长期以来形成的就诊习惯，社会体检消费主要集中在公立医院等医疗机构，由此在健康体检市场中形成了"以医院内设体检机构为主，专业体检机构为辅"的竞争格局。

从医疗机构的内部结构来看，由公立医院设立的健康体检中心占据了绝对市场份额，据 Frost & Sullivan 统计数据显示，2015 年中国共有约 6500 家体检机构，其中，公立医院的体检机构约 4600 家，占比 70.8%；民营专业体检机构 500 家，占比 7.7%；另有一些其他的医疗机构也提供体检服务，如图 7-2 所示。可以看出，从数量上来看，专业体检机构的占比还很低，仍以公立医院的体检机构为主。这种格局同样体现在收入规模分布上，据《中国卫生统计年鉴（2017）》数据，从收入规模上来看，2016 年全国 1121 亿元的健康体检收入，有 908 亿元来自公立机构，213 亿元来自私立机构，私立机构的市场份额从

2011 年的 14.7% 提高到 2016 年的 19.0%；从增速上来看，从 2011 年到 2016 年，公立机构复合增长率为 24%，私立机构复合增长率为 32%。可以看出，私立机构目前在整体健康体检市场占比仍较低，但整体增速快于公立机构，市场份额在逐年提升。

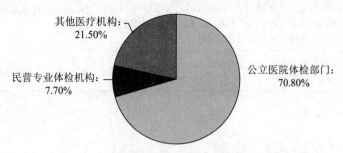

其他医疗机构：
21.50%

民营专业体检机构：
7.70%

公立医院体检部门：
70.80%

图 7-2　中国健康体检主体机构市场占比统计情况

资料来源：公开资料整理。

2.专业体检机构将部分替代公立医院体检

专业体检机构主要针对健康人群提供全方位的健康体检和健康管理服务，与医疗结构提供的体检服务存在明显的差别，并且市场运作模式也有着显著的不同。从二者的竞争关系来看。公立医院体检部门硬件设备齐全，享有国家优惠政策和扶持，经营成本较低，国民传统思想上较为依赖、信任公立医院，国民健康体检偏爱公立医院体检部门。但是民营专业体检机构优点是专业化体检、市场化运作，能够较好地避免或减少交叉感染风险，更重要的是，目前公立医院一般为单点经营，还不具备连锁经营的条件，而专业体检机构经营机制灵活、市场服务意识强，容易实现标准化连锁经营。因此，随着行业专业化分工越来越细，民营专业体检机构在整体规模增长的同时，将部分替代医疗机构的体检服务，并不断抢占公立机构的市场份额，增速快于体检行业的整体增速。表7-1 所示为专业体检机构与公立体检机构对比。

表 7-1　专业体检机构与公立体检机构对比

类别	专业体检机构	医院内设体检机构
设备技术	硬件设备条件相对不足，不过近几年设备条件在改善	技术设备力量较强
功能定位	以体检为主要业务，专业化程度高	以临床、科研、教学为主要功能定位，体检业务仅作为其辅助业务
服务	具备先进的健康管理理念及富有成效的检后健康管理服务等	在服务理念、服务质量等方面存在明显劣势
交叉感染风险	避免或减少医院交叉感染风险	公立医院院内交叉感染率始终居高不下，医院是病人密集的场所，医院环境最容易被病原微生物污染，从而为疾病的传播提供外部条件，促进医院感染的发生

类别	专业体检机构	医院内设体检机构
运作模式	会通过各种市场化的营销手段，进行健康体检教育，并主动与潜在客户接触，了解客户各方面的健康体检需求，创造各种健康体检产品，满足市场需要	国内公立医院是以为患者提供诊断、治疗为主要服务的非营利性医疗机构
经营模式	业务体系可标准化，便于连锁复制，迅速进行规模性扩张	一般处于单点经营状态，不具备连锁经营的条件

资料来源：公开资料整理。

3. 专业体检市场进入龙头整合阶段

从专业健康体检机构之间的竞争来看，市场竞争模式呈现以下两大特点：①专业健康体检机构已经从单点业态模式演变为连锁业态竞争模式，从区域性竞争演变为跨区域竞争模式。目前，以慈铭体检、美年大健康、爱康国宾为代表的专业健康体检机构已经开始了跨地区连锁的尝试并取得了一定的成绩，各地也出现了以红鬃马体检、九华体检、瑞慈体检为代表的具备一定实力的专业健康体检机构。未来，具有规模优势、品牌突出、技术力量雄厚、服务质量有保证、服务理念先进的大型连锁体检机构将主导国内专业健康体检市场。②专业健康体检机构的竞争模式已经从初级的价格竞争逐步过渡到品牌竞争。消费者开始关注体检质量而不仅是价格；具有市场先发优势、规模优势、注重体检质量的专业体检机构的市场竞争力和品牌优势明显增强。目前国内专业健康体检行业进入了龙头整合阶段，市场集中度逐步提升。专业体检市场目前占有率较高的龙头企业主要有美年大健康、爱康国宾、慈铭体检（现已被美年大健康收购）和瑞慈体检。可以看到，前三家龙头体检机构的成立时间均不足 20 年，近年发展迅猛的瑞慈体检成立时间距今仅有 5 年。表 7-2 所示为体检机构龙头企业对比。

表 7-2　体检机构龙头企业对比

公司	美年健康	爱康国宾	瑞慈体检	慈铭体检
成立时间	2004 年	2004 年	2014 年	2002 年
扩张期始于	2011 年	2007 年	2014 年	2009 年
商业模式	直营	直营	直营＋销售代理	直营＋加盟
覆盖城市（2016 年）（个）	100 多	32	11	17
控股体检中心数量（2016 年）（家）	123	107	22	58
覆盖体检人次（2016 年）（万人次）	919.0	522.4	130.2	251.0

续表

公司	美年健康	爱康国宾	瑞慈体检	慈铭体检
体检收入（2016年）/亿元	30.52	23.90	6.51	12.34
人均体检单价（2016年）/元	332.86	464.00	466.40	471.67
市场份额	15%	14%	4%	6%

资料来源：公开资料整理。

尽管目前国内民营专业健康体检市场集中度不断提升，但总体来看依然较为分散。以2016年数据为例，2016年专业体检市场内主要四大专业体检公司占私立体检市场份额约为39%，私营医院和其他私营医疗机构占有其余61%的市场份额。

健康体检行业属于医疗服务行业的分支，大部分专业体检机构都采用连锁化经营以期实现快速扩张的方式，但真正能实现规模化、全国连锁化经营的却不多。究其原因，很多新进入者自身管理水平和运营经验的不足可能是制约其快速扩张的主要原因之一。随着我国专业体检市场日趋成熟，经营不规范、实力较差者将会被淘汰，市场将主要由经营管理完善、信誉口碑较好的几家占据，市场集中度会逐步提升。从近几年的业界实践来看，美年健康采取"重点城市与全国布局"的发展战略、"自建与并购"相结合的发展模式，迅速实现全国布局、网点快速扩张，成为行业绝对龙头。2017年7月，美年大健康成功收购慈铭体检，民营体检市场原本美年大健康、慈铭体检、爱康国宾"三足鼎立"的局面演变为了"二元对立"的竞争格局。

三、发展趋势

1. 多元化

随着健康体检市场的发展，现有的专业体检机构格局将被打破，专业健康体检市场将会横向整合，重新洗牌，从而形成具有真正意义上网络优势的龙头企业。现金状况更好、融资能力更强的健康体检企业在内生性发展和外延式并购方面将会取得更好的成绩，以美年大健康为代表的龙头企业的规模优势将进一步显现。成熟的专业体检机构将会进一步开发客户资源，提供更加多样化和差异化的服务（VIP会员服务、健康家庭服务等），向更深入的健康管理、增值服务等领域全方位发展，打造全产业链生态闭环。2018年10月，美年健康对外宣布联手平安好医生、中国人保及美年生态圈企业优健康、大象医生，推出极具创新意义的重量级健康管理产品"美年好医生"，从单一体检服务迈向"检、存、管、医、保"的全程保障。

2. 互联网化

健康体检行业互联网化是指体检相关医疗机构利用互联网（包含移动互联网）平台和技术从事行业内外部的商务活动。随着云计算和互联网（包括移动互联网、5G）的发展，体检企业在业务的拓展和发展中，逐步将内部的业务流程和外部的商务活动与互联网（包括移动互联网）结合起来，从而有效提升体检行业整体的核心竞争力。目前国内健康体检行业互联网化处于市场启动初期，商业模式尚需探索。2004 年中国领先垂直体检预订 B2C 网站"爱康网"成立，2005 年"亿康网"等多家体检预约平台成立，之后国内健康体检行业互联网化形式增多，如搜索引擎推广、综合电商平台入驻、线上商城自建、团购平台合作等。随着移动互联网、大数据、云存储技术应用于体检行业，新的商业模式正在探索形成。

3. 智能化

体检不仅是健康管理的前端入口，也是巨头布局人工智能移动医疗的前哨。人工智能在体检行业应用前景广泛，如个性化就诊体验、医学影像理解、电子病历挖掘等领域的应用。在人工智能的助力下，医疗问题可逐渐转化为慢病管理和预防问题，将极大地促进体检行业的发展。2018 年，美年大健康联合大数据算法与分析国家工程试验室杭州创新中心、浙江省数理医学学会在超声人工智能方向达成合作，共建超声大数据库。

另一方面，随着健康体检机构逐步向健康管理综合服务转型，医用可穿戴设备在检后服务方面的优势逐步显现：一是能够动态监测健康指标，及时获得反馈与帮助，帮助慢性病患者自我管理，有助于应对慢性病高发的挑战；二是能够提升效率，减少就医次数，节约医疗费用和人力成本；三是我国的医疗资源供给矛盾突出，优质医疗资源主要集中于北上广和东部沿海省份的大城市，医用可穿戴设备能够帮助身处偏远地区的慢性病患者获得远程的医疗支持。当然，目前我国医用可穿戴设备的发展在技术层面、应用层面、标准层面、安全层面还面临着挑战。但从长期来看，智能化将会是健康体检行业升级的必经之路。

第三节 健康体检业的典型案例

一、美年大健康

（一）企业简介

1. 基本信息

美年大健康产业控股股份有限公司（A 股股票代码 002044）始创于 2004 年，是中国专业的健康体检和医疗服务集团，总部位于上海。公司分别于

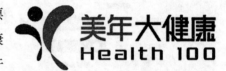

2016 年和 2017 年成功收购知名的健康体检品牌"美兆"和"慈铭"，并于 2018 年正式完成中国内地版图的全覆盖。公司拥有院士、教授、主任医师、医疗人员、健康顾问所组成的近 70 000 人的专业服务团队。2019 年 10 月，美年大健康引入阿里巴巴集团、蚂蚁金服集团和云锋基金作为重要战略股东和合作伙伴，开启深度合作，进一步提升数字化、智能化发展水平，构建协作创新的技术平台。

经过长期的建设与发展，美年大健康已成为医疗和大健康板块中市值和影响力杰出的上市公司。公司是中证 200 指数、沪深 300 指数的成分股，并被相继纳入明晟指数（MSCI）、富时罗素指数、标普道琼斯指数，获得全球资本市场的支持和认可。美年大健康兼具生态圈平台和孵化载体的功能，构建出了具有强大影响力的健康产业核心生态圈，如图 7-3 所示。未来，美年大健康将持续致力于成为品质与数据共同驱动的专业医疗服务与生命科技公司，守护每一个中国人的生命质量。

2. 发展历程

从成立到现在，美年大健康秉承着"创建和持续发展中国最大、最优质、专业的健康服务平台，成为受尊敬的行业领导者"的愿景和"中国美年大健康，健康中国每一年"的使命，通过上市、收购、参股和引进战略合作伙伴等方式不断扩张，美年大健康已经成为我国健康体检行业当之无愧的龙头企业。表 7-3 所示为美年大健康主要发展历程。

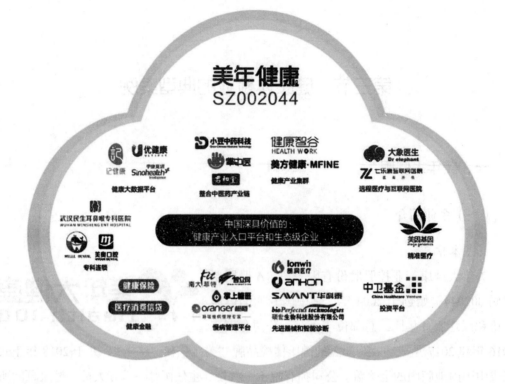

图 7-3　美年大健康产业生态圈

资料来源：图片来源于美年大健康官网。

表 7-3　美年大健康主要发展历程

年份	主要事件
2005	大健康创始，成为北方首家专业体检机构
2006	境外资本注入，连锁运营模式初步形成
2007	研发健康管理软件系统，实现健康管理信息化，拓展外埠业务
2008	完成北方五省战略布局
2009	向二、三线城市纵深发展
2011	与沈阳大健康合并，成为中国领先的专业体检及医疗服务集团之一
2012	并购深圳瑞格尔体检连锁机构，凯雷投资集团入股
2013	中国平安战略入股，中法基金投资入股
2015	成功参股慈铭体检，中国 A 股成功上市

年份	主要事件
2016	收购高端个人健康管理机构美兆医疗，实现从大众体检到高端诊疗的全覆盖
2017	完成对慈铭体检的全资收购，实现多层次多品牌战略
2018	拥有600家体检中心，参股艾迪康，并购美因基因，推出美年好医生，进入体检3.0时代

资料来源：根据官网资料和网络资料汇编整理。

（二）企业特色

1. 提供多层次和个性化的健康体检服务

美年大健康通过提供多样化服务打造中西医健康体验，形成差异化和互补的品牌定位。公司目前拥有美年大健康、慈铭体检、慈铭奥亚和美兆体检等多个健康体检品牌，贯彻"多品牌、多层次"的经营战略，在品牌定位上实现了差异化和互补。具体而言，美年大健康和慈铭体检定位于服务大众健康体检的专业连锁品牌；慈铭奥亚定位于服务中高端团体健康体检及综合医疗服务的专业连锁品牌；美兆体检定位于服务高端个人健康体检专业连锁品牌。通过实施多品牌战略，为客户提供多层次、全方位、精准化和个性化的健康服务。

根据不同的客户性质，美年大健康提供不同种类的体检业务。例如，团检客户是美年大健康的主要客户群体，一般会由企业或单位与美年大健康签订服务合同，确定最终的体检套餐、价格等。个检客户则直接前往体检中心体检。未来，随着国民健康意识的不断增强，以及品牌效应的进一步增强，个检客户群体将继续扩大。

2. 打造全产业链的健康产业生态圈

首先，美年大健康将体检业务作为核心业务继续保持和强化；其次，打造全科医疗中心、慢病防治中心等，加强对医疗业务的部署；最后，重点布局大数据、远程医疗和健康保险等赛道。同时提供专科诊疗、基因检测、慢病管理、远程医疗、女性健康、中医治未病等多方位的增值服务，巩固和强化健康产业生态圈。可以看出，围绕体检业务，美年大健康相继加入多方位服务资源，打造美年＋价值产业链，如图7-4所示。

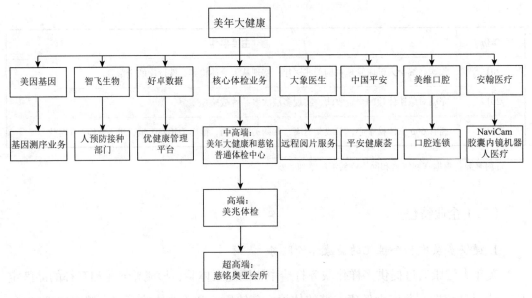

图 7-4　美年大健康产业链分布

资料来源：美年大健康官网。

表 7-4 所示为美年大健康增值服务。

表 7-4　美年大健康增值服务

服务名称	具体内容
优健康	以大数据为样本，建立评估模型，完善疾病预警机制，整合各种服务资源，是中国的个人健康数据中心。未来将是重要医疗服务平台和科研教学数据库
掌中医	专注于标准化中医诊疗方案管理慢性病和亚健康的移动医疗机构，除了提供线上预约、咨询外，还同体检机构及其他医疗机构协同建设线下服务网络
大象医生	提供基于远程影像技术的医疗服务提供商。作为美年大健康的战略合作伙伴，将为美年大健康提供基于影像中心的完整解决方案，包括自动图像识别、远程阅片、专家会诊和数据挖掘服务
美因基因	致力于打造中国人群基因入口，涉及大众健康、临床诊疗、科技服务、数字健康四大领域；依托国内杰出体检机构服务千万家庭，帮助人们实现健康管理，创建数字生命新生活

资料来源：根据官网资料和网络资料汇编整理。

3. 形成完善的全国体检网络

美年大健康采取并购与开店相结合的方式，实现连锁扩张，迅速抢占全国市场，提高业务渗透率和市场份额。从北京、上海等一线城市，下沉到三、四线城市，美年大健康已经在全国范围内形成了较为完善的体检网络。截至 2019 年年底，美年大健康已在全国 294 个核心城市布局 703 家体检中心。从长期看，依靠前期的客户体量积累，通过对已有客户的有效引流，美年大健康实现了闭环生态的初期运转和可持续性盈利。随着体检中心网络的不断延伸，以及与战略合作方的互补，美年大健康的市场占有率将继续提高。

4. 拥有行业领先的质量优势

完善的服务体系、严谨的流程运作、卓越的医疗团队保证了美年大健康的体检质量控制优势，并有效帮助和控制体检过程中所出现的差错和意外情况。首先，美年大健康拥有卓越的医疗团队，创立了院士级医学专家组、委员级专家组、健康管理专家组，负责制定体检套餐和临床体检战略，其中多位专家是国家健康管理体系体检政策的参与者、解读者，是行业标准的制定者，具有专业的学术研究和丰富的临床经验。其次，美年大健康提供优越的体检环境，营造家一样的舒适氛围，从味感到体感，每一处细节都力求更好。例如，采用负离子空气净化、高品质的软装硬装，为客户带来惬意的身心放松。最后也是最重要的是，美年大健康依托庞大的客户人群、海量的健康大数据平台，以及遍布全国的标准化医疗服务体系，形成了包含专业检查、风险评估、健康管理、医疗保障的 PDCA 服务闭环，行业内率先实施三级质控和 36 小时报告体系。

5. 实现线上线下联动发展

一方面，美年大健康收购慈铭体检强化线下资源优势，借壳上市开拓资本渠道；另一方面，美年大健康深度融合互联网资源，实现自身的营销互联网化、渠道互联网化、运营互联网化和产品互联网化。在营销方面，借助各大互联网媒体平台和网站进行宣传；在渠道方面，借助天猫旗舰店、美团等实现多入口接入；在运营上，实现电子智能排队系统、企业专属在线预约平台等；在产品上，美年大健康颠覆传统体检思路，于行业内率先推出全新产品"美年好医生"，正式开启 3.0 健康管理时代。此外，企业推出的健康智谷项目经营领域聚焦移动医疗，帮助客户实现全新的健康管理。

（三）经验启示

美年大健康的成功发展为其他健康体检企业的发展提供了借鉴蓝图。首先，企业必须有明确的发展定位，如专注于个人定制化的高端体检路线；致力于覆盖大多数人群的大众化路线。其次，实现健康管理全流程闭环，即实现检前、检中和检后一体化的服务流程。而健康体检与医疗服务的结合，以及体检服务的一体化也将成为未来的重要趋势。最后，充分抓住互联网和新一代技术革命浪潮，实现健康体检行业的智能化。

二、爱康国宾

（一）企业简介

1. 基本信息

爱康集团是中国收入规模领先的中高端连锁体检与健康管理集团，是中国体检与健康管理行业第一家上市公司，通过旗下多个品牌为团体客户和家庭、个人提供高品质的健康体检、疾病检测、齿科服务、私人医生、职场医疗、疫苗接种、抗衰老等健康管理与医疗服务，并希望通过创新科技驱动中国健康与医疗服务模式的变革。

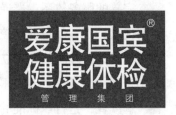

爱康国宾为客户提供入职体检、中老年体检、女性检查和婚检等不同的体检套餐。目前爱康国宾的企业客户和个人客户占比分别为80%和20%，且个人比例在不断上升。截至2020年7月初，爱康集团（包括并购基金）已在香港、北京、上海等52大城市设有143家体检与医疗中心。同时，爱康集团与全国200多个城市超过720家医疗机构建立合作网络。

2. 发展历程

历经十几年的发展，爱康国宾凭借卓越的健康管理服务在健康医疗市场占有一席之地。2017年美年大健康收购慈铭体检后，我国民营体检市场由美年大健康、慈铭体检、爱康国宾"三足鼎立"的局面变为美年大健康与爱康国宾的"二元对立"。此外，作为民营体检双雄之一，爱康国宾自2015年8月开启私有化之路，直至2018年3月，终于实现私有化。

2014年4月，爱康国宾在美国纳斯达克上市，股票代码KANG。2015年8月，爱康国宾CEO张黎刚及其附属实体、方源资本组成的财团的非约束力要约，准备以每股美国存托股（ADS）17.8美元的价格私有化爱康国宾。2015年11月，美年大健康壳公司江苏三友宣布与平安、红杉、凯辉私募等多个公司组建买方团，向爱康国宾董事会及其特别委员会提交私有化要约。2015年12月，爱康国宾启动"毒丸计划"，以阻止江苏三友的恶意收购；随后，引入云锋基金和中国人寿这些实力强大的伙伴作为后盾。2016年6月，张黎刚撤回其私有化提案，随后美年健康撤回私有化要约，中国人寿也退出战局，云锋基金成了爱康国宾私有化的唯一竞购方。2018年3月，爱康国宾接受由云锋基金和阿里巴巴发起的私有化收购要约。至此，爱康国宾私有化收官。表7-5所示为爱康主要发展历程。

表 7-5 爱康主要发展历程

时间	主要事件
2000.09	上海国宾医疗中心成立，上海国宾医疗中心是上海领先的独立于传统医院、主要面向健康人群的健康体检中心，开创了中国健康体检的 1.0 时代
2004.02	爱康网成立，将佛大学公共卫生学院疾病预防中心"健康与疾病评估"模型引入中国，并提出 360° 健康全管理的全新理念
2007	健康管理机构爱康网和健康体检机构上海国宾合并，成立爱康国宾健康管理集团，这标志着中国真正意义上的健康管理集团的诞生
2007.12	爱康国宾获得美林证券（Merrill Lynch）、ePlanet、华登国际、美国中经合、上海创投和清科 2000 多万美元的投资
2008	进驻南京、深圳，北京正清源加入爱康国宾
2009	成都爱康国宾体检分院正式成立，标志着爱康国宾进军西南地区的中心
2010.10	进驻杭州，健康管理事业大踏步迈向疗休养新纪元
2011.09	进驻福州。至此，爱康国宾自有体检机构已经进入全国 8 个城市
2012	上海一品加入爱康国宾，进驻天津、重庆、苏州
2013.04	投资注入，进驻长春。爱康国宾获得美国高盛集团和新加坡政府投资公司 GIC 的近 1 亿美元的战略投资。同月，爱康国宾长春首家分院——亚泰鸿城西域分院正式成立。至此，爱康国宾自有体检机构已经进入全国 12 个城市
2013.12	爱康君安成立。哈佛医学院前副院长 Tom Fox 出任首家北京旗舰店院长。这意味着爱康集团正式进入高端深度体检领域
2013.12	爱康集团成立。爱康集团汇聚了爱康国宾、爱康君安、爱康齿科、爱康健维四大品牌，为客户提供更为全面的健康管理服务
2014.04.09	爱康成功登陆美国纳斯达克，股票代码 KANG，成为国内体检行业第一家上市公司
2014.06.20	进军香港。爱康集团与香港快验保建立战略合作，打造跨越中国大陆与香港的健康体检与健康管理平台，为大陆和香港居民提供内容更加全面的健康管理及医疗服务
2014.07.11	爱康集团与上海交通大学旗下机构投资设立的上海地区中高端连锁体检机构上海华检建立战略合作，上海华检旗下三家体检中心加入爱康国宾体检网络
2014.09.21	成立爱康核磁共振医学影像中心，引入全球同步的核磁共振技术，助力早期发现肿瘤和心脑血管疾病
2014.12.05	举办"第二届生命梦想家"，启动全国 CT 战略部署计划
2015.03.27	正式进军移动医疗。发布了耗时五年研发的从个性化体检 PC 版到 APP 的升级——爱康体检宝 1.0，意在打破体检套餐千篇一律的局面，为个人和企业客户量身定制专属体检方案
2015.04.21	爱康君安进驻广州，再次定义羊城高端体检服务
2015.11.20	新品牌爱康卓悦发布，提供从体检到门诊的一站式健康管理服务
2015	爱康集团加快了全国二、三线市场的布局

时间	主要事件
2016.03	爱康门诊成立,爱康集团全面转型为医疗综合体,构建从个性化体检筛查到国际化就医问诊等在内的一站式医疗健康服务
2016	爱康 APP 正式推出,致力于为用户提供最便捷的体检全程服务
2017.06	爱康集团创新推出有人"管"的体检这一概念,以及 iKangCare+ 和 iKangPartners+ 计划,通过产品和服务的创新升级,把体检真正升级为健康全管理服务
2017.08	爱康集团与百洋智能科技达成战略合作
2018.01	爱康集团与默沙东正式达成战略合作,共同推进宫颈癌防治
2018.03	爱康国宾接受由云锋基金和阿里巴巴发起的私有化收购要约

资料来源:根据官网资料和网络资料汇编整理。

(二)企业特色

1. 立足体检提供全方位的健康管理服务

爱康国宾为客户提供一站式的服务和体验。依托旗下健康医疗服务中心、覆盖全国主要城市的合作医院网络和强大的客户服务体系,爱康国宾为个人及团体提供从健检、医疗、家庭医生、慢病管理、健康保险等全方位个性化服务。同时,爱康国宾为保险公司和医疗机构提供第三方的健康管理服务及客户关系管理的解决方案。2019 年,爱康创新提出 iKangNetwork+ 的概念,宣布将与全国超过 300 家公立医院合作成立体检医联体联盟,在体检、诊断、慢病管理、就医、住院几大领域全方位联动,资源共享,为客户提供一站式健康管理。

爱康国宾提出"有人管"的体检,不仅仅将体检停留在简单的检查环节,而是提供一体化的解决方案,提升治疗的精确性和服务效率。在爱康体检后确诊癌症的患者能够获得爱康免费的任选全国三甲医院专家进行二次会诊和诊疗方案评估的机会,还可通过沃森肿瘤会诊中心获得基于全球顶尖专家团队的经验给出的治疗方案。

2. 实现深度互联网化

爱康国宾深入布局移动端产品,从营销、渠道,到运营与产品,实现深度互联网化。营销互联网化方面,爱康国宾通过在百度等搜索引擎上做 SEO 搜索推广、通过微信向用户推送健康资讯、优惠活动来维护用户活跃度。渠道互联网化方面,打造综合电商平台"爱康国宾"旗舰店,实现不同平台的体检预订服务。运营互联网化方面,通过智能导检系统、HR-eHealth 企业健康管理平台、健康医疗客户关系管理系统和医疗机构健康管理系统等实现实时健康数据共享和管理、监控运营状况、记录和更新用户健康数据等功能。产品互联网化方面，"爱康体检宝"为客户提供包括个性化体检套餐制定、体检报告解读和检后服务完善的一站式健康体检服务；"导医通"为客户搭建移动医疗医患服务平台和新型医患服务O2O平台。

3. 利用人工智能技术赋能健康体检

人工智能在影像识别方面具有较高的准确率，爱康通过人工智能赋能传统体检，将更多创新科技应用在健康全管理过程中，从而帮助用户更早发现、更早诊断、更早治疗。2017年，爱康集团将百洋智能科技独家代理的IBM Watson for Oncology（沃森肿瘤）会诊中心引入爱康全国108家体检中心，用于在爱康体检后确诊癌症的病人。沃森智能肿瘤会诊系统会分析患者的病例，根据其临床记录和报告中的属性数据与临床知识、外部研究结果和数据综合对比和识别后，将治疗方案和支持证据一起提供给医生参考。

4. 打造全国统一高质量体检标准

一方面，爱康国宾注重线上与线下的联动发展，连锁化的实体经营使得爱康体检在全国范围内拥有统一的检查标准，并积累了大量客户资源与数据，也为爱康集团建立与GE、阿里巴巴、华为、百度、新浪、搜狐等大型企业牢固的客户关系打下了牢固的基础；另一方面，爱康国宾投入大量资金引进先进的设施设备和管理体系，包括质控体系、管理流程的IT系统和高精尖影像设备等，通过高端设备的加持，为客户提供更精细化的体检服务。

（三）经验启示

一方面，体检机构应通过高新技术的赋能，实现体检和健康管理的智能化和精细化。人工智能技术在体检行业应用前景广泛，如个性化就诊体验、医学影像理解、电子病历挖掘等应用。在人工智能的助力下，医疗问题可逐渐转化为慢病管理和预防问题，将极大地促进体检行业的发展。另一方面，将体检作为全方位健康管理的重要环节是未来体检行业发展的重要趋势之一。要实现从单一的体检模式到一体化健康服务的转变，切实解决读不懂体检报告、体检和检后治疗脱节的现实问题。

三、慈铭体检

（一）集团简介

1. 基本信息

慈铭健康体检管理集团有限公司（A股上市企业，股票代码：002044）由韩小红女士于2002年创立，是一家按照"早发

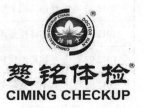

现、早诊断、早治疗"暨"预防为主"医学思想创建的集团化、连锁式专业健康体检机构。慈铭集团是我国高端健康管理医院的创建者，创建了标准连锁体检服务模式。业务涵盖健康体检、健康管理、绿色就医转诊、保险支付等。旗下拥有"慈铭体检""慈铭奥亚健康管理医院"等多个子品牌，打造全品牌服务链。2017 年，慈铭体检被美年大健康收购。

以健康体检为核心业务，慈铭集团已发展成为一家集健康体检、医疗门诊、健康管理服务等综合性的大型医疗连锁机构。慈铭体检为客户提供全面的服务，包括个性化体检服务方案、健康评估、沙龙式会员管理、科学化疾病预警、健康干预、健康处方、便捷化专家门诊等服务。慈铭奥亚是慈铭健康管理集团旗下斥巨资打造的高端健康管理医院，是国内由私人医生专业定制健康管理服务的高端会员制医院，也是中国健康管理领域的奢侈品牌，主要向高端人群提供全面的深度体检、私人医生、个性定制健康管理方案、健康养护、绿色就医通道等全维度健康调养。

2. 发展历程

2011—2016 年，民营体检连锁市场在一系列合并后起步，格局分散，慈铭体检、爱康国宾、美年大健康三者都以"自建＋并购"的方式抢占市场，形成"三足鼎立"的局面，随着美年大健康收购慈铭体检，变为"二元对立"。表 7-6 所示为慈铭体检主要发展历程。

表 7-6　慈铭体检主要发展历程

时间	主要事件
2002.03	原解放军总医院肿瘤内科主治医师韩小红创立了慈济体检
2004.10	慈济与鼎晖国际投资公司共同成立"北京慈济医院管理有限公司"
2005.03	慈济体检管理集团北京公司大北窑（5 分院）成立
2005.12	慈济体检管理集团黄浦健康体检中心隆重开业
2005.12	慈济体检管理集团总裁韩小红博士被评为"北京十大经济影响力人物"
2007.03	慈济体检五周年，"慈济体检"正式更名为"慈铭体检"
2007.12	慈铭体检管理集团通过 ISO9001 质量管理体检认证
2012.02	慈铭签署中美首个大型养老医疗合作项目
2012.03	慈铭集团十周年
2012.07	慈铭体检集团京城首家女性专属体检中心，打造女性专有"健康领地"
2012.07	慈铭集团顺利通过证监会首发审核
2012.08	韩小红总裁荣获医师最高奖"中国医师奖"

续表

时间	主要事件
2012.12	慈铭体检荣膺影响中国 2012 年度行业领军品牌
2012.12	慈铭集团启动国家专业精英人才护心计划
2013.01	慈铭奥亚国际医疗会所荣膺 2013 胡润百富高端医疗新秀奖
2013.02	广州公司启动"2013 国家精英人才健康管理计划"
2013.03	北京公司开设第十七家分院
2013.03	杨澜成为慈铭·奥亚国际医疗会所会员
2013.03	慈铭集团联合"两会"代表推动"国家精英人才健康管理计划"
2013.03	慈铭集团在 3·15 之际推出百度品牌专区
2013.05	慈铭集团打造"国际医疗健康服务全产业链",作为中国体检行业第一品牌再次受邀参加京交会
2013.07	"新华人寿 慈铭体检"合作挂牌仪式正式启动
2013.09	慈铭集团总裁韩小红博士被评为"大医精神"代表
2013.09	慈铭体检连锁机构入驻广东湛江
2013.09	粤东首家健康管理机构——潮州慈铭体检中心正式开业
2013.12	慈铭集团再次受邀参展京交会
2014	慈铭 IPO 失败后,美年与慈铭签订收购协议,分两批收购慈铭股份
2017	慈铭体检被美年大健康收购

资料来源:根据官网资料和网络资料汇编整理。

(二)企业特色

1. 建立系统化和一站式的服务体系

慈铭体检拥有独立的医学检验中心,依托专业强大的专业医护团队,打造了 40 多套极具个性化的体检套餐,通过线下体检网络,向客户提供专业健康体检服务。创建的健康体检慈铭模式,医检分离、男女分区、VIP 专属服务、营养早餐等人性化服务,成了健康体检的标准模式,为众多三甲医院提供"蓝本"。在此基础上,慈铭体检为企业客户、VIP 客户开展一站式健康管理和门诊医疗服务,对公司客户及家属的疾病诊断、治疗、康复需要的医院提供准确、合理、便捷的预约挂号、快捷住院的特殊途径。

慈铭体检帮助客户实现体检费用保险直付。慈铭体检致力于与商业保险机构合作,为客户提供便捷的一站式健康管理服务,使客户能够在完成健康体检后使用商业保险的直付功能进行体检费用结算。客户将体验"确认套餐—体检预约—到店体检—确认签单"的一条龙服务。与此同时，慈铭体检还携手合众人寿保险公司为18~55周岁的客户打造了两款《慈铭客户专属的重大疾病保障计划》。

最后，慈铭体检还推出检后关爱保障服务，即向团体体检客户提供一项检后免费增值服务。旨在通过向体检客户赠送为期一年的重大疾病及意外伤害保险保障，从而切实打消客户对于体检机构漏检的顾虑。此项服务的推出，不仅能够让客户获得更为全面的健康风险控制，更是慈铭体检致力于打破体检产品同质化、突出体检服务差异化、满足客户更高层次体检需求、彰显慈铭大爱的重要举措。

2. 拥有经验丰富的专家团队

慈铭体检拥有明显的专家优势。由院士领衔的著名专家学者组成的顾问团为慈铭专业化健康服务建立了阵容强大的技术保障后援。从全国三甲医院等聘请的涵盖内、外、妇、眼、口腔、耳鼻喉科等众多医学领域，以及具有丰富临床经验的4000多名专业医护团队，为慈铭提供高质量的健康服务奠定了坚实的基础。

3. 引进专业先进的体检设备

慈铭体检引进国外品牌包含但不仅限于64排螺旋CT、核磁共振系统、无痛电子胃肠镜等专业体检设备，如表7-7所示。

表 7-7　慈铭体检设备列表（部分）

设备名称	设备功能
贝克曼库尔特生化免疫流水线	智能化整合多个检测平台，可实现一管血同时检测生化免疫多种项目，大大降低体检所需的采血量，减轻顾客的痛苦
飞利浦纳米64排CT	飞利浦公司优秀的、快速、方便、适合于任何年龄且准确性高的影像诊断工具。在中枢神经系统、心脏、呼吸系统、消化系统疾病诊断方面具有独特优势
飞利浦 Intera 1.5T 磁共振系统	当今有效的颅脑、脊髓等疾病影像诊断方法，并更广泛地适用于全身各系统的疾病，无电离辐射，对人体没有不良影响，从内到外彰显出临床应用及科学
飞利浦数字化平板乳腺钼靶摄影	乳腺癌重要的检测工具之一，钼靶是利用软X线对乳腺进行摄影检查，它不仅用于乳腺癌的筛查，还可用于乳腺癌的诊断、评估及乳腺病人的随访
意大利梦幻眼科检查系统	世界眼科航母级检查台，集多种眼科检查于一体，无须动身即可在短时间内检查完毕，使枯燥的检查转化为高档次的享受
无痛电子胃肠镜	日本奥林巴斯电子胃、肠镜，具有图像清晰、色泽逼真、分辨率高的特点。同时还有录像、储存功能，便于查看和连续对照观察
瑞士罗氏 E-170 全自动检测仪	目前世界上优秀的免疫分析换代产品。其核心技术电化学发光克服了普通化学发光存在的一些缺陷和技术上的不足，使检测更加灵敏、稳定、准确和特异

资料来源：根据官网资料和网络资料汇编整理。

4.独创全面的体检质量管理体系

慈铭独有"3×3+1体检质量控制体系"。三个组织采取独有的"3×3+1"控制管理办法，连续11年获得ISO9001质量体系认证，如表7-8所示。

表7-8　慈铭3×3+1体检质量控制体系

体系	职能
纵向	设立集团业务管理中心、子公司医务部、体检中心医事部"三级组织"，进行制度性、流程性质量控制管理和单个体检客人体检质量的抽查考核
横向	设立终检医生、首席专家、医事部主任三个质控岗位。终检医生对各科室情况进行汇总分析，首席专家对阳性结果进行分析复审，医事部主任在科室流程上进行控制，完成对单个客人的"三点一线"质控流程
+1	子公司设立一个质量监察特别巡视员，全时段、全方位进行体检质量抽查。从而形成"纵到底、横到边、无盲区、全覆盖"质量控制网

资料来源：根据官网资料和网络资料汇编整理。

5.创新"私人医生＋深度体检"的服务模式

慈铭奥亚以"上医治未病"为理念，设有"深度体检""私人医生服务""国内外就医转诊"等健康管理体系，铸造舒适的医疗服务体验。其服务优势主要体现在创新的服务模式："私人医生＋深度体检"。通过此种模式，慈铭奥亚为客户提供了系统的量化健康养护和健康管理过程。

表7-9所示为慈铭奥亚健康管理过程VS普通医院服务。

表7-9　慈铭奥亚健康管理过程VS普通医院服务

慈铭奥亚	普通医院
关注健康	关注疾病
预防为主	治疗为主
豪华舒适的环境与贴心服务	普通环境、排队就诊
深度体检	普通体检
世界医疗检测设施	标准配备
各大三甲医院及国际专家坐诊	本院医生坐诊
24小时私人医生健康咨询	无
上门服务	无
亲情照护	无
九大医学中心医疗支持	无

续表

慈铭奥亚	普通医院
专家围诊	无
就医绿色通道	无
健康养生	无
高端会员沙龙	无

资料来源：根据官网资料和网络资料汇编整理。

慈铭奥亚以私人医生（俗称全科医生、家庭医生）为主导，运用"预防 + 治疗 + 康复"的理念，将高品质的会员制服务融入到医疗中，为客户提供高端私人医生团队围诊。在慈铭奥亚，每个私人医生背后都站着一个庞大的私人医生团队，而团队背后都聚集着国内外优质医学资源平台。他们为客人提供一年 365 天，一天 24 小时周到服务，无限次门诊咨询，家庭保姆和私人秘书的健康培训。

实现早预防、早发现、早治疗，深度体检是行之有效的手段。深度体检是慈铭奥亚的经典项目，以"治未病"的上医健康管理理念为核心，采取"检查 + 养护"新型体检模式。深度体检整合全球高端医疗资源，建立起一条私人医生全程追踪、指导，导诊护士全程陪同服务的深度体检绿色通道；面对全球高端客户，通过国际科学有效的检测手段，对已患疾病和未知疾病发出预警，让致命疾病无机可乘，如表 7-10 所示。

表 7-10 慈铭奥亚深度体检服务

高端深度体检	具体服务
个性定制	深度体检前，会对客户进行 360° 健康问卷调查、易感基因检测，并出具专业健康报告，然后由私人医生根据检查报告数据，有针对性地定制体检方案，有效避免同类深度体检的"过度体检"现象，以及普通体检千篇一律的体检模式
高配设备	深度体检采用世界科技医疗设备，如全景 3D 口腔 CT、心血管 – 全身高清度螺旋 CT、1.5T 核磁共振、乳腺钼靶、贝克曼库尔特生化免疫流水线实验室自动化生化免疫分析系统等先进设备
定制项目	深度体检共 81 大项高科技专业检测，所有身体的早期病灶和潜在的健康风险，都会被彻底筛查并出具报告，做到 360° 完全无死角，有效降低了疾病的漏诊和误诊率
专业管护	深度体检结束，私人医生团队的专家组将进行围诊，定制"预防 + 诊疗 + 养护"为一体的专业、系统、科学、完善的个性化健康管理方案，对已患疾病及发展趋势发出预警，定期动态健康跟踪，根据不同阶段的身体状况进行有针对性的健康干预
守护健康	深度体检可对已发现的疾患影响和损害程度做出精准评估，并在详细的调查问卷基础上，从心理、行为、生活习惯、过往疾病史、家族疾病史、社会环境等影响健康的因素做出综合判定，预测未来生命健康状态

资料来源：根据官网资料汇编整理。

（三）经验启示

慈铭体检给我们的最大启示是其深度体检模式。深度体检的目的是进行"三早"预防：早发现、早诊断、早预防。慈铭奥亚依据十余年健康体检数据及常见多发病，将普通体检全面升级，采用先进体检设备，一站式洞察早期疾病隐患并发出预警。随着人们消费水平的提高、健康意识的增强，高端定制化深度体检将越来越被民众所认可。尤其在疫情的冲击下，民众更加重视自身健康，这也为深度体检提供了市场机遇。

四、九华体检

（一）企业简介

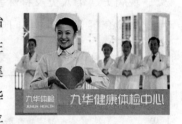

九华健康体检于 1995 年开始筹备，1997 年成立并开始营业，是国内最早的健康体检机构，2003 年在北京正式注册为北京九华医院投资管理有限公司，2017 年，与九华集团一起被全球上市公司 500 强企业碧桂园全资收购。九华体检总部位于以温泉闻名的九华山庄院内，占地 16 000 平方米，是目前亚洲体检面积最大、国内成立最早、体检设施最完善、累计接待人次最多的健康体检机构。2003 年 6 月，九华国际体检中心开设贵宾体检部。九华体检主要商业模式为 To B（企业用户和团购用户）和 To C（个人用户），主要盈利方式为健康体检服务收入和体检卡销售收入。

九华体检拥有五星级酒店式的服务、齐全先进的专业医疗设备及所有化验项目的进口试剂和高质量的医技师阵容，被誉为"中国超级健康体检航母"，每年体检接待人次达数十万，常年拥有会员数万人，更有上百个连续十年以上在此接受体检的团体客户。九华体检采取完全独立的男女分科检查，提供个性化量身定制的体检套餐、营养师特别调配的星级酒店标准营养餐、贵宾式一对一导检服务和体检报告相关内容的专家面对面咨询与答疑。

（二）企业特色

1. 实现旅游和养老资源与健康体检融合发展

九华体检是中国健康管理理念的首倡者，依托九华集团下属酒店、温泉、景区、养老等资源发展健康体检业务，跨界融合多种资源，开创了酒店式管理服务、数字化健康评估、生物—心理—社会全方位医学观察、人性化体检流程等多个健康体检产业的经营服务模式。其最大的特色为将旅游、养老产业与健康体检相融合，开创"旅游＋体检"的运营模式，有效保证了体检中心用户规模，具有一定的服务创新能力。九华集团线下丰富的旅游、养老资源为九华体检提供稳定、优质的用户资源，实现旅游与健康体检跨界融合；完善检后服务，提升用户体验和用户满意度。如，依托相关医疗机构，把温泉的健康养生价值与日常的体检、诊断、康复、疗养等实现深度结合，建立系统完整的养生体系。

2. 提供完善优质的一体化体检服务

九华体检在服务形式上较早提出了一对一导医服务模式和一站式服务，覆盖检前、检中和检后全流程，包括为客户提供免费享用营养早餐、全程专业的导医服务、男女分检流程和即时健康体检及咨询等服务。例如，九华体检根据客户个人的家族史、既往病史、现病史、个人史及特殊要求等，给出初步健康评估、疾病风险评估，进而制定出个性化体检套餐，如表 7-11 所示。

表 7-11　九华体检的一体化体检服务

一站式服务	具体服务内容
检前服务	检查前健康教育指导，检查前健康咨询，根据客户个人特点设计体检方案，根据客户个人特点设计体检方案
检中服务	免费享用沐浴、更衣、营养早餐，全程提供专业导医服务，人性化的男女分检流程，星级酒店的体检环境，主检医师即时健康体检咨询
检后服务	健康档案：个人终生电子化健康档案； 健康评估：全面、科学和系统的体检报告； 健康咨询：针对个人和团队的体检结果提供专业健康咨询； 健康教育：健康课堂、健康知识普及刊物、会员健康手册、专题讲座； 健康干预：督促纠正不利于健康的生活习惯； 健康促进：流行病、传染病疫苗接种，中医调养服务等； 健康管理：针对个人和团队的体检结果及工作生活特点设计健康管理方案； 就医绿色通道：与各地著名的大型医院和专科医院建立快速就医的绿色通道

资料来源：根据官网资料和网络资料汇编整理。

3. 具有高质量健康体检标准

九华体检为客户提供健康体检高质量保证，这主要得益于先进齐全的医疗设备和专业的医师队伍。九华体检全套引进国际知名品牌的先进医疗设备，有目前最先进的全自动生化仪、全身彩色超声诊断仪、超导核磁共振机、双层螺旋 CT 机、500mAX 线胃肠机、新型 HR 红外热像全身检查仪、听力测试室等。此外，拥有北京市十几家医院的副教授级以上专家作为体检医师。通过整合先进的医疗设备和国内领先水平的专业医师队伍等资源，九华体检提供中西医健康咨询、西医全科与业体检等多项医疗保健康复服务。经营范围也由健康体检不断扩展延伸。

（三）经验启示

九华体检的最大特色为其依托九华集团丰富的旅游和养老资源开展体检业务，形成"旅游＋体检"的运营模式，为其他企业的商业模式创新提供了蓝本。九华体检的运营模式其实是对"体检游"的较好实践。"体检游"是一种旅游套餐，是结合了健康体检和休闲旅游两大功能于一体的旅游项目。例如，日本具有发达的医疗产业，很多人选择在日本接受医疗体检，同时进行当地旅游，旅游与体检两不误。未来，企业可将医疗、旅游、体检等多种资源打包融合，既协同利用各种资源，拓宽自身产业链条，同时为客户提供一站式健康解决方案。此外，作为国内最早的健康体检机构，九华体检的发展后劲不足，这与其执行和运营能力、品牌推广力度等有很大关系。在科技迅速发展的当代，企业不能故步自封，应在发展线下模式的基础上，借助于互联网等线上途径实现业务扩张、模式创新，获得更多客流量，占据更大的市场份额。

【复习思考题】

1. 何为健康体检？
2. 试阐述健康体检服务的具体类型。
3. 试论述我国健康体检服务的基本格局。
4. 试论述不同市场主体的竞合关系。

【拓展阅读】

1. 头豹研究院，《中国健康管理服务行业概览》，2020年。
2. 杨丽、侯惠如、石海燕，《健康体检与健康管理》，科学出版社，2017年。

第八章

健康旅游业

【本章概要】

2017年，由国家五部门联合发布的《关于促进健康旅游发展的指导意见》（以下简称《意见》）第一次提到"健康旅游是健康服务和旅游融合发展的新业态，发展健康旅游对扩内需、稳增长、促就业、惠民生、保健康，提升我国国际竞争力具有重要意义。"《意见》同时指出到2020年和2030年我国健康旅游的发展目标为促进我国健康旅游业的发展提供了指引。本章将在系统梳理健康旅游的概念内涵、基本类型、发展历程、参与主体等核心内容的基础上，重点阐述当前阶段健康旅游业的市场格局和基本特征，明确健康旅游服务业的未来发展趋势。通过本章的学习，了解健康旅游的基本内涵，掌握健康旅游的框架体系，了解健康旅游的产品类型和基本特征，熟悉全球健康旅游的市场格局，掌握健康旅游的三种主要发展模式及其特点。

第一节 健康旅游的概念体系

一、健康旅游的定义

根据国家统计局最新印发的《国家旅游及相关产业统计分类（2018）》，旅游是指游客的活动，即游客的出行、住宿、餐饮、游览、购物、娱乐等活动；游客是指以游览观光、休闲娱乐、探亲访友、文化体育、健康医疗、短期教育（培训）、宗教朝拜，或因公务、商务等为目的，前往惯常环境以外，出行持续时间不足一年的出行者。国家统计局《国家旅游及相关产业统计分类（2018）》中，将广义旅游产业分为旅游业和旅游相关产业两大部分。旅游业是指直接为游客提供出行、住宿、餐饮、游览、购物、娱乐等服务活动的集合；旅游相关产业是指为游客出行提供旅游辅助服务和政府旅游管理服务等活动的集合。

健康旅游是旅游业中发展非常快速的领域，有望成为未来的主流旅游市场之一。健康旅游最早由 Goodrich 于 1993 年发表在 *Journal of Travel Research* 的 *Socialist Cuba: A study of health tourism* 一文提出，认为健康旅游是旅游设施（如酒店）或目的地（如瑞士登巴或英国巴斯）在提供常规的旅游舒适物之外，改进医疗保健设施和服务以吸引游客的有意行为，这些医疗保健服务包括医学诊断、特殊食疗、针刺疗法、草本疗法、针对多种疾病的特殊医学治疗等。随着人类对于健康内涵的认知和理解不断深化，健康旅游的概念边界也逐渐完善。联合国世界旅游组织（World Tourism Organization, UNWTO）将健康旅游定义为以医疗和康养为基础的旅游活动，通过增进个人满足自身需求的能力，使得个人能够更好地在环境和社会中发挥作用，进而促进身体、心理和 / 或精神健康。2017 年由原国家卫计委等五部门联合发布的《关于促进健康旅游发展的指导意见》中指出，健康旅游是健康服务和旅游融合发展的新业态。

可见，健康旅游是健康产业与旅游产业融合发展的产物，从广义而言，健康旅游是指以维持和促进健康为目的，以生态环境为背景、健康休闲活动为主题、倡导健康生活价值观和生活方式的专项旅游产品；从狭义而言，健康旅游是指旅游者在旅游和休闲中，利用传统医学或现代医学、心理疏导等保健、养生技术，以及各种有益于身心的艺术、运动、学习手段，达到全面提高人们的身心健康和工作生活质量的目的，追求原生态、高尚品位服务和科技结合的、综合效益最大化的一种休闲、度假旅游活动。

二、健康旅游的体系

依据联合国世界旅游组织对于健康旅游的界定，健康旅游（Health Tourism）包括医疗旅游（Medical Tourism）和康养旅游（Wellness Tourism）。

● 医疗旅游是离开常住地，通过国内或国际旅行去接受循证医疗资源和服务（包括侵入性和非侵入性）而开展的一种旅游活动，包括早期诊断、疾病治疗、治愈疾病、预防疾病和疾病康复。

● 康养旅游是一种旨在改善和平衡人类生活健康所有领域的旅游活动，包括身体、心理、情感、职业、智力和精神方面的健康。康养旅游者及主要动机是从事预防性、前瞻性，以及各类改善生活方式的活动，如健身运动、健康饮食、放松身心、身心疗愈等。

医疗旅游与康养旅游之间既有共性又有区别。两者的共同点体现在，无论医疗旅游还是康养旅游的最终目的都在于对自身健康状态的追求。两者最大的不同点在于，一般而言，医疗旅游通常针对某种疾病展开，医疗旅游参与者的动机往往以"治"为目的，希望通过离开常住地的旅游活动获得高品质、差异化、费用低廉的医疗服务，这种旅游行为一般情况下是被动的；而康养旅游的参与者往往是个人主动和自愿的，康养旅游活动的目的在于寻求健康的生活方式，预防疾病，减压，管理不健康的生活方式，或体验原真性，如图 8-1 所示。

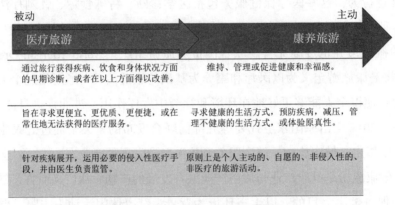

图 8-1　医疗旅游与康养旅游的辨析

三、健康旅游产品类型

健康旅游产品的开发往往依托于各地自然、人文、生态、区位等特色资源和重要旅游目的地，通过以医疗机构、健康管理机构、康复护理机构和休闲疗养机构等为载体，开发高端医疗、特色专科、中医保健、康复疗养、医养结合等系列产品，打造健康旅游产业链。

1. 医疗服务

医疗服务类健康旅游产品主要包括高端医疗服务和特色专科医疗服务两大类型，依托医疗资源丰富、基础公共设施较好的大城市，通过鼓励社会资本提供以体检和疾病治疗为主的国际先进医疗服务，打造集医疗、预防保健、养生康复为一体的实体型现代化国际健康服务园区。

2. 中医药特色服务

中医药特色服务类健康旅游产品依托中医药特色优势，通过旅游资源与中医药资源有效结合，形成体验性强、参与度广的中医药健康旅游产品体系，包括中医药观光旅游、中医药文化体验旅游、中医药特色医疗旅游、中医药疗养康复旅游等旅游产品，同时也包括以提供中医医疗服务为主要内容的中医药健康旅游主题线路和特色产品。

3. 康复疗养服务

康复疗养服务类健康旅游产品往往融合了治疗、康复与旅游观光，开发日光、水疗、地热、海滨、森林、温泉等特色健康旅游资源，通过气功、针灸、按摩、理疗、矿泉浴、日光浴、森林浴、中草药药疗等多种服务形式，提供健康疗养、慢性病疗养、老年病疗养、骨伤康复和职业病疗养等特色服务。

4. 休闲养生服务

休闲养生服务类健康旅游产品依托各地旅游和养生资源，将休闲度假和养生保健、修身养性有机结合，拓展养生保健服务模式，包括居住型养生、环境养生、文化养生、调补养生、美食养生、美容养生、运动养生、生态养生及抗衰老服务和健康养老等一系列旅游产品。

四、健康旅游的特征

健康旅游兼具健康和旅游两大产业的共通属性，具有生态性、复合性、康复性、文化性、技术性、高收益性6方面的主要特征。

1. 生态性

生态性指生物同环境的统一。生态性是健康旅游首要特性，体现了人与环境的和谐统一，健康旅游必须依托于良好的生态环境。例如，森林浴的开展必须依托于森林环境；温泉健康旅游要依靠地热资源；滨海健康旅游需要"3S"作为前提条件；山地休闲运动旅游开展需要山岭、森林、溪流、清新的空气为保障等。健康旅游活动的开展，对生态环境的要求较高，它往往是利用自然环境对健康的保健因素，让人们回归自然，以达到安抚身心的作用。人类的健康与生态环境密切相关，洁净的水质、充足的阳光、清新的空气、优美的景观是促进人类健康的重要条件。

2. 复合性

健康旅游是将养生、医学、运动、心理疏导、美容、体检等元素注入旅游"食、住、行、游、购、娱"六大要素的复合型旅游产品。健康旅游产品必须依靠景区、酒店、旅行社、疗养机构、医院、休闲农业、林业等机构共同协作才能运作。健康旅游产品复合性表现在如下几方面：①健康旅游产品的产品复合性包括三种具体形态。一是在原有旅游业态中增加健康元素、项目，形成健康主题酒店、健康旅游景区等健康旅游产品，属于旅游业内部融合的结果。如温泉健康旅游就是泡温泉、SPA、运动、推拿、餐饮、住宿等多种产品、多项活动的组合，它集休闲、度假、康体于一体。二是健康旅游业与其他行业的融合，是健康旅游与医疗、体育、农业、林业、养老等行业融合的结果，出现了兼具多个行业特征的新型复合旅游业态。三是在上述两种产品基础上集成创新的综合体，兼有两种产品的特征。②健康旅游产品的资源复合性是指健康旅游项目由多种资源、多项服务、多项活动组合而成的结果，健康旅游是自然旅游资源和人文旅游资源结合的产物，也是旅游业和医疗资源、养老机构、休闲农业、文化产业等联动的结果。③健康旅游同时还具有管理和人才复合性特征。健康旅游涉及投资、行政等多个领域，多项交叉专业等多种管理环节，因而具有管理的复合性。健康旅游需要具有健康、旅游、医学、运动、心理学等复合型专业知识人才，导游应该是掌握多种医学、心理学、保健专业知识的健康导游；健康主题酒店需要的是健康管家；森林景区或森林医院需要森林养疗师和森林导游；心理旅游需要既有心理咨询师资格又有导游技能的心理导游等。

3. 康复性

健康旅游能够使人们的亚健康状态得以改善，这已经被医学所证实。中国传统的武术、气功、四季饮食等养生方法，在增强人的体质、提高免疫力方面已经得到医学的认可。中医药旅游通过实行整套的健康管理方式，可以治疗包括糖尿病在内的部分初级慢性病。德国的克奈普治疗利用森林环境作为运动治疗的主要场所，是运动治疗的五大支柱治疗法之一。森林浴被认为是走进自然，降低压力，使身心合一最有效的方法之一。森林浴对人体的心理健康效应是森林环境保健因子（空气负离子、植物精气、森林景观、气候舒适度）与森林游憩活动共同作用的结果。温泉健康旅游也是依托温泉，通过温泉对健康的有利影响，加上养生保健的方法，以达到健康的目的。户外游憩也是利用各种自然资源条件达到锻炼身体、减轻心理压力的目的。旅游者就是通过健康旅游方式达到身心健康的目的。

4. 文化性

健康旅游具有浓厚的文化特征。一方面，健康旅游产品创意设计素材、策划宣传推广手段、从业人员培训主题、环境营造等与养生文化、健康理念密切相关。另一方面，健康旅游与人们的价值观和生活方式息息相关，不但涵盖了健康知识，还涵盖了健康观念、健康习惯、健康行为、健康环境等诸多元素。健康旅游强调从思维方式的层面唤起公众对健康的重视，从而影响其行为方式，达到改善公众健康的目的，并将这种健康素质提升的成果以文化形式固化并延续。同时，健康旅游的产品和项目中渗透着健康价值观和健康的生活方式，通过健康旅游，可以提升旅游者对生态环境、生命态度、健康生活方式等方面的理念与行为方式，因此，突显出其文化性和教育功能。

5. 技术性

健康旅游是通过现实的健康技术来解决旅游者的身心健康问题，是一项技术含量高的活动，不仅需要具备良好的自然资源和养生场所，同时还需要具备先进的医疗水平和高素质的专家资源，才能达到显著的健康促进效果。健康旅游不是一个营销概念，而是将医学、保健、养疗技术渗透到旅游活动"食、住、行、游、购、娱"六大要素中的旅游方式，它属于旅游环境学、生态学、心理学、医学、营养学、运动等多学科、多领域交叉而形成的，具有内在逻辑知识体系的旅游活动。健康旅游产品开发设计，需要科学标准和技术指标支撑，健康旅游活动需要专业技术人员的参与，如健康导游、森林理疗师、SPA 理疗师、园艺治疗师、心理旅游医生等专业人才，才能够支撑健康旅游行业的发展。

6. 高收益性

健康旅游产品的价值分为主体价值和附加价值。其主体价值是指健康旅游的核心服务项目，如使旅游者获得健康的康复运动、生态养疗、休闲养生等；其附加值则是指健康旅游的辅助服务项目所带来的使旅游者获得额外满足的其他效用，如景区观光、购物、休闲与娱乐等活动。健康旅游作为高收益产品，是投入产出比较高的旅游产品。通过增加健康技术含量、养生文化价值、高品质服务等，创造出的新价值比一般旅游产品要高，所创造的价值就是满足旅游者更多、更高的健康旅游消费需求。一般而言，旅游者愿意支付等值的价格，从而为旅游企业带来高回报和高收益。健康旅游的重要组成部分——医疗旅游（将旅游和治病、疗养合为一体）已成为全球增长最快的一个新产业。

第二节　健康旅游业的市场格局

一、市场规模

（一）总体规模

目前全球已有 100 多个国家（地区）开展健康旅游，超过 50 个国家（地区）已将健康旅游确定为支柱性产业。伴随着生活水平的提高，健康成为人们首要关注的旅游主题。全球健康研究所（Global Wellness Institute，GWI）发布的《2018 年全球健康旅游经济》数据显示，2015—2017 年世界健康旅游市场价值从 5632 亿美元增长至 6394 亿美元，年增长率为6.5%，约为世界旅游业总体增长速度的两倍，2017年健康旅游达8.3亿人次，比2015年增加1.39亿人次。预计到2022年健康旅游市场的年均增长率将达到7.5%，远高于整体旅游业估计的6.4%增长速度。到2022年，健康旅游市场消费总额将达到9190亿美元左右，健康旅游规模将达到12亿人次。

从地区分布来看，欧洲是健康旅行次数最多的目的地。北美的健康旅游花费处于领先地位，因为每次旅行的平均消费较高。在过去的5年中，亚洲的健康旅游数量和健康旅游消费增长最多，需求受到经济强劲和中产阶级增长的刺激。

健康旅游主要集中在北美、欧洲和亚太地区的几个主要国家。美国占全球收入的1/3以上。排名前5位的国家（美国、德国、中国、法国、日本）占全球市场的59%，排名前20位的国家占84%。自2013年以来，中国在健康旅游花费排名中继续上升（目前位居前3）。印度已进入前10名，而马来西亚首次进入前20名。

表8-1所示为2017年按地区划分的健康旅游消费金额和次数分布。

表8-1 2017年按地区划分的健康旅游消费金额和次数分布

地区	健康旅游消费金额（亿美元）	健康旅游消费次数（亿次）
欧洲	2108	2.918
北美	2417	2.041
拉丁美洲/加勒比地区	348	0.591
中东和北非地区	107	0.110
非洲	48	0.065
亚太地区	1367	2.576

资料来源：全球健康研究所（Global Wellness Institute，GWI），《2018年全球健康旅游经济》，2019年。

国内健康旅游作为一个正处于概念培育期和信息不对称的市场，尚处于出境医疗旅游服务为主的市场导入期，面向入境旅游者和国内游客的健康旅游产业才刚刚起步。近年来，在旅游市场快速发展的同时，全国各地纷纷推出极具当地自然或人文特征的康养旅游产品。据前瞻产业研究院数据，国内康养旅游仅占整体旅游市场总交易规模的1%左右，2016—2020年，我国康养旅游的市场规模将呈现快速增长的态势，年复合增长率约20%，2020年市场规模将达1000亿元左右。另一方面，中国旅游研究院指出，受2020年新冠肺炎疫情影响，预计2020年全国旅游总收入将下降22.0%，但疫情对大健康概念的带动，乃至疫情中人们更加重视健康的情绪，或将助力康养旅游占比进一步扩大。

图 8-2 所示为中国康养旅游市场规模。

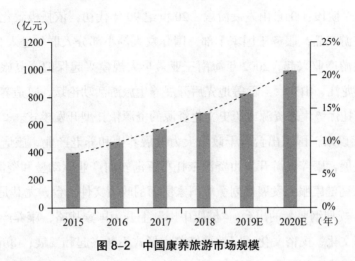

图 8-2 中国康养旅游市场规模

资料来源：前瞻产业研究院，戴德梁行。

（二）基本格局

目前海外医疗旅游主要依托医疗技术和价格优势发展中国市场，欧美国家如瑞士、美国等的医疗水平发达，医疗技术全球领先，且与旅游资源的匹配度高；东亚国家如日本、韩国等的医疗服务水平全球领先，以服务水平高、技术水平突出为主要优势，在国际医疗旅游市场上占据相当大的份额；与前述两类地区的优势医疗模式不同，南亚国家如泰国、印度等均采取的是廉价医疗模式，新型药品上市时间早、医疗效果好但价格相对低廉，例如，印度新药平均领先国内 6 至 8 年上市。

从发展历史来看，国际康养旅游发展大致经历了三个阶段：①市场引导阶段。16—18 世纪的国际康养旅游主要依托优势资源驱动发展，以温泉资源开发为主，较为典型的代表项目有巴斯小镇、德国巴登巴登等地温泉洗浴的发展。到 19—20 世纪，为逃避工业城市化带来的一系列问题，国际健康旅游的资源开发逐渐多样化，依托生态资源开发，滨海养生、SPA 养生、农场养生等逐渐兴起。②产品竞争阶段。20 世纪中叶，国际康养旅游产品类型特色化趋势显现，特色产业植入开发，逐渐出现以健身活动与医疗护理项目为特征的产品，满足旅行者放松、平衡的生活状态。③格局形成阶段。目前国际康养旅游业已具规模，格局已逐渐成形，在很多国家都形成了具有核心竞争力和独特卖点的产品，例如，日本的温泉养生、印度的阿育吠陀和瑜伽养生、泰国的美体养生、法国的庄园养生、瑞士抗衰老养生、韩国的美容养生、奥地利阿尔卑斯高山养生等，综合功能开发已经成为现阶段主要的康养旅游开发模式。

国内康养旅游资源丰富，历史传统悠久，但产业化、规模化发展的时间较短，大致经历了如下3个阶段：①自由发展阶段。20世纪90年代初，依托极致化优势养生资源开发疗养型旅游产品，服务于国家干部、国际友人等小部分人群。进入21世纪的最初几年，养生旅游产业兴起，2002年海南三亚最早大规模兴起保健康复旅游，浙江、江西、安徽、黑龙江、山东、广西等地先后开展养生旅游活动论坛，打造养生基地，这一时期主要是依托优势生态资源或历史文化资源的资源依托型开发模式。②国家政策布局阶段。2013年以来，国家出台若干政策大力发展养生和养老产业，旅居养老、养老度假产业迅速发展，康养旅游开发由资源依托型逐渐转向产业驱动型和资源依托型并举。2015年《中医药健康服务发展规划》等国家层面的政策文件出台，尤其是2016年《"健康中国2030"规划纲要》的出台，"健康中国"上升为国家战略，康养产品类型逐渐多样化，中医药文化、民俗文化、宗教禅修养生形式不断兴起和发展；③市场主导阶段。这一阶段国内康养旅游发展由政策驱动阶段逐步转向市场主导发展阶段，借助良好的生态本底和高新技术，打造形成了诸多以康养为特色的综合型养生度假区，康养产品开发模式也逐渐向综合性开发模式转变。随着国内康养市场的不断发育及康养产品的不断完善，下一阶段可参照国外发展模式，发展独具中国康养特色的综合度假产业。

表8-2所示为全球著名的康养旅游目的地优势项目。

表8-2　全球著名的康养旅游目的地优势项目

项目	区位条件	规模	年游客量（人次）	开放时间	旅游功能	康养主题特色	主要康养产品	其他旅游产品	其他度假产品	产品类型	开发模式
普罗旺斯	法国南部普罗旺斯	31 400平方千米	—	—	生态观光	薰衣草故乡	静池SPA	艾克斯市大学城	Club Med	生态养生	资源依托
					养生度假	葡萄酒庄园	Sault修道院	波城古堡	薰衣草博物馆		
					文化旅游	骑士抒情诗发源地					
墨西哥坎昆度假村	墨西哥尤卡坦半岛东北端	840公顷	1000万	1975年	国际会议	图伦遗址	日光浴	卡尔门海滩	高尔夫运动场		
					文化体验	多色海面	海洋温泉SPA	玛雅文化探寻	三大主题公园		
					休闲度假	卡尔门海滩	静心养生垂钓				

续表

项目	区位条件	规模	年游客量（人次）	开放时间	旅游功能	康养主题特色	主要康养产品	其他旅游产品	其他度假产品	产品类型	开发模式
德国巴登巴登度假小镇	黑森林西北部的边缘上	—	300万	1838年	温泉疗养	罗马浴池的遗址	卡勒卡拉浴池	巴登巴登音乐厅	巴登巴登赌场	生态养生	资源依托
					国际会议	天然矿泉结合	500千米的步行径希腊式休养院	博拉姆斯故居	Iffezheim赛马会		
					旅游度假						
意大利巴尔卡洛岛	意大利南部	58平方千米	—	—	泥浴养生	火山岛屿	熔岩泥浴	岛屿探秘之旅	—		
					生态观光	熔岩泥浆美容养颜					
泰国道苑疗养度假村	泰国清迈市郊北麓	133 333平方米	—	1997年	医疗养生	道教气功/冥想/气息调节法	内调养生项目	道教研习课程	星级住房	文化养生	产业驱动
					休闲度假		外炼养生项目	道家养生膳食	太极馆/泳池/球馆等各类运动场馆		
								医疗服务			
印度普纳奥修国际静心村	穆拉河和穆塔河的交汇处	16.2公顷	100万	1974年	文化旅游	身心治疗	印度瑜伽体育课程	花园瀑布	各国风情餐厅	运动康体	
					康体养生	心灵静修中心	有机素食餐厅	奥林匹克级泳池	静心住宿区		
新西兰皇后镇	新西兰南岛瓦卡蒂普湖北岸	293平方千米	200万	1947年	运动度假	米尔福德峡湾	高山滑雪场	热气球	瓦尔特高原牧场		
					乡村休闲	高空弹跳运动发源地	高空弹跳	喷射快艇	山谷酒庄		
						滑雪高地	生态徒步/登山	空中缆车	新西兰风情餐厅		

项目	区位条件	规模	年游客量（人次）	开放时间	旅游功能	康养主题特色	主要康养产品	其他旅游产品	其他度假产品	产品类型	开发模式
瑞士蒙特勒医疗养生城	瑞士沃州日内瓦湖东岸	41.37平方千米	30万	20世纪40年代	观光旅游	羊胎素美容圣地	抗老医疗体验	西庸城堡	葡萄庄园	医疗康复	产业驱动
					医疗养生	浪漫爵士之都	温泉SPA会所	莱芒湖	蒙特勒滑雪场		
					运动度假			蒙特勒爵士音乐节			
瑞士达沃斯小镇	瑞士东南部格里松斯地区	283平方千米	230万	19世纪	运动度假	阿尔卑斯空气最洁净地区	高山滑雪场	木偶和玩具博物馆	达沃斯博彩中心	生态+运动	综合开发
					医疗养生	国际冬季运动中心	天然冰场	体育运动博物馆	雪场露天咖啡		
					会议旅游		达沃斯康复中心	基尔希纳美术馆			
奥地利奥茨山谷	奥地利西部蒂罗尔州	67千米长	350万	19世纪	运动度假	欧洲著名滑雪天堂	阿夸多姆温泉理疗中心	007光影元素电影体验馆	高山温泉度假酒店		
					温泉养生	最温暖秀丽的游泳湖	瑟尔登滑雪场		007餐厅ICE Q		
						顶级滑雪胜地					

资料来源：奇创规划，康养旅游度假区专题，http://www.kchance.com/LandingPage/RehabilitationTourism/rehabilitationtourism_a.asp

表 8-3 所示为国内著名的康养胜地旅游目的地优势项目。

表 8-3　国内著名的康养胜地旅游目的地优势项目

项目	区位条件	投资（元）	规模	年游客量（人次）	开发时间	旅游功能	康养主题特色	主要康养产品	其他旅游产品	其他度假产品	产品类型	开发模式
亚龙湾旅游度假区	海南省三亚市吉阳区	19亿	18.6平方千米	450万	1992年10月4日	生态观光	热带气候	滨海浴场	图腾文化广场	海底观光世界		
						休闲度假	银白色海滩	海上运动中心	亚龙湾贝壳馆	游艇俱乐部		
						康体养生			亚龙湾蝴蝶谷	高尔夫球场		
长白山国际旅游度假区	白山市抚松县松江河镇	230亿	18.34平方千米	223万	2009年8月28日	生态观光	高热温泉	滑雪服务中心	矿泉城工业游	室内水上游乐园	生态养生	资源依托
						山地度假	长白山脉原始山地森林	医疗温泉洗浴	长白山大峡谷	长白山娱雪白桦会所		
						康体养生	黄金滑雪度假带					
巴马长寿养生国际旅游区	广西壮族自治区西北部	360亿	16177平方千米	434万	2013年	生态观光	世界长寿之乡	长寿养生基地	七百弄地质奇观游	壮瑶原生态文化体验区		
						地质旅游	岩溶地质奇观	药浴养生中心	红水河百里画廊游	红水河垂钓基地		
						养生度假	地下河天窗群					

续表

项目	区位条件	投资（元）	规模	年游客量（人次）	开发时间	旅游功能	康养主题特色	主要康养产品	其他旅游产品	其他度假产品	产品类型	开发模式
巢湖半汤温泉度假区	安徽省巢湖市半汤镇汤山脚下	8亿	7.5公顷	100万	2013年	温泉度假	含氮及硫盐类的高热泉	养生谷	月湖晚泉	露天温泉旅游池	生态养生	资源依托
						康体养生	冷热合流半汤泉水	汇智谷	金巢银泉	会议会展中心		
								逍遥谷				
南京汤山温泉旅游度假区	南京市江宁区汤山街道	230亿	29.74平方千米	1000万	2008年	生态观光	皇家御用温泉	健康养生中心	南京猿人洞	欢乐水魔方水上乐园		
						温泉度假	碑泉洞湖寺一体	汤山温泉	阳山碑材遗址			
						康体养生						
武当太极湖旅游度假区	湖北省西北部武当山	180亿	57平方千米	888万	2008年	旅游观光	中国道教圣地武当山	太极养生谷	新遗产公园	太极小镇	文化养生	
						休闲娱乐	人工湖丹江口水库	武当功夫城	武当山旅游码头	游艇俱乐部		
						养生度假		山地运动公园				
太湖国家旅游度假区	无锡市西南端的马迹山半岛	50亿	51.4平方千米	300万	1980年	文化遗产	马迹山半岛	太湖疗养院	宜民山庄	踏青农庄		
						生态观光	灵山大佛	太湖赛马场	慕湾生态园	古竹风情街		
						养生度假		云居道院				

续表

项目	区位条件	投资（元）	规模	年游客量（人次）	开发时间	旅游功能	康养主题特色	主要康养产品	其他旅游产品	其他度假产品	产品类型	开发模式
山东庆云宫养生度假区	山东省德州市庆云县	3.5亿	1.5公顷	—	2015年	文化养生	道教文化仿古建筑群	清修疗养区	田园风光带	休闲养生城		
						休闲度假	马颊河卧龙岗景区	田园养心区	民俗风情区	养生酒庄		
							道家文化体验地					
武夷山国家旅游度假区	福建省西北部武夷山	20亿	12平方千米	1200万	1992年	文化遗产	三教名山	儒释道宗教游	武夷山紫阳古城	欢乐茶城	文化养生	资源依托
						地质观光	丹霞地貌	康复医疗保健中心茶文化之旅	古汉城遗址	极地海洋公园		
						避暑度假	古闽族文化					
青城山国际旅游度假区	四川省成都市都江堰市	366亿	708平方千米	750万	2016年8月26日	文化体验	道家文化发源地	百草园产业基地	大熊猫生态旅游基地	沐氧休闲长廊		
						养生度假		马拉松健身长廊	水文化博物馆	健身美体中心		
						旅游观光		中华道教园				

资料来源：奇创规划，康养旅游度假区专题，http://www.kchance.com/LandingPage/RehabilitationTourism/rehabilitationtourism_a.asp。

二、发展模式

（一）资源依托型

资源依托型发展模式往往依托区域具有先天优势和一定康养价值的自然资源或者文化资源为核心进行开发。资源依托型健康旅游产品的目标客群一般为银发养老客群、保健养生客群等，其核心优势是具有不可复制的先天优势资源，开发具有规模化效应，且旅游资源本身具有较强的康养价值，如温泉冷泉、森林山地、滨海资源，文化资源如宗教、茶文化、长寿文化等。根据依托资源的不同，这种类型的健康旅游产品游客细分为如下几种细分种类：

1. 森林植被养生类

森林植被养生类健康旅游产品依托丰富多彩的森林植被景观、沁人心脾的森林空气环境、健康安全的森林食品、内涵浓郁的生态文化等优质的森林资源，将现代医学和传统中医学有机结合，并配备相应的养生休闲、医疗及康体服务设施、丰富的森林游憩体验，在森林中开展一系列以改善身心健康、保健、养生、养老为主要目的的森林康养旅游度假产品。

该类健康旅游产品依托的优势资源主要有森林资源丰富、生态环境良好的林地、林区等，且项目选址往往需满足交通可达性强、森林覆盖率在60%以上、生态环境优质、当地无重大污染源等条件。在产品打造方面，围绕优势资源开发生态游憩、养生康体、运动探险、特色酒店、养生养老地产等项目业态，其关键要点在于富氧野趣的森林生态环境、高品质的康养度假产品、深度生态游憩体验。

浙江莫干山是森林植被养生类健康旅游产品的典型代表，其位于浙江省北部德清县境内，沪、宁、杭金三角的中心，距德清县城17千米，杭州60千米，上海190千米，南京280千米，总规划面积58.77平方千米。2016年获批省级旅游度假区，现登记在册民宿550家，精品洋家乐150家。2012年被纽约时报评为"2012年最值得去的45个地方"，被CNN列为"15个必须要去的中国特色地方之一"。浙江莫干山的发展定位为清凉世界、避暑胜地、国内户外运动天堂、品质度假首选地，以顶级森林山水基底为抓手，引入高品质养生度假产品，打造成世界级生态文化养生型度假目的地，其亮点项目"裸心谷"以生态为媒，构建住宿—美食—休闲娱乐全方位的养生度假体验。其客源结构以都市白领、亲子家庭客群为主，2019年全年接待游客超272万人次，实现旅游收入超25.8亿元。

2. 乡村田园养生类

乡村田园养生类健康旅游产品是以乡村、田园为生活空间，以农作、农事、农活为生活内容，以农业生产和农村经济发展为生活目标，回归自然、享受生命、修身养性、度假休闲、健康身体、治疗疾病、颐养天年的一种康养度假方式。

该类健康旅游产品依托的优势资源主要为乡村田园景观资源或田园生产资源，注重田园、自然、村庄三者的有机结合，以田园为主，以村庄为次，以自然为补充，以"田园的村庄化和村庄的田园化"来发挥田园的空间载体作用。在产品打造方面，围绕乡村田园景观资源或田园生产资源，开发田园花海观光、草药养生、古法养生、乡村度假、养生养老地产等项目业态，其关键要点在于乡村景观风貌营造，康养与传统文化结合，康养与农业生产、农耕体验结合。

泰国清迈稻田度假村是乡村田园养生类健康旅游产品的典型代表，坐落于湄霖（Mae Rim）山谷的稻田中，距离清迈仅几分钟车程，占地面积约60亩（4万平方米）。作为田园养生休闲的世界级奢华度假酒店，拥有客房98间，包括64栋稻田楼阁、12栋泳池别墅、17栋住宅和5栋住宅别墅，所有的客房、餐厅、健身场地、水疗设施、商务服务设施、烹饪学校等场地都散布在稻田之中。泰国清迈稻田度假村以"致乡野生活，自然奢华的山水田园天堂"为主题，定位于打造独特的世界级奢华度假酒店，奉献给游客的一件高雅文化艺术遗产，其核心吸引物包括创意的田园体验（酒店建于稻田之中，度假的同时满足都市人对田园生活的体验向往）和奢华的度假体验（设施华丽高端，私密空间与开放空间合理搭配）。

3. 滨海养生类

滨海养生类健康旅游产品主要以海水、沙滩、海洋食物等海洋资源为依托，建设形成的海水和沙滩理疗、海上运动、海底科普旅游、海边度假、海洋美食等产业。自古以来海上休闲度假旅游就格外重视其康体疗养的功能，近年来海洋疗法更是愈演愈烈。临床研究证明海洋疗法对于许多疾病都有独特的疗效。海水浴的推广及海水对某些疾病治疗功能的发现更孕育了滨海养生的诞生。

滨海养生类健康旅游产品依托的优势资源主要包括海水沙滩资源、气候资源、海产资源等，通常选址于有特色海洋资源且海水质优良、岸线优美，气候适宜，全年至少有6个月适宜开展海滩及海上活动的区位。在产品打造方面，围绕海水沙滩、气候、海产等优势资源，开发滨海疗养康复，海岸、海上、海底运动探险，海产美食养生，滨海休闲度假，养生养老地产等项目，关键要点在于滨海特色主题风光、滨海养生资源利用与开发、康养与滨海深度体验的结合。

墨西哥坎昆度假村是滨海养生类健康旅游产品的典型代表，位于加勒比海北部，墨西哥尤卡坦半岛东北端，1972 年建设成为旅游区，1975 年正式开始接待游客，年接待游客超过 1000 万人次，旅游总收入达 50 亿美元，游客人均消费 1000 美元以上。墨西哥坎昆度假村是集气候养生、水疗养生、运动养生等于一体的滨海养生度假地，核心吸引物包括加勒比的阳光、渐变海洋、优质白玉沙滩等，拥有 23 千米度假酒店中心区，打造深度滨海特色康养体验项目，建设国际滨海养生之都。

4. 温泉矿物养生类

温泉本身具有保健和疗养功能，是传统康养旅游中最重要的资源。现代温泉康养已经从传统的温泉汤浴拓展到温泉度假、温泉养生。温泉矿物养生在坚持温泉医学和温泉疗养的基础上，开始出现休闲化和综合化的趋势，以针对健康和亚健康人群为主，以放松解压、快乐度假为主要目的养生旅游逐步成为时尚，并与传统温泉医疗产品有机结合，形成以保养和健康促进为主的养生温泉。

温泉矿物养生类健康旅游产品依托的优势资源主要为温泉旅游资源、养生矿物质资源等，通常选址于自然环境优美或经济发达、人口众多的城市周边，交通可达性良好的区位。在产品打造方面，围绕温泉、养生矿物质等优势资源，开发温泉矿物养生、游乐体验、康复疗养、度假酒店、养生养老地产等项目内容，建设温泉矿物养生类健康旅游产品的要点在于高品质的温泉矿物养生度假环境、多元化、特色化的温泉矿物养生体验、品质化养生度假配套。

德国巴登巴登是温泉矿物养生类健康旅游产品的典型代表，位于德国黑森林西北部边缘奥斯河谷巴登巴登小镇，拥有享誉全球的优质矿物温泉，致力于打造欧洲文化会议中心、世界温泉度假胜地。18 世纪末建设成为皇家浴场，以温泉知名的疗养胜地；1838 年，法国人爱德华·贝尔纳成立伊费茨赛马俱乐部，巴登巴登被称作"欧洲的夏都"。巴登巴登以享誉全球的优质矿物温泉为核心特色，是世界级的养生休闲度假胜地，客源市场主要以温泉养生、休闲度假、赛事会议客群为主。

5. 宗教文化养生类

宗教文化养生类健康旅游产品通常利用道教、佛教等宗教传统中饱含的丰富的养生、绿色医疗、自然保健、自我身心保养等资源，深度挖掘项目地独有的宗教、民俗、历史文化，结合市场需求及现代生活方式，打造利于养心的精神层面的旅游产品。该类健康项目或产品的功能定位在于满足人们观光游览、审美欲望、精神需求和猎奇心理，在获得文化体验的同时，能够修身养性、回归本心、陶冶情操。

宗教文化养生类健康旅游产品依托的优势资源主要包括伊斯兰教、道教、佛教等宗教文化养生资源，往往选址于交通便利且宗教文化特色鲜明或历史文化底蕴深厚的区位。在产品打造方面，围绕宗教文化资源开发观光朝圣，宗教文化体验，禅修、禅养度假，养生养老地产等项目内容，建设宗教文化养生类健康旅游产品的要点在于宗教圣地景观打造、宗教文化氛围营造、宗教养生深度体验。

山东庆云宫养生度假区是宗教文化养生类健康旅游产品的典型代表，位于山东省德州市庆云县，总面积1.5公顷。2009年原泰山行宫正式施工扩建，2013年获得国家旅游发展基金扶持。2015年正式开园，被山东省旅游局列为"全省重大文化旅游项目"。山东庆云宫养生度假区致力于打造道家经典，养生水城道家文化体验地，北方休闲养生城，是融汇传统道家文化和养生文化为一体的休闲养生福地，以宗教圣地景观庆云宫为核心区域，道教养生与温泉养生、田园养生结合，打造特色道家养生地。

6. 医药文化养生类

医药文化养生类健康旅游产品依托中医药资源及养生保健服务设施，以中医药文化独具特色的理论体系和内容为基础，将现代科技和古代中医养生理论相结合，在环境适宜的旅游度假区实现中医养生、增强体质、修身养性的度假生活方式。

医药文化养生类健康旅游产品依托的优势资源主要是传统特色的医药康疗技术及医药康养度假氛围，通常选址于具有中医药文化底蕴或中医药种植基地。在产品打造方面，围绕优势资源开发医药种植园、医药康疗养生、医药养生文化博览、医药文化科教体验、养生养老地产等项目内容，建设医药文化养生类健康旅游产品的要点在于医药养生文化氛围营造、医药养生多元化深度体验、自身医药养生品牌树立。

泰国Tao Garden养生度假村是医药文化养生类健康旅游产品的典型代表，项目位于泰国清迈市郊北麓，距离清迈市大约30分钟车程，占地约200亩，1997年由在道家和武术方面有着超过45年经验的道教气功大师谢明德（Mantak Chia）建立，作为学习了解道家文化习俗场所，现已形成集专业化健康检查、传统护理疗程、多样化医疗技术为一体的、完善的疗养服务。度假村的核心特色在于运用中国道教的思想和理念，通过练习气功、冥想、调节自身气息等手法使人们的身心得到解放，在功能结构方面，以道法内调为核心，集苦修道行、健康理疗、休养度假、疾病预防、课程培训为一体，配套其他调养护理产品，提供全方位内调服务。

（二）产业驱动型

产业驱动型发展模式主要通过植入相关特色产业，强化健康养生养老主题，以医疗服务、康复护理和养老养生为核心业态，植入大健康产业、养生养老产业、体育运动产业等，开发慢病疗养、美容保健、运动健身、养生养老度假等类型产品。产业驱动型发展模式的核心产品类型主要有运动康体类、医疗康复类两种类型，目标客群主要为银发养老客群、康复医疗客群、保健养生客群、美容康体客群等。

1. 运动康体类

运动康体类健康旅游产品借助一定的运动设备、设施，以强身健体、放松身心为主要目的，以运动、休闲、娱乐为主要方式，发展山地运动、水上运动、户外露营等户外康体养生产品，强调体验性与参与性，通过游客主动参与活动以促进身心健康。同时推动体育、旅游、度假、健身等业态的深度融合发展。

运动康体类健康旅游产品依托的优势资源不局限于山地、峡谷、水体等地形地貌及相关资源，同时也包括运动体育产业基础。通常选址于具有开发特色户外运动的场地优势且交通可达性良好的区域。在产品打造方面，围绕优势资源开发民族运动、传统运动、高端运动、户外极限运动，以及健身、野奢度假、特色营地等项目内容，该类健康产品建设的要点在于生态优质的运动康体环境打造、多元化运动项目开发、自然生态的度假体验。

新西兰皇后镇瓦卡蒂普湖是运动康体类健康旅游产品的典型代表，项目位于新西兰东南部，瓦卡蒂普湖北岸，面积293平方千米。1862年，因在沙特瓦河边淘到金子而兴起淘金热，小镇人口一度达到1万。1947年，开设第一家滑雪场后，每年都有盛大的冰雪节，以各类雪上运动闻名，现已建设成为国际运动旅游天堂，常年运动运营220种，运动空间覆盖海陆空三界。客源结构以探险、户外运动等体育活动市场为主，年接待游客近200万人次。

2. 医疗康复类

医疗康复类健康旅游产品以医护疗养，康复休养为主题。依托适宜的气候资源、医药资源、现代中西医疗技术资源等，将优质的医疗康复咨询服务与旅游度假结合，以中西医疗、心理咨询、康复护理、医药医疗科技、医疗设备、复健器材、居家护理设备等内容为核心。根据旅游目的不同，医疗康复类健康旅游产品一般可大致划分为"治"模式和"疗"模式两种类型。

（1）"治"模式。"治"模式即"治疗＋旅游"模式，主要指以疾病疗愈为目的的医疗旅游。从目前的产业实践来看，根据产品类型和特点不同，"治"模式又可细分为四种具体类型，如表8-4所示。

第一，优质医疗模式。该模式的特点是注重对医学人才的培养，大多设有研发中心、大学等科研机构，依托国家、城市等宏观环境和政策支持，各学科领域共同发展，以综合性医院或专科医院为主要平台，主推若干个特色项目，形成以"治"为主、以"旅"为辅的医疗旅游模式。德国慕尼黑心脏中心是该模式的典型代表。德国慕尼黑心脏中心是世界领先的心脏中心之一，并且以其艺术殿堂级的心血管医疗设备著称于世。中心设有心血管外科手术部、心血管疾病部、小儿心脏病和先天性心脏缺陷部、麻醉学研究院、实验室医学研究院、放射学和核医学研究院等机构。自 1974 年创立起，该中心为医学界做出了诸多贡献，包括 1981 年里程碑式的德国第一例心脏移植手术。Rüdiger Lange 教授自 1999 年起担任该中心主管。在他的领导下，微创手术技术得到了发展和完善。世界上第一例遥控辅助二尖瓣内窥镜重建手术、世界首例主动脉瓣反置锥形阀手术是该中心的经典案例。

第二，廉价医疗模式。该模式多位于发展中国家，以综合医疗服务为主，突出个别尖端项目，多以医院、集团等形式出现，硬件设施一流，服务意识超群，医护人员多有海外学习工作经历。与优质医疗模式类似，依托综合性医院提供综合性医疗服务，形成以"治"为主、以"旅"为辅的医疗旅游模式。印度阿波罗集团是该模式的典型代表。印度阿波罗集团位于新德里亚穆纳河畔，拥有 41 家连锁医院和超过 8000 张床位，主要客源国涉及全球 55 个国家。印度阿波罗集团的核心竞争力在于高质量但价格低廉的医疗服务，印度和美国的医疗费用比是 1：10，医院通过了多项国际品质认证，拥有一流的医疗技术和硬件设施，很多医生持有英国皇家医学院等著名医学院校颁发的高级资质证书，且大部分都有国外从业经历。医院的医疗设施配备处于国际先进水平，甚至存在很多欧美国家"用不起"的医疗设施。印度阿波罗集团还为海外客人提供无微不至的服务，推出诸如机场接送、配备能够上网的单独病房、提供印度美食、安排旅游等各式套餐服务，一些医院推出的疗程配合有瑜伽和其他形式的印度传统医疗，颇受外国患者欢迎。

第三，特色专科模式。该模式注重单一医疗项目的突破式发展，以区域、小城形式出现，医院、诊所高度集中，医护人员水平高、数量多。与前两种类型不同，特色专科模式注重"治"和"旅"并举，对旅游资源有一定的依赖。匈牙利肖普朗（牙科）是该模式的典型代表。匈牙利肖普朗位于中欧国家奥地利西部与奥地利接壤地区，位于布达佩斯西部 220 千米，离奥地利首都维也纳 60 千米，其主营业务为牙医服务，拥有 230 家诊所，500 多名牙医，主要客源国包括奥地利、法国、英国、德国、瑞士、荷兰等。匈牙利肖普朗的核心竞争力在于精湛的医牙技术、相对低廉的价格，性价比较高。

第四，产业发展模式。"治"模式通常由政府牵头，采取"上政府、下企业的模式"，多依托城市、产业城等概念，由政府和社会资本共同参与开发，形成包括综合性医院、专科医院、研发中心及人才培养等在内产学研一体的医疗服务综合体。产业发展模式一般以"治"为核心，依托相关产业开展兴和县的医疗服务。日本静冈医药谷是该模式的典型代表。日本静冈县位于富士山脚下，良好的自然环境和生活方式让这里的居民世代长寿，素有"长寿第一县"之称，成为癌症发病率最低的地区。静冈县依托自身条件，于2001年启动富士医药谷计划，建立起以健康、医疗、生物试验、保养、度假为一体的新型健康基地。静冈医药硅谷地处静冈县东部地区，旨在打造振兴现有产业、创建新产业，促进医疗、健康和生物技术企业的集群，现已形成"医学研究—药品开发—门诊治疗—康疗保健"的产业链整合开发模式，实行以国际会议和国际节庆为龙头的全球化营销战略，以"羊水保健"创新世界水疗保健新模式。

表8-4 "治"模式

分项	优质医疗模式	廉价医疗模式	特色专科模式	产业发展模式
主要特点	●国家层面上的支持 ●多设有研究所 ●注重对医学人才的培养	●硬件设施一流，服务意识超群 ●多提供综合性医疗服务 ●医护人员多有海外学习工作经历 ●多位于发展中国家	●单一医疗产业高度发达 ●医院、诊所高度集中 ●医护人员水平高、数量多 ●区位好，有一定量的旅游资源	●政府主导，带头发展 ●产学研一体，注重科研 ●公、私共同开发
产品设置	●综合性医院＋专科医院 ●研发中心、大学等科研机构 ●人才培养机制	●综合性医院	●大量专科医院、诊所	●综合性医院＋专科医院 ●研发中心 ●人才培养机制
模式研究	●各学科领域共同发展，并主推若干个特色项目 ●依托国家、城市等宏观载体发展 ●以"治"为核心，"旅"为辅	●以综合医疗服务为主，突出个别尖端项目 ●多以医院、集团等形式出现 ●以"治"为核心，"旅"为辅	●注重单一医疗项目的突破式发展 ●以区域、小城形式出现 ●"治""旅"并举，对旅游资源有一定依赖。	●由政府牵头，采取"上政府、下企业的模式" ●多依托城市、产业城等概念发展 ●以产业及"治"为核心
代表案例	德国慕尼黑心脏中心	印度阿波罗集团	匈牙利肖普朗（牙科）	日本静冈医药谷

资料来源：戴德梁行研究院，《中国康养旅游的发展与趋势》，2020年。

（2）"疗"模式。"疗"模式主要指以保健养生为主的疗养旅游，在具体业态上，主要包括"理疗＋旅游"模式和"美容＋旅游"模式两种类型，如表8-5所示。

第一，"理疗＋旅游"模式。该模式从国家到度假村的各个层级上都可存在，以特色自然资源、技法为特色和核心吸引物，以理疗为特色，针对亚健康、有保健需求的游客，主推一项或几项特色康疗服务，产品设置上主要包括资源文化展示类产品、核心理疗服务、度假及休闲娱乐设施。"理疗＋旅游"模式本身即具有一定的"旅"元素，注重"疗""旅"并举，以"治"为辅。泰国SPA、日本温泉等都是这种模式的主要代表。

第二，"美容＋旅游"模式。与"理疗＋旅游"模式不同，该模式多以地区或小镇的形式存在，以产业特色或特色医疗服务优核心吸引物，主打某一主题或特色的美容服务，产品设置方面则多以小规模、专业性诊所、医院为主。"美容＋旅游"模式同样注重"疗""旅"并举，以"治"为辅。瑞士蒙特勒抗衰老、韩国首尔狎鸥亭洞整容等是这种模式的主要代表。瑞士蒙特勒是世界羊胎素美容胜地、高端奢华抗衰老医疗旅游度假目的地，拥有11家私立医院，配套世界先进的诊疗技术，以羊胎素发源地为契机开展医疗旅游项目，逐步发展完善医疗旅游配套设施，服务高端人群。蒙特勒拥有世界独特的疗法——活细胞注射疗法，将医疗与度假结合，注射一次羊胚胎素要7天时间，延展多元度假产品。客源结构主要以国内、俄罗斯、近东、中国及印度等高端客群为主，每年约3万外国客人到访，人均消费百万瑞郎，面向中国消费者收费最低的体检项目为2万元人民币。

表 8–5 "疗"模式

分项	"理疗＋旅游"模式	"美容＋旅游"模式
主要特点	●以特色自然资源、技法为特色和核心吸引 ●以理疗为特色，主要针对亚健康、有保健需求的游客 ●本身即具有一定的"旅"元素	●以产业特色或特色医疗服务优核心吸引 ●多主打某一主题或特色的美容服务
产品设置	●资源文化展示类产品 ●核心理疗服务 ●度假及休闲娱乐设施	●小规模、专业性诊所、医院
模式研究	●从国家到度假村的各个层级上都可存在 ●主推某一项特色康疗服务 ●"疗""旅"并举，"治"为辅	●多以地区或小镇的形式存在 ●主推某一特色的美容服务 ●"疗""旅"并举，"治"为辅
代表案例	泰国 SPA，日本温泉	韩国首尔狎鸥亭洞整容、瑞士蒙特勒抗衰老

资料来源：戴德梁行研究院，《中国康养旅游的发展与趋势》，2020 年。

（三）综合开发型

综合开发型发展模式通常以度假区现有特色产业资源为平台或植入相关产业，引进国内外医疗美容、医药资源，结合区域内具有一定康养价值的资源综合开发集生态文化养生与产业功能养生等多种养生模式为一体的度假区。该模式往往由养生资源与健康产业共同驱动，以具有核心竞争力、独具特色的康养类产品为吸引物，目标客群相对比较宽泛，涉及银发养老客群、康复医疗客群、保健养生客群、美容康体客群等。

瑞士达沃斯小镇是综合开发类健康旅游产品的典型代表。达沃斯小镇位于瑞士东南部格里松斯地区，海拔 1529 米，占地面积 283 平方千米，是阿尔卑斯山系最高的疗养旅游胜地。19 世纪，依靠空气资源小有名气，海拔高、四面环山，空气干爽清新，对预防肺结核、保健有极大帮助，达沃斯成为健康度假村；1877 年，欧洲最大天然冰场落成，成为世界级选手的训练地，冰雪体育馆承办各种国际赛事；1900 年，为满足客户的休闲及体育运动健身需要，先后建设了雪橇道、索道、高尔夫球场等设施，并完善了夏季旅游产品，成为全年旅游胜地；1969 年，建成达沃斯国际会议中心，承办各种世界知名会议，提高小镇知名度。目前，瑞士达沃斯小镇已建设成为集度假游乐、户外运动于一体的综合性运动旅游度假目的地，每年接待来自世界各地约 230 万游客，以高山疗养、运动度假、国际会议客群为主。

第三节　健康旅游业的典型案例

一、日本静冈医药谷

（一）药谷简介

1. 基本信息

日本静冈县面积约为 7780 平方千米，人口约 379.2 万，位于富士山脚下，良好的自然环境和生活方式让这里的居民世代长寿，素有"长寿第一县"之称，成为癌症发病率最低的地区，同时也是日本屈指可数的健康医疗相关产业及研究功能集成区。静冈县依托自身条件，于 2001 年启动富士医药谷计划，建立起以健康、医疗、生物试验、保养、度假为一体的新型健康基地，以县立静冈癌病中心开设为契机，根据这一地区的资源和特性，推进富士医药谷项目，以世界水平的高度医疗技术开发为目标，先进的研究开发、产业促进、医疗及健康相关产业的振兴和集约化发展成为重点。静冈药谷形成医疗、研究、企业三位一体产业集群，有 8 所高校、1 所医院、1 家研究所提供研究和医疗支持，向外延展，吸引中小企业进入。

静冈位于东京和大阪之间，是主要交通要道。处于 500 千米长海岸线及富士山与南阿尔卑斯山环绕之中，东南伊豆半岛，有温泉半岛之称。依托静冈的区位特点，区域形成交通、自然、教育和经济基础四大优势资源，如表 8-6 所示。

表 8-6　日本静冈医药谷优势资源

优势资源	具体内容
交通优势	以静冈国际机场、清水港口、东名高速公路连接日本三大都会，海陆空覆盖的交通网络，拉近静冈与世界的距离
自然资源	富士山、伊豆等优越的自然环境和气候条件闻名世界，形成了得天独厚的温泉度假项目
教育优势	静冈县文教事业发达，有国立静冈大学、浜松医科大学、县立静冈大学、私立日本大学、东海大学、常叶学院等，为医疗研究提供良好的学术环境和设施支持
经济基础	静冈县工业的区域性十分明显，根据产业结构，划分为东部、中部和西部三大块。其中，东部以造纸、纺织为主，中部以生活制造为主

资料来源：根据二手资料汇编整理。

2. 发展历程

静冈县自 2001 年制定战略发展五部曲来推进富士药谷发展，截至 2011 年，初步完成第三次战略计划确定，打造国际高端医疗综合特区。2001 年静冈县依托自身条件，启动静冈医药谷计划，又以县立静冈癌病中心开设为契机，结合地区资源和特性，以世界水平的高度医疗技术开发为目标，以先进的研究开发、产业促进、医疗及健康相关产业的振兴和集约化发展为重点，推进静冈医药谷项目。表 8-7 所示为日本静冈医药谷发展时间表。

表 8-7　日本静冈医药谷发展时间表

发展阶段	事件
策划期	2001 年，静冈医药谷概念策划确定
第一次战略计划确定（2002—2006 年）	2002 年，基础设施建设，静冈癌症中心开建
	2003 年，核心机构支持静冈医药谷建设
	2004 年，文部科学省（中央政府行政机关之一）将项目确定为"都市区产学官合作促进事业（普通型）"，并提供补贴；与东京工业大学，东京农工大学，早稻田大学签订合作协议
	2005 年，静冈癌症中心开所
第二次战略计划确定（2007—2010 年）	2007 年，开始引入区域企业进行合作
	2010 年，与庆应义塾大学签订合作协议
第三次战略计划确定（2011—2020 年）	2011 年，将静冈医药谷打造成国际高端的医疗综合特区

资料来源：根据二手资料汇编整理。

（二）项目特色

1. 整合高端医疗资源，构建医疗机构联合体

静冈医药谷在建造之初就确立了以"静冈癌症中心医院"医疗资源为核心，"静冈癌症中心医院"配备了世界最先进的癌细胞检测仪器。此后，三岛、奥林帕斯等医药巨头先后进驻癌中心北侧区域，逐渐树立起在全球国际医疗旅游中的独特优势。同时，在静冈癌中心等核心医疗机构的带动下，静冈将县内高端医疗资源整合为医疗机构联合体，此举不仅增加了县内居民看病的快捷程度，更加速了医药谷医疗观光事业的发展。

2. 延展"健康产业"功效，带动城市区域发展

静冈医药谷以医学研究为中心，形成了一个以药品临床实验，新药引进研发、药品生产供应为一体的医药产业链，用医药支撑区域的发展。此外，在发展癌症和药物研究的同时，医药谷还捆绑静冈的食品产业，把医疗保健融入食品产业中，发展健康和功能性食品研究集群，共同带动静冈产业经济的发展。

3. 构建休养生活方式，延长深度体验时间

静冈医药谷为消费者构建健康的"休养生活方式"，如给每位患者制定专属的"休养套餐"，套餐上详细列出日常的活动清单，不仅列出每日吃药休息的时间、一日三餐的营养搭配建议、疗养项目的体验，还安排大量的时间让患者以运动的方式体验城市休养生活，如表8-8所示。

表8-8　修养生活方式具体内容

休养生活方式	具体内容
集合多种康复疗法	小镇内的康复保健中心不仅开发了矿物水疗、自然疗法、顺势疗法等多种体系疗法，还利用静冈丰富的温泉资源，创造出了康复保养的新方式，"羊水保健"，这种创新式疗法对十二指肠癌患者的术后康复具有良好的效果。还有有趣的宠物疗法，成为治疗自闭症患者和维护老年人情感的最佳方式
发挥茶旅的魅力	静冈茶园采用机械化种植，绿茶种植的整齐美观，美丽的茶田成为静冈的绿色基底，改变了原有的景点式旅游，让消费者充分感受小镇绿茶园景观的茶旅游魅力。静冈绿茶富含天然抗氧化物质，长期饮用能有效防治癌症再次复发。除了比较普遍的绿茶、甜品外，静冈开发了独有的绿茶料理，如煎茶做的茶盐、茶叶荞麦面、茶香饭等，提供绿茶料理的餐厅备受消费者欢迎
设置富士山下山地休养路线	富士山独有的山地气候，既不会对人类造成缺氧性损伤，又能有效锻炼，对患者人体机能的康复起到积极作用。通过对"休养生活方式"的搭建，最终能让消费者养疗康复完全融入日常生活中，真正形成了一种"来了就不想走的康养旅行"

资料来源：根据二手资料汇编整理。

（三）经验启示

作为一个典型的医疗旅游综合体，静冈医药谷的成功源于围绕"静冈癌症中心医院"打造了"医疗吸引核"，围绕"康复保健中心"构建起"休养聚集区"，并把医疗研究教育融入医疗产业中成功实现"产业延伸环"。依托上述"医""养""产"三方面的互融互通，使之最终成为日本乃至全球的著名医疗旅游目的地，每年吸引上万癌症患者前来就医看病。

1. 紧抓"医"的核心，塑造强势磁极

医疗旅游综合体的核心是"医疗"而非"旅游"，成功的医疗旅游综合体必须依托强势的医疗资源吸引游客。为了实现医的强势，医疗旅游综合体必须努力构建"医的唯一性"，只有确立了唯一性，在激烈的医疗旅游市场上才能成为稀缺资源，才有可能打败竞争者，吸引更多的患者前来旅游治病。而要实现"医的唯一性"，关键在于专科突破。医疗旅游综合体要走"专科强势"而非"综合开发"的医疗发展路径，资金投入一定要有的放矢，与其全面开花，不如单点突破，迅速做大做强专科医疗领域，用专科的特色化来吸引游客。

2. 做足"养"的魅力，延长消费深度

医疗旅游综合体利用强势的医疗资源把游客吸引过来就医看病之后，要主动延长患者的停留时间，而做足"养"的魅力是延长游客停留时间的最佳方式。因此，在"医疗吸引核"之外，医疗旅游综合体必须努力构建一个特色化的"休养聚集区"。而实现"养的魅力化"的秘诀就是设计体系疗法，构建休养生活。要努力在"医"之外挖掘本地的"医养资源"，针对患者打造一套完备的体系疗法，使之具备医养价值，形成让患者停留下来的动力，为患者搭建一条从"医"到"养"的停留路径。与此同时，要将上述体系疗法进一步延展，渗透到日常生活之中，最终形成一种独特的"生活方式"。

3. 延展"产"的功效，带动区域发展

医疗旅游综合体的发展绝不是"圈起一亩三分地"进行孤立发展的模式，而是要真正站在区域综合发展的角度来考虑。在"医疗吸引核""休养聚集区"之外，"产业延伸环"是医疗旅游综合体带动区域发展的主要形式。围绕"医疗"这个核心，延展出一系列与医疗相关的产业，加速形成产业的聚集效应，促进医学研究和创新技术培育。与此同时，医疗产业的发展又能进一步加强医疗旅游综合体"医"的优势，保证在该医学领域内技术的领先地位。而实现"产的延展化"的秘诀就是横向有侧重，纵向要整合。产业的延展要遵循有利于提升综合体"医的优势"的原则，首先选择有利于医疗技术进步的医疗上游产业进行延展。其次选择有利于医学人才培养的医疗下游产业进行延展。最后，应当从片面追求医疗产业"横向延展"转变为适当强化"纵向延展"，将医疗产业与区域其他资源相整合，捆绑在一起，共同带动区域的发展。

二、泰国奇瓦颂养生度假村

（一）案例简介

1. 基本信息

泰国奇瓦颂养生度假村（Chiva-Som International Health Resort，以下简称"奇瓦颂"）位于泰国华欣市，坐落在皇家海滨度假村内，与芭提雅隔岸相望。藏在宁静高雅的海滨和郁郁葱葱的热带花园中的奇瓦颂酒店，融合了东西方哲理的顶级养生理念，旨在为宾客提供最奢华的住宿体验。奇瓦颂由泰国副总理的夏日别墅扩建而成，于1995年开业，是亚洲第一个目的地型水疗中心，也是亚洲第一大综合性养生胜地。奇瓦颂隶属于世界养生酒店联盟（Healing Hotels of the World，HHOW），是世界最负盛名的疗养胜地之一，被英国著名杂志《旅行者》评为"世界最专业疗养胜地"。它也是世界唯一一家被该杂志连续10年都评为前三位的养生度假村，2016年还第三次获得了"世界最佳目的地水疗"的殊荣。作为世界最专业的疗养胜地，奇瓦颂凭借其健康的养生理念及丰富的课程吸引了皇室及众多国际大咖的定期光顾，包括希拉里、凯特摩丝、贝克汉姆夫妇等。

2. 发展历程

奇瓦颂的发展大致经历了3个阶段：市场培育阶段、市场突破阶段、稳定发展阶段。目前的客户群体以欧洲客户为主，亚洲客户正逐年增加，其中商务客户是市场主力，客户群体也日趋年轻化。

（1）市场培育阶段：奇瓦颂养生度假村于1995年4月开业，由泰国副总理的夏日别墅扩建而成，开业之初入住率为14%，为亚洲第一个水疗中心。彼时区域内尚无养生度假概念，主要针对欧洲市场进行营销宣传。

（2）市场突破阶段：奇瓦颂在1999年实现盈利，达到了60%的入住率。2001年发展规模扩大，已有34间理疗房，50名员工。2004年开始开发自有产品，同年成立SPA培训学校。这一阶段市场实现突破发展，实现盈利，进行设施升级，通过创立培训学校、开发产品来扩大知名度，营销市场拓展到亚洲。

（3）稳定发展阶段：2006年，理疗房规模已扩大到42间。2009年，理疗房规模进一步扩大达到近70间，员工规模达350名。2009年平均入住率已达78%，其中55%

为回头客。这一时期，奇瓦颂持续不断地进行设施投资改造，在稳定客源市场的同时，进一步拓展亚洲市场。同时，奇瓦颂成为亚洲第一个提供活细胞疗法的疗养地。

（二）产品特色

1. 三位一体的养生哲学

奇瓦颂的哲学理念是思想、身体和灵魂的健康，以"养生"为名，传达出奢华的更高阶内涵：关爱自身，关注心灵，关注健康。奇瓦颂认为相比打针吃药换来的暂时的健康，更应该关注持久的健康，持久的健康源自生活方式的改变。推崇健康的生活方式，实现思想、身体和灵魂的三位一体也就成为奇瓦颂的健康哲学理念。奇瓦颂度假村自创建就一直秉持着以独特的东西方健康哲学相结合的理论为基础，以提倡健康的生活方式为己任，项目致力于使身体、精神和灵魂达到平衡和年轻。

奇瓦颂结合了传统的亚洲疗法及西方的健康与养生技术，提供了极为广泛的咨询、有益健康的治疗法、锻炼项目健身课程和活动、温泉美容疗法，以及营养和饮食计划，将泰国人的盛情和西方风格治疗方法最好地结合起来。他们的口号是：实际的健康是预防而不是治疗，是创新而不是墨守成规，是运用智慧而不是被动地接受。奇瓦颂度假村自创建起就一直以独特的东西方健康哲学相结合的理论为基础，以提倡健康的生活方式为己任。持久的健康来自生活方式的改变，针对不同客人，为更好地满足其健康需求，奇瓦颂会对每一个来访者进行全面的健康问诊。问诊师通过设计量身定制的治疗和服务以更好地达到客人的目标。问诊内容包括食物、健身、活动、休息和放松、身体的疾病、情感问题和内心感受。

2. 全面立体的康养体系构建

奇瓦颂以独特的东西方健康哲学相结合的理论为基础，将泰国人的盛情和西方风格治疗方法进行最佳的结合，率先结合了传统亚洲疗法及西方的健康与养生技术，为顾客提供更为广泛的健康咨询、健康疗法、锻炼项目、健身课程、温泉美容疗法及营养和饮食计划等内容。奇瓦颂从养生环境、养生项目、养生服务等方面构建全面立体的康养体系。

（1）养生环境。度假村的建筑以泰王室建筑风格为主，尤其是17间阁楼式别墅，围湖而建，很好地遵循了泰式传统建筑的风格。园林设计也继承泰式传统，配上彰显泰国佛教文化的文雅的内饰风格，演绎度假风情。在设计上将传统泰国建筑与自然多样性融合在一起，以自然材质、各异花卉、泰式文化饰品装点，配备现代设施，打造舒适的环境。度假村以水景为核心，间或点缀佛教元素小品，呈现传统、特色鲜明的泰式风情。公共活动空间采用落地窗设计，拉近与自然的距离。户外配备活动亭，配合养生主题，提供冥想、放松的自然空间。客房内保证高度私密性，54 间 / 套客房设计成 11 种不同风格，搭配不同材质的枕头菜单，满足客户不同的居住需求。此外，度假村设置入住规则，营造安静平和的养生环境。

（2）养生项目。奇瓦颂结合泰国传统的养生运动特点，设置了运动养生项目。有让游客放松享受日光浴的户外游泳池，以及水流按摩浴缸、多级蒸汽房、水疗池、体育馆等。这些运动养生项目为游客提供完整的治疗，让他们的身、心、灵得到彻底的放松。奇瓦颂结合传统东方疗法与现代西方科技，提供超过 150 种疗程，共设十大养生系列。酒店设有健康教育的课程、冥想课程、室内和户外按摩课程等，辅之以按摩、体育锻炼和康复项目。所有的理疗从个性化分析开始，专业的健康咨询师为游客选择和设计治疗项目来改善其健康状况，最终达到肌肉与骨骼的平衡。奇瓦颂的饮食养生主要体现在精致养生饮食方面，注重营养均衡，提供高质量的 SPA 餐饮料理。奇瓦颂会为顾客定制专属菜单，忠于食物本味。该环节在顾客办理入住的时候就已经介入，诊疗医师会在为顾客做健康咨询的时候，针对其个人的状态请专业级厨师为顾客量身打造高度匹配的专属菜单，每天按照严格的卡路里摄入量，用餐时每一道菜旁边都会备注该项菜品的热量值。

（3）养生服务。奇瓦颂拥有来自世界各地各个领域的健康专家组成的养生服务团队，以主办和分享广泛的技能和知识，从自然疗法医学到脉轮治疗，为顾客创造一个真正全面的服务。同时，奇瓦颂也会吸引一些来访顾问，引入他们对康养服务的新视角和新能力。在进行康养服务疗程设计时，奇瓦颂会为每一位客人配备 5 名服务人员（包括问诊医生、自然疗法医师、健康教练、水疗治疗师、营养师）照顾客人饮食起居、运动健身等各项活动。奇瓦颂通过设置、检查、专家建议养生计划、顾问全程跟踪疗程效果等全套程序，提供定制化的养生服务。

3. 捆绑式的产品组合设计

在产品方面，奇瓦颂最突出的特点就是将住宿与疗养服务进行捆绑，每个养生系列都会设计 3~28 晚周期不等的疗程。其中包括为期 3 晚的普通疗程、为期 5 晚的减肥疗程、为期 3 晚的 SPA 修养疗程、为期 5 晚的减压流程，等等。与此同时，融合了东西方传统和哲学，奇瓦颂发展出结合了身、心、灵的全方位豪华健康度假理念，并将包括传统中医、古老印度阿育吠陀在内的东方传统疗法与现代西方科技进行有机的结合，为顾客提供超过 150 种疗程，还设计了十大养生系列，包括完美体型养生、纵情 SPA 养生、健康再造养生等项目。

4. 流畅的服务流程设计

奇瓦颂健康养生度假村被英国著名杂志《旅行者》评为世界最专业疗养胜地，其突出的特点就是结合顾客个人的身体需求和生活方式的改善量身定做相应的康养服务。为了帮助顾客实现健康、快乐的生活目标，奇瓦颂从每一位住店顾客的生活方式和生活故事出发，激发量身定制的、有针对性的体验。

在设计具体的养生服务理疗程序时，奇瓦颂采用"高级定制"的思路，根据每一位顾客自身的情况"对症下药"，设置咨询、检查、专家建议养生计划、顾问全程跟踪疗程效果等全套程序，为顾客提供客制化的养生服务。而且，奇瓦颂会对每一个来访者进行全面的健康问诊（包括食物、健身、活动、休息和放松、身体的疾病、情感问题和内心感受），问诊师通过设计量身定制的治疗和服务以更好地达到客人的目标，如表8-9所示。

表8-9　奇瓦颂养生服务理疗程序

服务程序	具体内容
咨询与检查	接受设备先进的个性检查，接受健康咨询与检查，检视出身体的优缺点，讨论和评估顾客的健康需求和健康愿望，了解身体需求
确定养生计划	由专业医生根据结果提供饮食、生活形态的养生建议，参考专家意见，选取适宜的养生疗程，确定主题菜单式或组合式的养生计划，其中菜单套餐包括物理理疗、排毒疗程、解压疗程、减肥疗程等，生成专属的奇瓦颂旅程，期间顾问将全程参与、跟踪并关注疗程效果
计划实施与跟踪	配以自由课程和饮食计划，邀请顾客随心参加免费健身和休闲课程，包括瑜伽、普拉提、太极、冥想、水上有氧运动、整体健康讲座、压力管理等内容，该环节会配有全程咨询顾问，营养专家也会帮助顾客制定菜单来达到预定的目标，且在菜单上标出卡路里和脂肪数量
服务反馈	健康顾问在顾客入住期间可随时为其提供服务，并在顾客离开之前审查顾客康养疗程的进度，并在合适的时间结束疗养计划，同时还会邀请顾客与其进行交谈和反馈，进一步了解顾客的感受和体验

资料来源：根据二手资料汇编整理。

（三）经验启示

奇瓦颂健康养生度假村将东方传统疗法和西式健康维护相结合，同时融东南亚风情体验、高质量特色住宿、健康疗养为一体，是一站式健康主题的疗养地。作为世界最专业的疗养胜地，值得国内相关从业者进一步学习和借鉴。

随着人们生活水平的提高，大众消费者对自身健康的重视程度越来越高，健康服务相关的尝试已经受到企业的广泛关注，大多数健康概念酒店仍限于拥有优美的自然环境。但奇瓦颂配置了众多的设施让人身心得到协调，减轻压力。奇瓦颂致力于整合自然疗法和传统医学，从而提供一个"一站式"的健康保健服务。另一方面，奇瓦颂通过针对性的问诊及理疗项目设置，为游客提供量身定制的健康生活方式和私人咨询，创造一种健康体魄、完整安乐的生活方式。

三、法国依云温泉小镇

（一）案例简介

1. 基本信息

依云小镇位于法国上萨瓦省北部的艾维昂勒邦地区，背靠阿尔卑斯山脉，面朝莱芒湖，依山傍水，风光秀丽。依云小镇距离日内瓦 45 千米，海拔 438 米，属于地中海气候。依云小镇拥有全球唯一的天然等渗温泉，享有得天独厚的优势水资源。如今，依云小镇已经成为欧洲极具代表性的文旅小镇，是世界著名的集康养、娱乐、休闲、度假于一体的旅游胜地。

依云小镇极佳的地理位置，享有优质的自然资源，形成了以"水"为主题的文旅小镇，这些独特的自然资源与当地的人文环境相得益彰，为小镇后续的发展奠定了基础。

（1）依云矿泉水。依云小镇因"依云矿泉水"闻名于世，Evian（依云）在拉丁语中就是"水"的意思。法国皇帝拿破仑三世和皇后对依云镇的水情有独钟，1864 年，皇帝正式赐名"埃维昂"。依云矿泉水的特殊品质源于水源的纯净。阿尔卑斯山的高山融雪和山地雨水在山脉腹地经过长达 15 年的天然过滤和冰川砂层的矿化而形成依云水。1978 年，法国药学院经过严格取样分析、化验认定了依云矿泉水的医疗功效，肯定了依云矿泉水是世界上唯一的天然等渗温泉水：依云水的 pH 值几乎接近中性，由于具有独特的渗透性，更易被肌肤吸收补充水分，具有极佳的治疗作用。

（2）温泉疗养中心。依云矿泉水和温泉疗养已成为依云小镇的名片，很多游客慕名而来。依云小镇以温泉疗养为主题特色，温泉养生的发展距今已有 200 多年的历史。1824 年建成第一家温泉疗养院，1902 年依云水疗中心成立，并于 1984 年改建成 SPA，即依云水平衡中心。依云温泉疗养更强调与医生处方疗养和美容瘦身 SPA 结合在一起，温泉疗养中心提供各种理疗项目，最受欢迎的方式是温泉医学疗养，针对消化和新陈代谢疾病、尿路系统疾病、风湿及关节外伤后遗症等，需要提前预约并得到温泉医生的诊断和量身定做方案，一个疗程需 20 天左右。依云小镇主要的温泉项目如表 8-10 所示。

表 8-10 依云小镇主要温泉项目

主要温泉项目	项目内容
水疗中心	如公共温泉洗疗中心,有温泉淋浴、温泉泡浴、香薰、温泉游泳池和温泉理疗等
依云皇宫 SPA	如五星级酒店,针对高端消费人群,建筑富丽堂皇
特色酒店	如依云维特尔酒店(Evian Royal Ermitage),以推拿为主;依云希尔顿(Hilton Evian-les-Bains),主营泰式温泉沐浴

资料来源:根据二手资料汇编整理。

(3)法式温泉建筑。依云镇的大部分建筑是 1870—1913 年完成的,市政厅、博彩中心、大教堂等地标性建筑都面朝莱芒湖,是典型的 19 世纪法式建筑,充分体现依云"水"特色的建筑风格。复古式建筑风格,为小镇增添了一股浓厚的文艺气息。依云小镇在莱芒湖边的建筑都是格局工整的法式小楼,每栋楼只有 4 层高,洁白色的建筑外观配上法国的棕色平顶,看起来井井有条。依云小镇按照棋盘式来布局房屋建筑,每一个建筑和绿地都是整齐的矩形,中间留出两个车道宽度的小路。依云小镇的建筑不拘于形式,木头小屋和石头建筑相映成趣。

(4)浪漫鲜花。除了依云水之外,依云镇的鲜花也是它极具鲜明特色的标志之一,小镇被评为法国"最多鲜花"的城市。小镇气候宜人,适合花草生长,无论是公共市政还是百姓人家,都重视鲜花的种植。气候适宜的春夏,鲜花处处,闲适而安静。当地居民很擅长用花卉来装扮家园,镇里专门有一个培养鲜花的温室,供整个城市之用,突出了法国人的"浪漫"色彩。

2. 发展历程

依云小镇的发展建设基本可分为 3 个阶段:名流聚集疗养地—度假胜地—会议之都。发展初期:18 世纪末至 19 世纪,主要以依云矿泉水销售为主,通过打造美容保健的核心功能,建立温泉疗养院,成为名流聚集的疗养胜地。发展中期:19 世纪初至 19 世纪末,增加更多功能,实现复合功能,修建主体设施,完善配套设施,成为度假胜地。高端发展期:20 世纪至今,通过产业链延伸,构建产业链闭合。举办高尔夫球等国际大赛,举办各种国际会议。研发销售美容产品,成立美容教育机构,如表 8-11 所示。

表 8-11 依云小镇发展阶段

发展阶段	事件
初期——名流聚集疗养地	1807 年，销售依云水（依云矿泉水）
	1824 年，建立温泉疗养院
	1864 年，赐名依云镇，成为名流云集地
中期——打造度假胜地	1902 年，建立依云水疗中心，并于 1984 年，改建为 SPA，即依云水平衡中心
	1904 年，建设高尔夫球场并向锦标赛升级
	1870—1913 年，集中建设度假设施和市政配套
高端发展期——成为会议之都	1994 年第一届依云大师赛
	2003 年西方八国峰会
	20 世纪 80 年代以后，依云系列化妆品、护肤品风靡全球

资料来源：根据二手资料汇编整理。

（二）温泉小镇特色

1. 可持续发展理念

依云小镇的发展得益于水资源，当地居民也极为重视保护这一得天独厚的水资源的品质。依云矿泉水的制造商将水源地周围的村庄组织起来，组成了一个叫 APM 的协会，由协会出资保护土壤，鼓励植树。1992 年当地成立了保护水协会，和第三方的达能依云水集团合作，致力于保护面积 35 平方千米的自然环境，尤其是鼓励绿色耕种，减少水质污染风险。法国政府特别规定，依云水源地周边 500 千米之内，不许有任何人为污染的存在。这些措施保证了依云矿泉水 200 多年来的品质和口味基本不变。

2. 打造产业集聚效应

依云矿泉水的销售为小镇带来了可观的收入，但单靠依云水作为经济来源并非长久之计，要提高经济收入及小镇知名度，就必须发展其他产业，将优势产业贯穿于各个行业中。依云矿泉水拥有高达 10.8% 的全球市场占有率，工厂平均每月生产量为 4000 万瓶。依云水是小镇的第一产业，因为依云水对一些疾病有显著的治疗效果，根据这一优势，1902 年成立了"依云水治疗中心"，主要提供依云天然矿泉水 SPA、按摩师根据病痛的部位按摩治疗服务、母婴游泳和母亲产后体型恢复养生服务。全镇 70% 的财政收入来自和埃维昂矿泉水公司相关的水厂、温泉疗养中心、赌场等，3/4 的居民成为埃维昂水厂员工。

优质的水资源、舒适的温泉疗养、19 世纪的法式建筑、琳琅满目的鲜花等资源组合，让依云小镇文艺气息十足。发展中期小镇以依云水和温泉资源为依托，以高端健康管理项目带动区域进入养生度假高端发展阶段，将小镇打造成一个安宁祥和、闲散安逸的文化旅游小镇。20 世纪初，小镇集中建设度假设施和市政配套，承接国际赛事，成为会议之都。依云小镇通过产业链延伸发展，集合旅游度假、休闲运动、商务会议等多功能为一体的综合性养身度假小镇，形成产业链闭合，如表 8-12 所示。

表 8-12　依云小镇业态分布

区域	具体业态分布
滨湖休闲区	游艇码头、湖滨休闲广场、博彩中心、滨湖休闲道
小镇中心	火车站、体育场、教堂、学校、旅馆、工业区、居住社区
度假服务区	依云水平衡中心、依云水厂、影剧院、酒店、餐馆、酒吧、广场、游客服务中心、度假物业、高尔夫
旅游板块	乘船到附近日内瓦、洛桑、蒙特勒观光游览，或者直升机飞至勃朗峰滑雪。通过构建多元的配套设施，逐步形成矿泉水制造、美体保健、商务会展、旅游观光及户外运动为一体的产业体系

资料来源：根据二手资料汇编整理。

3. 品牌营销定位

依云矿泉水的医疗功效，让依云水多了一个"健康"标识，区别于其他品牌矿泉水。优质的水资源被包装成"神仙水"，依云水的贵族定位奠定了其成功营销的基础。依云矿泉水年产量为 15 亿升，其中 40% 在法国销售，60% 出口到世界各国，为小镇带来了丰厚的经济效益。企业通过广告传递贵族气质来形成口碑传播，通过高端、独特的包装策略来彰显尊贵气质，强化贵族地位。利用依云矿泉水及贵族定位的宣传，将依云小镇的"神仙水"的口号打响，勾起人们的好奇心，增加人们对小镇的"探秘需求"。

（三）经验启示

温泉小镇是特色小镇中非常具有代表性的一种形态，以"温泉康养"为导向的依云小镇因其鲜明的主题、产业延展性、健康可持续等特点成为小镇建设的代表。

1. 将优质资源转化为市场竞争力

小镇充分利用当地特有的资源打造旅游景点，将自然资源与人文资源完美融合，吸引游客的目光。以依云水和温泉为核心，通过发展特色产品、生态休闲、旅游文化等领域，小镇可以满足日益增长的生态和文化需求，将资源优势转变为发展动力，形成了竞争优势。

2.形成发展产业链

小镇不仅在当地发展特色旅游业，还通过大型节庆活动吸引关注，提高知名度，提高产品的销售力与品牌形象。此外，依云矿泉水在全世界的营销，提高了小镇的曝光度，形成了以当地为圆心，不断向外扩张辐射的同心圆发展模式。以"依云水"为依托，通过构建多元的配套设施，依云小镇逐步形成了以矿泉水制造、温泉 SPA 疗养为主导，高尔夫赛事、商务会展、户外运动、旅游观光、美体保健、娱乐休闲为衍生的产品体系。

3.注重可持续发展

小镇在发展当地旅游业的同时，注重与大自然的融合，保护生态平衡，没有一味地为了发展旅游业而过分地进行商业化建设和发展。例如，在建筑设计、资源利用等方面都强调生态理念。

依云小镇从初期的疗养胜地，到水主题的养生度假胜地，最后走向集聚旅游度假、运动、商务会议等多功能的综合型养生度假区。可见，发展小镇经济不仅要找好定位，还要利用资源禀赋，整合好优势产业，再将优势产业进行合理规划，有效率、有规划地运用到小镇建设中，形成产业链闭环。

四、成都医学城

（一）医学城简介

成都医学城位于温江区，核心区面积 13.84 平方千米；总规划面积 110 平方千米，东至与青羊区行政边界，西至与崇州市行政边界，南至与双流区行政边界，北至成温邛高速。成都医学城分 A、B 两区建设，其中 A 区聚焦高端医药、医疗器械制造，优化提升存量工业，建设中西部生物医药制造的领军高地，A 区是四川省成都市重要的现代轻工业基地和台商投资聚集区。B 区聚焦"大医学＋大医疗"两大核心功能，发展医学研发、医疗健康服务项目。成都医学城涵盖了智慧医疗、精准医疗、医学研发、医疗器械、创新中药、生物技术药物、医疗健康保险等领域，计划打造成中西部生物医药制造的领军高地。

（二）医学城特色

1.构建"1+3+8+N"产业生态圈体系

构建"1+3+8+N"产业生态圈体系，准确把握"区域—行业—企业"三层生态圈架构有机融合，即着力打造全域健康产业生态圈，统筹推进成都医学城、成都健康服务业集聚区、成都农高园3个产业新城生态圈建设，加快推进医学研发、生物医药、医疗器械、精准医疗、健康管理、特色专科医疗、养生养老、都市农业8大重点行业生态圈建设，重点推进药明康德等N个重点企业生态圈建设。

2.打造龙头企业聚集效应

成都医学城聚焦医药、医疗器械制造和医学研发，计划招引美敦力、强生、GE医疗、西门子医疗、康德乐等全球顶尖医药制造领域企业。目前，成都医学城已聚集科伦、百裕、海思科等生物医药重点企业66家，华西医院温江院区、八一康复医院等高端医疗机构11家，药明康德、博奥生物等研发机构43家，建成国家级和省部级生物医学重点实验室42个。

2018年1月18日，西南地区首个高端医养社区——泰康之家·蜀园在温江落成运营。泰康之家·蜀园项目位于成都医学城B区，是温江打造"三医两养一高地"的重大支撑型项目。该项目是泰康保险集团旗下布局全国11个核心城市中第四家落成运营的高端医养社区，总投资23亿元，提供1800户养老单元，并配建蜀园医院，引入国际标准的CCRC持续照料养老模式，入住后可畅享医养融合、候鸟连锁、文化养老、居民自治的特色生活。

3.全链式生物医学产业聚集地

以成都医学城B区为中心，引进世界知名医疗机构和国内康养龙头企业，促进医学、医疗、医药融合，重点发展世界一流、全国领先的第三方检验检测、医疗保健、研发培训、康复疗养等健康服务。构建"预防—诊疗—治疗—康养"全生命周期的健康消费生态圈，满足健康体检、健康促进、健康管理、高端康养等多元化医疗消费需求，高标准建设西部医养度假区。医科总部产业园涵盖医学行业及其相关产业链，聚集生物医学、化学制药、医疗设备、现代中成药、医学CRO外包、科研孵化、教学培训、医学检测等总部企业。同时引入依托园区内总部机构的上下游企业，如金融服务机构、商务服务机构等共同形成"医疗—研发—商务—营销"的完整总部经济。到2025年，医学城将构建起覆盖医学、医疗、医药"三医融合"为特色的全链式生物医学产业体系，产业规模实现两千亿元，成为国内领先的生物医学产业先锋城市及生命科学融合创新发展的示范城市，如图8-3所示。

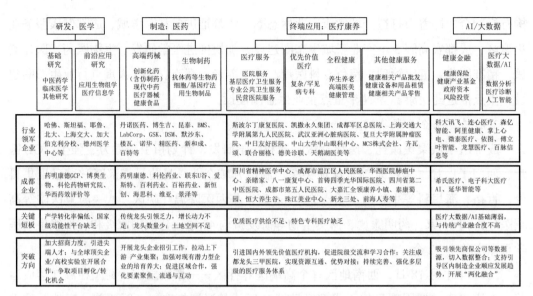

图 8-3 成都医学城产业功能区"三医融合"大健康产业链全景图

资料来源：图片来源于《成都市产业发展白皮书（2019）》。

4. 产业与商业联动发展

产业带动商业，发展更快一步。产业是一座城市的发展命脉，是拉动区域消费、投资的最根本动力。温江区主动落实"健康中国"国家战略，在全国率先提出"医学、医药、医疗"融合发展理念，奋力建设"三医融合"产业之城，布局建设成都医学城、成都健康服务业集聚区、成都都市现代农业高新技术产业园三大产业园区，构建"三医融合、三区联动、三业共兴"现代产业体系。作为成都健康产业功能区"心脏"的成都医学城，正全面加快布局医学研发、医疗应用、医药制造、康养旅游产业链，不断强化人本逻辑，推进产城融合，坚持"人城产"理念，打造产业功能区。成都医学城先进的规划理念，良好的发展态势，也必然会推动商业的快速发展。

商业驱动产业，美好更进一步。为了实现城市—商务—旅游—产业联动，建立良好的产业环境和商务平台，将引进五星级酒店、会展中心、培训中心、商务写字楼、购物中心、餐饮、步行街、商务公寓、银行、金融中心、中介机构、商务会所、金融保险机构、休闲娱乐等多种业态的商务配套。近年来，成都连康投资有限公司在成都医学城B区打造三医创新中心的同时，同期打造了三医特色商业街，布局"产业服务展示配套、产业性销售终端配套、生活服务配套"三大业态，打造"政企服务特色街、三医特色美食街"两条主题街，全面满足三医类企业办公需求和员工生活需求。逸都城项目位于成都医学城B区，正对三医创新中心，占地面积 38 660 平方米，总建筑面积 23.28 万平方米，结合成都医学城的产业发展方向及消费需求，定位为"大健康都市产业综合体"，将修建集购物中心、商业街、酒店、办公及住宅为一体的大型商业综合体。

图 8-4 所示为成都医学城产业功能区产业生态发展路径图。

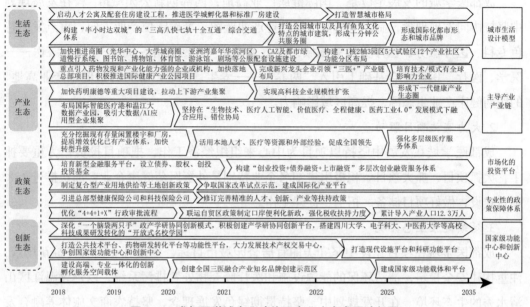

图 8-4　成都医学城产业功能区产业生态发展路径图

资料来源：图片来源于《成都市产业发展白皮书（2019）》。

医药城的建立，将使得温江的健康保障机制更完善，更能有效地建立健康管家服务，促进医疗旅游的发展，让游客拥有更加健康的一段行程。旅游者可以根据自己的病情、医生的建议，选择合适的游览区，在旅游的同时享受健康管家服务，进行有效的健康管理，达到身心健康的目的。成都医学城利用温江得天独厚的地理优势和优美的生态环境，结合医药城的迅猛发展，将会促进康养旅游的快速发展。成都医学城在布局中将养生资源与旅游活动交叉渗透，实现融合，以一种新型业态形式出现，满足了人们对身心健康的全方位需求。

（三）经验启示

成都国际医学城旨在以中国和国际市场为半径，建设专业化、国际化、多元化的医疗康复及健康产业的服务平台，形成国内首例集健康干预、医疗服务、康复养生、医疗旅游、教育研发和商务配套为一体的现代医学产业集群。城市功能配套区集合高端商务、金融服务、商业休闲、高端居住等功能，形成城市功能与产业生态相融共生的"产城一体"大格局。成都医学城集国内外现代医疗服务、生物医药研发、科研、学术交流于一体，引入顶尖医疗机构，按国际化水平进行后期运营和管理服务，融合医、教、研、产多种功能，形成医学产业集聚地，为国内其他区域建设医学城提供了借鉴思路。

1. 准确定位产业方向

成都医学城的发展定位是"国际健康产业高地，西部创新公园城市"，在发展规划中坚持协同发展理念，制定成都健康服务业产业蓝图，准确定位产业方向，重点发展特色专科、医疗服务、医疗美容等领域，致力于构建"三医两养一高地"（即在三医——医学、医疗、医药融合基础上引入"两养"——养生、养老产业，打造健康产业高地）的医药健康产业生态圈，提高区域影响力。

2. 大力实施项目驱动

成都医学城在发展中坚持以项目为中心来组织经济工作，把项目投资作为重要抓手，大抓项目，抓大项目。积极引进知名企业特别是外资医药健康企业，加快推进重大项目建设，做好项目储备、招引、促建工作。

3. 延续健康生态环境

成都医学城在项目建设中坚守美丽宜居公园城市目标，建设宜业宜居宜游新场景，注重构建安全稳定，清洁环保的能源设施和医疗废弃物处置排污系统，以延续温江区山清水秀的生态环境。在开发规划中，坚持贯彻绿色发展理念，坚持农商文旅体养融合发展，打造生态优质、功能复合的城市公共空间，把社区建设成为易进入、可参与、能共享的市民生活家园。

【复习思考题】

1. 什么是健康旅游？
2. 试分析健康旅游框架体系。
3. 健康旅游的产品类型有哪些？
4. 健康旅游的基本特征有哪些？
5. 试分析全球健康旅游的市场格局。
6. 试阐述健康旅游的主要发展模式及其特点。

【拓展阅读】

1. 邹统钎，《健康养生旅游经典案例》，旅游教育出版社，2019年。
2. 薛群慧、卢继东、杨书侠，《健康旅游概论》，科学出版社，2013年。
3. 戴德梁行研究院，《中国康养旅游发展与趋势报告》，2020年。

参考文献

［1］包世荣.我国养老服务业发展研究［D］.吉林大学，2019.

［2］陈亚光，王中芬，金花妍.我国健康服务产业链的环型结构与纵向整合［J］.科技管理研究，2015，35（22）：197-202+208.

［3］戴德梁行研究院.中国康养旅游发展与趋势报告［R］.2020.

［4］东滩顾问.医疗服务产业，伴随城市群发展的变革［R］.新经济产业领域系列《产业内参》，2020.

［5］董红亚.中国特色养老服务模式的运行框架及趋势前瞻［J］.社会科学辑刊，2020（4）：107-114.

［6］董克用，王振振，张栋.中国人口老龄化与养老体系建设［J］.经济社会体制比较，2020（1）：53-64.

［7］范方志，李明桥，石高翔.中国健康经济学研究综述［J］.经济学动态，2012（12）：90-93.

［8］高华俊.中国养老服务发展的国家行动［J］.社会福利，2019.

［9］葛延风，王列军，冯文猛，等.我国健康老龄化的挑战与策略选择［J］.管理世界，2020，36（4）：86-96.

［10］广发证券.保险行业专题：我国商业健康险现状及创新发展方向［R］.2020.

［11］郭林.中国养老服务70年（1949—2019）：演变脉络、政策评估、未来思路［J］.社会保障评论，2019，3（3）：48-64.

［12］郭清.中国健康服务业发展报告（2015）［M］.北京：人民卫生出版社，2016.

［13］国家发改委社会发展司等.走进养老服务业发展新时代：养老服务业发展典型案例汇编［M］.北京：社会科学文献出版社，2018.

［14］国信证券.保险行业专题：健康险市场变革之年［R］.2020.

［15］何莽.中国康养产业发展报告（2017）［M］.北京：社会科学文献出版社，2018.

［16］何莽.中国康养产业发展报告（2018）［M］.北京：社会科学文献出版社，2019.

［17］姜若愚，刘奕文，杨子江.健康服务业理论、市场与案例［M］.昆明：云南大学

出版社，2014.

[18] 李玲. 全民健康保障研究 [J]. 社会保障评论，2017，01（1）：53-62.

[19] 刘艳飞，胡晓辉. 健康中国战略下的健康服务供给模式优化研究 [J]. 福建论坛（人文社会科学版），2019（3）：59-66.

[20] 罗兰贝格. 以人为本的一体化医疗趋势下，商业健康险未来决胜之道 [R].2020.

[21] 蒲波，杨启智，刘燕. 康养旅游：实践探索与理论创新 [M]. 成都：西南交通大学出版社，2019.

[22] 赛迪顾问.2019 中国养老产业发展白皮书 [R].2019.

[23] 上海东滩投资管理顾问有限公司著，朱跃军、肖璐执笔. 健康产业与健康地产——商机与实务 [M]. 北京：中国经济出版社，2016.

[24] 世界卫生组织. 中国老龄化与健康国家评估报告 [R].2016.

[25] 孙杰光. 现代服务业发展概论 [M]. 北京：中国金融出版社，2017.

[26] 头豹研究院. 中国健康管理服务行业概览 [R].2020.

[27] 汪波，李坤. 国家养老政策计量分析：主题、态势与发展 [J]. 中国行政管理，2018（4）：105-110.

[28] 王俊，昌忠泽. 中国宏观健康生产函数：理论与实证 [J]. 南开经济研究，2007（2）：20-42.

[29] 王欣，邹统钎，耿建忠. 中国康养旅游发展报告（2019）[M]. 北京：社会科学文献出版社，2020.

[30] 武留信. 中国健康管理与健康产业发展报告（2018）——新学科新业态 [M]. 北京：社会科学文献出版社，2018.

[31] 武留信. 中国健康管理与健康产业发展报告（2019）——健康服务业发展新趋势 [M]. 北京：社会科学文献出版社，2019.

[32] 武留信. 中国健康管理与健康产业发展报告（2020）——疫情大考下健康产业走向 [M]. 北京：社会科学文献出版社，2020.

[33] 薛群慧，卢继东，杨书侠. 健康旅游概论 [M]. 北京：科学出版社，2013.

[34] 杨立雄，余舟. 养老服务产业：概念界定与理论构建 [J]. 湖湘论坛，2019，32（1）：24-38.

[35] 杨丽，侯惠如，石海燕. 健康体检与健康管理 [M]. 北京：科学出版社，2017.

[36] 于莹，阎建军. 中国健康保险发展报告（2019）[M]. 北京：社会科学文献出版社，2020.

[37] 张车伟，赵文，程杰. 中国大健康产业：属性、范围与规模测算 [J]. 中国人口

科学，2018（5）：17–29.

［38］张车伟.大健康产业蓝皮书：中国大健康产业发展报告（2018）［M］.北京：社会科学文献出版社，2019.

［39］张车伟.大健康产业蓝皮书：中国大健康产业发展报告（2019）［M］.北京：社会科学文献出版社，2020.

［40］张颖熙，夏杰长.新时代健康服务业发展的战略思考［J］.劳动经济研究，2018，6（5）：82–98.

［41］赵忠.健康卫生需求的理论和经验分析方法［J］.世界经济，2005（4）：33–38.

［42］中国保险行业协会.中国商业健康保险发展指数报告2018——大中城市［M］.北京：中国金融出版社，2018.

［43］中国发展研究基金会.中国商业健康保险研究［M］.北京：中国发展出版社，2018.

［44］朱玲.健康投资与人力资本理论［J］.经济学动态，2002（8）：56–60.

［45］邹统钎.健康养生旅游经典案例［M］.北京：旅游教育出版社，2019.